围术期血流动力学治疗

PERIOPERATIVE HEMODYNAMIC THERAPY

主编 谢言虎 杨佳 章敏

U0259057

中国科学技术大学出版社

内 容 简 介

本书系统分析并总结了围术期,尤其是一些重大手术及特殊患者围术期血流动力学变化及规律,提出血流动力学治疗新理念。主要包括血流动力学治疗相关生理、病理生理、药理学等知识,血流动力学主要监测方法,血流动力学治疗的临床应用等内容。希望通过本书促进麻醉学及相关学科的年轻医生对围术期血流动力学治疗知识进行充分的了解和学习,包括对围术期多维度血流动力学指标及其相互关系连续与动态的判定、治疗方向(病因与对症)的确定、治疗力度的精准控制、对局部治疗目标和整体治疗方案目标的把控、干预的治疗作用与不良反应的程度调节等多个方面的内容。

本书适合麻醉科、重症科的学生、医生等阅读。

图书在版编目(CIP)数据

围术期血流动力学治疗/谢言虎,杨佳,章敏主编.—合肥:中国科学技术大学出版社,2022.12

ISBN 978-7-312-05552-2

Ⅰ.围… Ⅱ.①谢… ②杨… ③章… Ⅲ.围手术期—血液动力学—治疗 Ⅳ.R619

中国版本图书馆 CIP 数据核字(2022)第 241306 号

围术期血流动力学治疗

WEISHUQI XUELIU DONGLIXUE ZHILIAO

出版	中国科学技术大学出版社
	安徽省合肥市金寨路 96 号,230026
	http://press.ustc.edu.cn
	https://zgkxjsdxcbs.tmall.com
印刷	合肥市宏基印刷有限公司
发行	中国科学技术大学出版社
开本	710 mm×1000 mm 1/16
印张	15.5
字数	319 千
版次	2022 年 12 月第 1 版
印次	2022 年 12 月第 1 次印刷
定价	99.00 元

编 委 会

前　　言

血流动力学是研究血液及其组成成分在机体内的运动特点和规律的科学。围术期血流动力学治疗是指以血流动力学理论为基础,根据多维度监测机体的血流动力学实时状态和反应,目标导向的定量治疗过程,以期通过精准麻醉治疗干预,减少因手术、麻醉等因素给病人在围术期病理生理带来的干扰,维持术中血流动力学和内环境稳定,保障重要脏器及组织充分灌注和氧供,减少围术期并发症,促进病人术后康复进程,提高术后生活质量和康复指数。

血流动力学监测指标包括心功能、容量指标、后负荷及组织氧耗指标等,对于重大手术、危重病人,在围术期单纯的血压、中心静脉压等指标的血流动力学监测,很难客观准确地反映出病人的血流动力学变化。因此在危重病人、重大手术围术期中多维度动态地监测病人对医生来说是极为重要的。主要方法是通过持续多维度监测心功能、容量指标、后负荷及组织氧耗等血流动力学指标,指导治疗的方向、把控力度,避免错误的治疗方向,降低过度或不足治疗力度发生的概率,最大程度减少围术期并发症。

因此,围术期血流动力学治疗相关知识的学习是非常必要的,也是我们进行围术期血流动力学治疗培训的初衷。本书内容主要包括:血流动力学治疗相关生理、病理生理、药理学等知识;血流动力学主要监测方法;血流动力学治疗的临床应用。希望通过围术期血流动力学治疗培训,促进麻醉学及相关学科的年轻医生对围术期血流动力学治疗知识的充分了解和学习,包括对围术期多维度血流动力学指标及其相互关系连续与动态的判定、治疗方向(病因与对症)的确定、治疗力度的精准控制、对局部治疗目标和整体治疗方案目标的把控、干预的治疗作用与不良反应的程度调节等多个方面的内容。

本书由中国科学技术大学附属第一医院的一线工作者编写,由谢言虎、杨佳、章敏担任主编。全书共分三篇十五章内容,第一篇为"基本理论",第二篇为"监测方法",第三篇为"临床应用",为保证各章内容的完整性,部分内容略有重复。各章节具体分工为:麻醉科谢言虎编写第一章;麻醉科魏昕编写第二章;麻醉科方军编写第三章;麻醉科高燕春编写第四章;心脏大血管外科重症监护室张琼编写第五章;麻醉科章敏、马骏编写第六章;麻醉科李启健编写第七章;麻醉科杨佳、李万红编写第八章;麻醉科冯芳编写第九章;心脏超声诊断中心杨冬妹、何小燕、胡扬编写第十章;麻醉科周玲编写第十一章;麻醉科音樱编写第十二章;麻醉科章蔚编写第十三章;麻醉科张华明编写第十四章;重症医学科周树生编写第十五章;附录由麻醉科翟明玉整理。感谢中国科学技术大学附属第一医院麻醉科主任医师柴小青、潘建辉对全书内容进行了审读。

　　由于作者水平有限,而且技术在不断进步更迭,书中难免有疏漏之处,敬请各位读者批评指正!

编　者

2022 年 10 月

目　　录

第一篇　基　本　理　论

第二篇　监　测　方　法

第三篇　临床应用

第一篇

基本理论

第一章 绪　　论

在医学发展史中,对血液循环的探索要远远早于麻醉。而正是乙醚麻醉在临床医疗中的应用,象征着现代外科学的开端,因为在此之前的外科手术几乎都是"粗暴"的。各类外科手术的快速发展,也促进了麻醉学的飞速发展。除了各类麻醉药物、麻醉技术的临床应用推广,麻醉医生们对围术期呼吸、循环功能变化及病理生理机制不断地进行了深入的研究。血流动力学监测是将生理、病理生理学概念和物理学中的定律进行结合,进而对血液在循环系统中运动规律进行定量的、动态的、连续的测量和分析的科学。其意义是能反映血管、容量、组织和心脏的氧供氧耗等方面的指标,为医生在临床诊断和治疗上提供数字化依据。麻醉医生对各类专科手术期间血流动力学变化规律及其发生机制的掌握,极大程度地提高了围术期麻醉管理水平,大大降低了危重病人、重大手术后病人发生并发症的概率和死亡率。

一、古代文明对心脏等器官的探索

古代人类在对自然科学、宗教及人体自身奥秘的探索中,研究了人体心脏等循环系统很多问题。在公元前约 1600—1700 年完成的《艾德温·史密斯纸草文稿》被认为是在医学领域中有史以来最重要的古老文献。其描述了脉搏和心脏之间的直接关系,并提出脉搏会受到心脏活动和心脏活动力度的影响,这是对于脉搏的最早的描述。《艾德温·史密斯纸草文稿》指出:身体各处都分布着血管,血管的中心是心脏;每一个耳朵上都有两根血管,"死亡之气"是由位于耳朵上左边的血管运输;"精气"则是由耳朵上右边的血管运输。古希腊哲学家亚里士多德(公元前384—前322 年)发现鸡蛋胚胎里小红点会长成心脏。古罗马医学家及哲学家盖伦(129—199 年)认为人体由三个系统组成:脑和神经负责思想和感觉,生命精神存在于动脉和心脏,营养和生长则由肝脏和静脉负责。

二、古代对体液的探索

　　古希腊阿尔克马翁（Alcmaeon，公元前约 500—?）在《论自然》等论著中指出："生命是一种从属于血液的运动，血液即或不是永远一致，也总是在运动的。"希波克拉底学派认为身体是由水、火、土、气这几种元素构成的，并且对应着身体中"冷、热、干、湿"的四种特质。同时在《论人性》中，希波克拉底也指出："在人的身体中，构成人体质的主要元素有血液、黏液、黄胆、黑胆四种。人正是通过这几种元素，才能拥有健康或者产生不适的感觉。"关于健康与体液平衡之间的关系，希波克拉底则在《论食物》中指出："体液是在全身的各个器官之间进行交换的，而体液失衡会成为致病因素，健康的前提是体液的统一和谐。"希波克拉底学派认为"热"才是生命元素，热产生于左心，身体摄入食物后在热的作用下转变成营养物质，然后形成了血液，形成的血液在肝脏储存并且在血管中持续流动，为左心提供了必要的热。古希腊哲学家亚里士多德也曾有过相似的描述："心脏将食物转化为血液，并产生'元气'（spirit）来加热血液。"同样地，亚里士多德认为静脉和动脉内的血液起伏不定，有时从血管流向心脏，有时从心脏流向血管，并且动脉中充满了空气。

　　普拉克萨格拉斯（公元前 340—?）是第一个关注到动脉搏动在诊断中具有重要作用的人，他将动脉和静脉做出了区分，他认为动脉始于心脏，静脉始于肝脏，动脉中充满了空气，食物消化后形成血液，然后运送至身体各部位。被誉为"科学解剖学之父"的古希腊解剖学家赫罗菲拉斯（Herophilus，公元前 335—280）曾首次作出了关于动静脉在解剖学上的描述，他描述了动脉和静脉之间的不同，指出动脉管壁厚度是静脉管壁厚度的六倍并且动脉可以运输血液，与静脉相比，动脉是搏动的。但他没有发现动脉搏动与心脏跳动之间存在着关系。赫罗菲拉斯还观察到了肺的功能和作用，他将肺动脉描述为"与静脉相似的动脉"，肺静脉是"与动脉相似的静脉"，由于肺脏具有天然的收缩和扩张功能，继而进行呼吸运动。

　　盖伦理论认为人体包含着自然精气、生命精气和动物精气，它们在静脉、动脉和神经中流动，与之相对应的组织器官是肝脏、心脏和大脑。盖伦还提出了循环微孔学说："精气"是在左心室中，进入人体的空气与存留的静脉血混合所形成。与血液混合后，通过动脉输送至身体各部分，是身体内调节热的中心。而血液在血管中的运动类似于潮汐运动，潮时，血液从动脉向全身各处流出；汐时，血液流回右心室通过微孔流向左心室，这种在血管内的潮汐运动使得血液在血管内反复循环流动后，便流向了身体各部分。肝脏被认为是静脉的起源和血液形成的器官，生成血液的方式主要是通过吸收和转化人体摄入的食物，这些血液大多数从静脉向身体的各个部位流出，只有很小一部分血液会流入心脏。

　　在文艺复兴时期，近代人体解剖学创始人维萨里（Andreas Vesalius，1514—

1564)医生,因其学习的生理知识来源于盖伦理论,自然没有足够的自信去否定盖伦学说的错误。但是他在 1543 年出版的《人体之构造》(De Humani Corporis Fabrica)一书中终于又提出质疑:"心脏中隔和心脏的其他部分是一样坚实的。"

三、血液运动初步理论

血液循环理论形成前期的发现者蒙狄诺(1270—1326),在著于 14 世纪 20 年代的《解剖学》(Anathomia)中提出:心脏分为三个心室,其中一个心室具有两个瓣膜,连通"静脉动脉"(肺静脉),肺部出来的气体由这个心室排出,另一个心室则具有三个瓣;但是其生理学作用还未曾说明。著名的意大利博学家达·芬奇(1452—1519)对人体解剖做出深刻的研究,为人体解剖学发展做出了杰出贡献。他曾将熔化的蜡注入牛心,通过观察蜡的流向和心脏各房室结构的变化来研究心脏瓣膜的功能、了解心脏瓣膜的解剖结构。最终在 1603 年,意大利解剖学家法布里修斯(Fabriciusab Acquapendente,1564—1617)首次在《论静脉瓣膜》中阐明静脉瓣的结构、位置和分布,提出了静脉瓣的存在。

13 世纪大马士革医生纳菲斯(约 1210—1288)是第一个敢于挑战盖伦血液运动学说的人。纳菲斯表示:左心室的血液一定来自右心室,但是心脏的厚壁上既没有穿孔,两室之间也没有直接的通路,盖伦所描述的那种肉眼看不见的微孔也并不存在。心脏右室中的血液要经过"静脉—动脉"(肺动脉)才能进入肺内,在肺内扩散后与空气相混合,再通过"动脉—静脉"(肺静脉)到达左心室。纳菲斯的观点是心脏只有两个心室而不是三个心室,这否定了蒙狄诺关于心脏解剖结构的观点。他认为,将空气和血液进行混合的场所是肺脏,而并不是大多数人认为的心脏左室。西班牙医生塞尔维特的《基督教的复兴》书中讨论了肺循环,他在研究中发现,心脏右室中的血液经过粗大的肺动脉进入肺脏,继而从肺静脉流出至左心室,由此通过了肺脏。此外,他认为是"精气"是由肺脏产生的,经过肺静脉流向了心脏左室,最后由左心室运输至全身的各个部位。意大利解剖学家科伦布说道:"心脏右室中的血液经肺动脉运输至肺脏,在肺脏中与空气进行混合后,再通过肺静脉输送至心脏左室。"

血液循环理论的初步形成早在《希波克拉底全集》中就曾描述:"血管是环状的,它们之间相互沟通,血液会从一根血管流向另一根血管,我看不到它始于哪里,也看不到它的终端,但是可以看见心脏是动脉的起始端,血液通过血管流向身体各个部位……流经身体各个部位之后又返流到源头。"哈维(Harvey)通过实验研究和逻辑学的方法展现了血液循环是综合了动静脉、心脏、肺和外周组织的功能来形成循环运动的。他发现,人体的中心是心脏,而血液是在围绕着心脏做周旋运动。哈维在他的实验中得出了三种假设:"一是全身的血液可以通过静脉流入心脏;二是静脉中的血液会流向动脉;三是通过动脉,血液可以流向身体各处。"

　　1628年,哈维在《论动物心脏与血液运动的解剖学研究》中简要地阐述了实验过程和结果。他的理论存在漏洞,认为存在一个神秘网。显微镜的发明是在17世纪初,但经过了半个世纪的改进才实际投入使用。意大利生物学家、医生马尔切洛·马尔皮吉(Marcello Malpighi,1628~1694)有幸最早用显微镜进行观察,发现很多人体的细微组织。他发现了威廉·哈维所说的动脉和静脉之间的联系——毛细血管。他在1661年出版的《关于肺的解剖观察》中论述:"我通过显微镜发现这些细微的管道是呈网状的而不是散布的……血液从动脉端进入血管网,从静脉端离开……于是才意识到,血液并不是倾泄到间隙中的,而是顺着弯曲的管道,在微小的管道中曲折流动。"

四、现代血流动力学发展

　　英格兰的斯蒂芬·黑尔斯(Stephen Hales,1677—1761)是一位杰出的生物实验学家及发明人。他的名著是《血流动力学》(*Haemostaticks*,1733)。自从哈维对心输出量做出试验性推测之后,黑尔斯第一个在计算心输出量"force of the blood"方面迈出了真正的一步,是第一个在动物(马)身上测量血液流动的速度和心输出量的人,也是第一个在心血管动力学中引进外周阻力的人。

　　中心静脉导管技术的诞生是血流动力发展的里程碑。最早是由德国Werner Forssmann于1929年报道的,在将中心静脉导管成功地植入尸体后,Forssmann在自己的左尺窝处插入钻针,再将一根4F导尿管放入心脏,随后走过几层楼梯到达检查导管的位置。1953年,Dr. Seldinger在《放射学报》(*Acta Radiologica*)上公开发表了"经皮静脉穿刺技术",使用一种特殊的薄壁穿刺针、导丝以及塑料制成的导管,在X射线指引下穿刺进入人体的静脉系统。因为Forssmann和Andre Cournand及Dickerson Richards在静脉技术工作中的贡献,他们在1953年获得了诺贝尔生理学或医学奖。

　　1967—1970年,Swan与Ganz在爱德华实验室合作研制了尖端带气囊、血流导向的肺动脉漂浮导管(balloon-tip flow-directed catheter),这种导管在病人床旁就能放置,于是常把肺动脉漂浮导管称为Swan-Ganz导管。Swan-Ganz导管自它们诞生之日起就担负着揭开心脏与循环系统奥秘的使命。在Swan-Ganz开始在临床使用以来,心脏病理学就是主要的工作场地,为了证实了这种方法是否连续和可靠,从而使热稀释法测量心排血量成了临床实践"金标准"。于是在心脏手术以及心血管系统疾病中运用也就不足为奇了。在过去的40多年中,Swan-Ganz提升了临床医生评估心肺系统功能、理解治疗反应的能力,推动了重症患者管理的进步。

　　近代第一个心输出量监测技术是Adolph Fick发明的,称为Fick法,始于1870年左右,俗称"呼末二氧化碳法",目前在临床有其改良型的技术产品NICO

还在使用。近代第二个心输出量监测技术是 Stewart 在 19 世纪 90 年代提出，随后由 Hamilton 完善的染料/指示剂稀释法。目前在临床仍有使用的改良型的技术产品 LiDCO 系统。Fegler 在 20 世纪 50 年代最先提出了使用热稀释法来测量心输出量。

1993 年 Vigilance™连续热稀释监测技术应用于临床，它是改良型的测量心输出量的金标准，在测量连续心输出量（CCO）的同时，能提供氧供需平衡指标混合静脉氧饱和度（SvO₂）。1999 年 PiCCO 脉搏轮廓-经肺热稀释技术应用于临床，可提供连续心输出量、全心舒张末期容量（GEDV）和血管外肺水（EVLW）及每搏量变异度（SVV）等参数。2000 年 Vigilance™作了重要的革新，可以同时实现右心射血分数和右心室舒张末期容量的连续监测。临床上在 2005 年上开始应用 Vigileo™/FloTrac™经外周动脉测量心输出量的 APCO 微创技术，它不需要人工校正，只需连接外周桡动脉即可快速提供连续心输出量、每搏量（SV）和每搏量变异度等参数。

五、围术期目标导向血流动力学治疗的临床应用进展

围术期血流动力学关注的是术中血液的流动规律，通过系列指标连续监测，我们可以根据实时反映的器官功能状态和组织代谢变化，来选择干预的方向和强度，能通过反映的生理指标去确定具体的治疗目标，动态优化治疗方法，并对其进行限定和调整，最终通过血流动力学，及时掌握病情的变化，来实现目标导向的个体化治疗。

早期围术期血流动力学的管理更多是指目标导向液体治疗，1995 年 Luciano Gattinoni 最早提出了真正意义上的目标导向液体治疗。传统的血流动力学指标主要有中心静脉压（CVP）、平均动脉压（MAP）和尿量。中心静脉压和尿量与容量相关性差，单纯提高血压也不能很好地改善组织的灌注和氧合。前负荷、后负荷、心脏功能及肺水指标是主要的血流动力学指标。前负荷指标有容量指标，如全心舒张末期容量、胸腔内血容量（ITBV），有容量反应性指标，如每搏量变异度、脉搏压变异度（PPV）。后负荷指标有平均动脉压（MAP）、外周血管阻力指数（SVRI）。心脏功能指标有每搏量和心输出量（CO）、全心射血分数（GEF）、压力上升最大速率（dP/dtMAX）等。肺水指标有血管外肺水、肺血管通透性指数（PVPI）。基于血流及其变化的指标目标导向的液体治疗，能显著降低心血管活性药物，缩短在 ICU 的住院时间，显著降低中高危手术病人并发症发生率和死亡率。

围术期血流动力学治疗近年来在临床麻醉中快速发展，麻醉医生越来越深入地学习、掌握了围术期病人血流动力学变化的病理生理规律、治疗方法及其对病人转归的影响。血流动力学"金三角"（血压-心输出量-外周血管阻力）、氧供与氧耗的金字塔知识结构等基本理论、基本知识，采取不同的技术方法监测多目标参数的

基本技能,对麻醉科医生围术期血流动力学管理至关重要。通过我们近年来的一些临床知识总结,希望这些血流动力学"三基"知识能帮助麻醉学科的中青年医生树立正确的围术期血流动力学管理的新理念,提高对急危重症或重大手术麻醉的急救水平,降低中高危手术患者的并发症和死亡率。

参考文献

[1] 赵晶,付德明.假说在血液理论形成和发展中的作用[J].中华医史杂志,2018,48(1):25-29.

[2] 李莉,严静.血流动力学治疗:如何培养阶梯式思维与目标[J].实用休克杂志,2020,4(1):8-9.

[3] 陆志强,汤英华,胥建党.PiCCO技术对老年骨折患者全身麻醉手术中血流动力学评估的作用[J].徐州医科大学学报,2021,41(1):39-44.

[4] 王鹜,章放香,彭晶,等.围术期目标导向液体治疗的研究进展[J].医学综述,2021,27(20):4058-4062.

第二章 围术期血流动力学生理相关知识

第一节 心脏的泵血功能

一、心脏的收缩与舒张

心房或心室每一次收缩舒张构成一个心动周期。按照平均心率 75 次/min 计算,则每个心动周期历时 0.8 s。在一个心动周期中心房先收缩,心房收缩后,心室随即开始收缩;心房收缩期和舒张期分别为 0.1 s 和 0.7 s,心室收缩期和舒张期分别为 0.3 s 和 0.5 s。所以,在一个心动周期中,心房、心室没有同时收缩的时间,但有共同的舒张时间,这称为全心舒张期。且在整个心动周期中,舒张期占比较大,这样更有利于血液回流,同时给予心脏充分的休息时间。另外,冠脉的血供主要依赖舒张期,理解这一点非常重要,因为在冠心病患者中,维持较慢的心率对维护心脏的血供和功能至关重要。

1. 心脏的射血过程

正常时两心室同时收缩同时射血,每次的射血量近似相等。故以左心室射血为例分析心脏的射血过程。

（1）心室收缩期

根据主动脉瓣开放的时间节点,心室收缩期分为等容收缩期和射血期,射血期又分为快速射血期和减慢射血期。

① 等容收缩期。心室开始收缩,心室内的压力急剧上升,当心室压力超过心房内压时,房室瓣关闭。此时心室压力继续上升,但仍然低于动脉压力,故主动脉瓣仍处于关闭状态,心室暂时成为一个密闭的腔,称为等容收缩期。此期约持续0.05 s。其特点是:容量不变,室内压力大幅度上升。

② 射血期。心室继续收缩,心室内压继续增大,当超过主动脉压力时,血液推开动脉瓣进入动脉,称为射血期,此期约持续 0.25 s。在射血的早期,血流速度较快,故称为快速射血期,此期约持续 0.1 s,占总射血量的 2/3,其特点:该期末心室

压、动脉压最高。快速射血期之后，随着心室内血液的减少，心肌收缩力逐渐减弱，射血速度逐渐减慢，称为减慢射血期。此期约持续 0.15 s。其特点是：心室内压已低于动脉压，借助惯性的作用能逆着压力梯度使血液继续流入动脉内。

（2）心室舒张期

心室舒张期包括等容舒张期和充盈期，充盈期又包括快速充盈期和减慢充盈期。

① 等容舒张期。心室收缩完毕，随即开始舒张，此时心房仍处于舒张状态，心室内压力迅速下降，使动脉内血液向心室方向倒流推动动脉瓣关闭，心室内压力继续下降当低于心房内压之前，房室瓣仍然不能打开，此时心室暂时成为一个密闭的腔，称为等容舒张期。此期约持续 0.05 s。其特点是：容量不变，室内压力大幅度降低。

② 心室充盈期。等容舒张期末，当心室内的压力下降至小于心房内压时，房室瓣开放，心房内血液顺压力差快速流入心室，心室容量迅速增加，称为快速充盈期，此期约持续 0.11 s，其特点是：此期末压力最低，心室的充盈动力主要是心室压力下降所形成的"抽吸"作用，心室充盈量占心室总充盈量的 2/3。随着心室内血液充盈量的增加，房室之间的压力差逐渐减小，血液流速减慢，称为减慢充盈期，此期约持续 0.22 s。其特点是：此期全心处于舒张状态，房室瓣仍处于开放状态，静脉内血液经心房缓慢流入心室。在心室舒张的最后 0.1 s，心房开始收缩，心房容量减小，心房收缩将其中的血液挤入心室，心房收缩期通常只占心室总充盈量的 25% 左右。心率为 75 次/min 时，心房收缩持续时间为 0.1 s，随后进入心房舒张期。

2. 心房的初级泵作用

心房在心动周期的大部分时间里都处于舒张状态，其主要作用是接收和储存从肺静脉回流的血液。在心室收缩和射血期间，这一作用的重要性尤为突出。在心室舒张的大部分时间里，心房也处在舒张状态，只有在心室舒张期的后期心房才收缩。虽然心房收缩期间，进入心室的血量只占每个心动周期的心室充盈量的 25%，但是心房的收缩可使心室舒张末期容量进一步增大，增加心室肌收缩前的初长度，提高心室的泵血功能。如果心房不能有效地收缩，房内压将增高，不利于静脉回流，并间接影响心室射血功能。因此，心房的收缩起着初级泵的作用。当发生房颤时，初级泵作用丧失，造成心室充盈量减少，心功能储备明显下降。

二、心脏泵血功能的评价

1. 每搏量与射血分数

一侧心室每收缩一次所射出的血量，称为每搏量，简称为每搏量。成人在安静状态时为 60~80 mL。安静状态下，左心室舒张末期容量约为 125 mL，可见，心室的每次收缩并不能将心室内全部血液射出。射血分数是最常用的描述左室收缩力的指标。射血分数为每搏量占心室舒张末期容量的百分比,即:射血分数=(左室舒张末容量-左室收缩末容量)/心室舒张末期容量×100%。健康成人的射血分数≥55%。根据 Frank-Starling 定律,搏出量与心室舒张末期容量是相适应的,即前负荷增加时,搏出量也相应地增加,使射血分数保持不变。在一些心室严重扩张的患者如扩张性心肌病的患者,疾病后期射血分数常常下降到40%以下,但由于心脏扩大,舒张末容量也相应增加,仍可维持较为正常的每搏量。

2. 每分输出量与心指数

心室每分钟射出的总血液量,称为每分输出量,简称为心输出量,等于每搏量与心率的乘积。左右心的排血量基本上是相等的,健康成年人为 4.5～6.0 L/min。心输出量与机体的代谢水平相适应。一般情况下,女性比同龄男性的排血量低10%左右;青年人的心输出量高于老年人;剧烈运动时可达 25～30 L/min。

对不同身材的个体测量心功能时,若用心输出量作为评价心功能的指标还欠客观,故常用心指数。所谓心指数是指单位体表面积的心输出量,正常时一般为 3.0～3.5 L/(min·m²)。在同一个体的不同年龄或不同生理情况下,心指数也可发生变化,10 岁左右的儿童静息心指数最大,以后随年龄增长而逐渐下降;到80岁时,静息心指数接近于 2 L/(min·m²)。

3. 心脏做功

血液在血管内流动过程中所消耗的能量来源于心脏做功。心室射血所做的功转化为血液的能量,包括动能和势能两部分。血液的动能表现为以一定的速度在血管内流动,势能则表现为对血管壁的侧压力即血压,心脏做功可以用心室射出的血液所增加的动能和血压来表示,其中动能所占的比例很小,可以忽略不计,右心室输出量与左心室相等,但肺动脉平均血压仅为主动脉的1/6左右,故右心室做功只有左心室的1/6左右。作为评价心脏泵血功能的指标,心脏做功要比单纯的心输出量更为全面,常用每搏功和每分功表示,每搏功是指心脏每搏动一次所做的功,每分功相当于每搏功与心率的乘积。

4. 影响心输出量的因素

(1) 前负荷

前负荷是指心肌在收缩之前所遇到的负荷,对心室来说,其大小取决于心室舒张末期的血容量,它决定着心肌纤维的初长度。在一定范围内,心室舒张末期血容量增加,心肌纤维的初长度增加,心肌收缩力增强,每搏量增加。但是,当心肌纤维的初长度超过最适初长度时,心肌收缩力将会减弱,每搏量减少。前负荷通过改变心肌初长度调节每搏量的作用称为异长自身调节。因此,凡能影响心室舒张期充盈量的因素,都可通过异长调节使搏出量发生变化。心室舒张末期充盈量是静脉回心血量和射血后心室内剩余血量二者之和。多数情况下,静脉回心血量是决定心室前负荷大小的主要因素。静脉回心血量又受到心室充盈持续时间、静脉回流速度等因素的影响。当心率加快时,心动周期也相应缩短,尤其是心室舒张期,造成心室充盈不足,静脉回心血量减少;反之,心室充盈的持续时间延长,心室充盈完全,则静脉回心血量增多。然而,如果在心室完全充盈后继续延长充盈持续时间将不能进一步增加静脉回心血量。静脉回流速度主要受静脉两端的压力差影响,当静脉两端的压力差越大时,静脉回流速度越快;反之,静脉回流速度减慢。

(2) 后负荷

后负荷是指心室肌在收缩时所承受的负荷,即大动脉血压。在心率、心肌的初长度和心肌的收缩力不变的情况下,如果动脉血压升高,心脏的射血阻力加大,心肌收缩力增强,但心肌纤维的缩短幅度和速度减慢,故每搏量减少。然而在正常情况下,搏出量的减少必然导致射血末期心室内的残血量增多,如果此时的静脉回心血量不变,将使心舒期末的容量增加,心肌纤维的初长度增加,继发上述的异长自身调节作用恢复到原有水平。若动脉血压持续性处于较高水平,心室肌长期加强收缩,将会导致心室肌肥厚等病理性变化。

(3) 心肌的收缩能力

心肌的收缩能力是指心肌不依赖于前、后负荷而能改变其力学活动的一种内在特性。人们进行强体力劳动时,心脏舒张末期容量不一定增大,甚至有所减小,但搏出量和每搏功可成倍增加,这是通过增加心肌收缩力实现的,即等长自身调节。

心肌收缩力受多种因素的影响。兴奋收缩耦联过程中横桥活化的数量和ATP酶的活性是影响心肌收缩力的主要因素。神经、体液和某些药物等因素都可通过改变心肌的收缩力影响搏出量。如交感神经兴奋或肾上腺素分泌增多,使心肌收缩力增强;迷走神经兴奋或乙酰胆碱含量增多使心肌收缩力减弱。

(4) 心率

当心率在 40～160 次/min 范围内时,若搏出量不变,则心输出量随心率的加快而增多或随心率的减慢而减少。心率过快或过慢都可使心排血量减少。当心率过快(超过 180 次/min)时,心动周期缩短,心室的舒张不全,心室充盈不足,搏出量减少,使心排血量减少;心率过慢(低于 40 次/min)时,则由于舒张期过长,心室充盈已经接近极限,再增加心室舒张时间也不能相应提高充盈量和搏出量。

5. 心功能贮备

心输出量随着人体代谢水平的增加而增加的能力,称为心功能贮备,又称为心力贮备。成人在安静状态下平均约为 5 L/min,强体力运动时可增加到 25～35 L/min。说明健康的心脏具有强大的贮备能力。心功能贮备取决于心率的变化和搏出量的变化。

(1) 心率贮备

正常人心率最快时可为安静时的 2～2.5 倍,因此,充分动用心率贮备,就可以使心排血量增加到安静时的 2～2.5 倍。一般情况下,动用心率贮备是提高心排血量的主要途径。

（2）搏出量贮备

心脏的搏出量是心室舒张末期容量和收缩末期容量之差，因此，搏出量贮备包括舒张期贮备和收缩期贮备。相比而言，舒张期贮备要比收缩期贮备小得多。安静状态下左心室舒张末期容量约为 125 mL，由于心肌的伸展性很小，心室舒张末期容量最大也只能达到 140 mL 左右，即舒张期贮备只有 15 mL 左右。安静时左心室收缩末期剩余血量通常约为 55 mL，当心肌加强收缩时，搏出量增多，可使心室剩余血量不足 15 mL。可见，通过动用收缩期贮备，就可使搏出量增加 35～40 mL。体育锻炼可使心肌收缩力增强，提高心肌的贮备能力。

三、血压的产生

血压是指血管内流动的血液对单位面积血管内壁的侧压力，即压强。压强的国际标准单位是千帕（kPa），而通常用毫米汞柱（mmHg）来作为血压的单位，1 mmHg 等于 0.133 kPa。由于血液在流动过程中需要不断地克服血流阻力而消耗能量，因而血液从动脉到毛细血管，再到静脉，血压逐渐降低，当到达腔静脉进入右心房的入口处时，血压已经几乎接近于零。

1. 动脉血压与动脉脉搏

（1）动脉血压

① 动脉血压的概念和正常值。动脉血压一般是指主动脉根部血压。因为血压在大动脉中降幅较小，故通常用上臂肱动脉血压代表主动脉血压，即通常所说的血压。在一个心动周期中，动脉血压随着心脏的舒缩活动而发生周期性的变化。心室收缩时主动脉血压上升所达到的最高值称为收缩压。心室舒张时，主动脉血压下降所达到的最低值称为舒张压。收缩压与舒张压之间的差值称为脉压。心动周期中每一瞬间的平均血压值称为平均动脉压。在安静状态下，我国健康成年人的收缩压为 90～140 mmHg；舒张压为 60～90 mmHg；脉压为 30～40 mmHg；平均动脉压为 100 mmHg 左右。

② 动脉血压的测量方法。动脉血压的测量方法可分为两种，即直接测压法和间接测压法。

③ 动脉血压的形成。动脉血压的形成是多种因素互相作用的结果。足够的体循环平均充盈压是形成动脉血压的前提条件；心脏的收缩力是形成动脉血压的能量来源；外周阻力是形成动脉血压的基本条件；大动脉血管壁的弹性是缓冲动脉血压的结构因素。

a. 收缩压的形成。当左心室收缩时，心室压力增大，当超过动脉压时，将心室的血液射入动脉。此时心室收缩所释放的能量：一部分推动血液向外周流动，成为血液流动的动能；另一部分因主动脉内血液量逐渐增加，对血管壁施加侧压力，到最高值时称为收缩压。与此同时使大动脉血管壁扩张(弹性储器作用)。大动脉的扩张一者可缓解收缩压不至于过高,二者可将心室收缩时所释放的能量以弹性势能的方式贮存,在心室舒张时再释放出来,继续推动血液的流动。

b. 舒张压的形成。当心室舒张时,射血虽然已经停止,但因扩张的大动脉的弹性回缩释放势能,继续推动血液向外周流动,此时由于大动脉内的血液逐渐减少,血液对血管壁的侧压力也逐渐减低,到最低值时为舒张压。

(2) 动脉脉搏

动脉脉搏是指在每个心动周期中,因动脉内压力和容量发生周期性变化而引起的动脉管壁周期性波动。

动脉脉搏的波形用脉搏描记仪记录到的浅表动脉脉搏的波形图称为脉搏图。典型的动脉脉搏图形由上升支和下降支组成。

① 上升支。正常脉搏上升支较陡,由心室快速射血,动脉血压迅速上升,血管壁被扩张而形成。其斜率和幅度受射血速度、心输出量和射血所遇的阻力等因素影响。射血速度慢、心输出量小及射血所遇的阻力大,则上升支的斜率和幅度减小;反之则增大。

② 下降支。下降支分前后两段。心室射血后期,射血速度变慢,进入主动脉的血量少于流向外周的血量,被扩张的大动脉开始回缩,动脉血压逐渐降低,构成脉搏曲线下降支的前段。随后,心室舒张,动脉血压继续下降,形成脉搏曲线下降支的后段。其中在心室舒张、主动脉瓣关闭的瞬间,主动脉内的血液向心室方向流动,反流的血液受阻于关闭的主动脉瓣而使主动脉根部的容量增大,并引起的一个折返波,使下降支中段出现一个小波,称为降中波,而在降中波之前的一个切迹,称为降中峡。下降支的形状可大致反映外周阻力的大小。外周阻力大,则脉搏下降支的下降速率慢,降中峡的位置较高;反之,则下降速度快、降中峡位置较低。降中波以后的下降支坡度小,较为平坦。

在某些病理情况下,动脉脉搏将出现异常。如主动脉狭窄时,射血阻力大,上升支的斜率和幅度均较小;主动脉瓣关闭不全时,由于心舒期主动脉内血流,主动脉内血压急剧降低,下降支陡峭(图2.1)。

2. 影响动脉血压的因素

根据动脉血压形成的原理,凡是上述血压形成的因素均可影响动脉血压。

(1) 每搏量

当每搏量增加时,主动脉血管壁所承受的压力增大,收缩压升高,血流速度加快。使增多的血流量大部分流到外周,舒张压升高不明显,故脉压差增大。反之,当每搏量减少时,则主要收缩压下降明显,脉压差减小。可见,收缩压的高低主要反映每搏量的多少。临床上心功能不全时主要表现为收缩压降低,脉压差减小。

(2) 心率

心率增快时,心舒张期明显缩短,血液流向外周的时间缩短,故在心室舒张期末残存在主动脉的血量增多,致使舒张压升高。由于动脉血压升高可使血液流速加快,假定外周阻力不变,则心室收缩期内仍有较多的血液流向外周,故心率加快时收缩压升高不明显,而脉压差减小。相反,心率减慢时,舒张压降低比收缩压降低明显,脉压差增大。因此,心率主要影响舒张压。

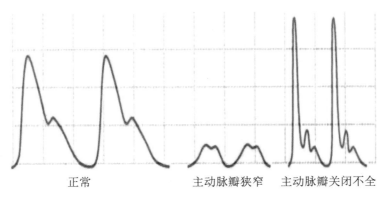

正常　　　　　　　　　　主动脉瓣狭窄　　主动脉瓣关闭不全

图 2.1　病理情况下的动脉脉搏波

(3) 外周阻力

如果每搏量不变,当外周阻力增加时,心室收缩期射入大动脉的血液流入到外周量减少,至心室舒张期末存留在大动脉内的血液量增多,舒张压升高。由于动脉血压升高,使心室收缩期血液流动速度加快,因此收缩压升高并不明显,脉压差减小。反之,当外周阻力降低时,舒张压的降低比收缩压降低更明显,脉压差加大。所以,舒张压的高低主要反映外周阻力的大小。

(4) 大动脉的弹性

大动脉的弹性具有缓冲收缩压,维持舒张压的作用。故当单纯大动脉硬化,弹性降低时,缓冲和维持动脉血压的能力降低,从而导致收缩压升高,舒张压下降,脉压差增大。

(5) 循环血量与血管容量的比值

循环系统中血液的充盈程度可用循环系统平均充盈压来评估。当心脏暂停射血,血流也就暂停,此时在循环系统中各部位所测得的压力数值即为循环系统平均充盈压。循环系统平均充盈压的高低取决于循环血量和循环系统容量之间的相对关系。若血量增多而循环系统容量变小,则循环系统平均充盈压就增高;反之则降低。

正常时,循环血量与血管容量是相适应的,维持一定的血压。在发生失血时,循环血量减少,此时如果血管容量改变不大,则体循环平均充盈压必然降低,导致回心血量减少,心输出量减少,动脉血压降低。如果循环血量不变而血管容量大大增加,则大量血液分布在扩张的血管中,导致循环系统充盈程度降低,也能引起回心血量减少,心输出量减少,最后使动脉血压降低,如脓毒性休克,又称为分布性休克。

四、静脉血压与静脉血流

静脉系统的容量很大,如前所述,安静时,体循环中 60%～70% 的血液容纳于静脉系统内。静脉管壁也有一定的收缩和扩张能力。静脉血压能有效地调节回心血量和心输出量,使循环血量能很好地适应机体不同的功能状态。

1. 静脉血压

静脉系统中,流动的血液对血管壁的侧压力称为静脉血压。静脉血压明显低于动脉血压,而且愈靠近心房压力愈低。当循环血流通过毛细血管汇集于小静脉时,血压已经降低到 15～20 mmHg。血液流到下腔静脉时,静脉血压只有 3～4 mmHg;血液最后回流右心房时,压力已经接近于 0 mmHg。根据测量部位静脉血压分为中心静脉压和外周静脉压。

2. 中心静脉压

通常将右心房和胸腔大静脉的血压称为中心静脉压(CVP)。正常值为 4～12 cmH₂O。中心静脉压值的变化取决于心脏射血能力和静脉回心血量之间的动态关系。如果心脏的射血能力增强,心脏的排血量增多,则中心静脉压降低;反之,如果心脏的射血能力减弱,心脏的残血量增多,中心静脉压升高。如果静脉回流量显著增多,静脉回流速度加快,中心静脉压也会升高。临床上可参考中心静脉压的监测值,指导容量监测和容量治疗。若中心静脉压值偏低,常提示输液量不足,反之,则提示输液速度过快或心脏射血功能不全。需要提出的是,中心静脉压作为静态指标,可参考的价值有限,尤其是手术中,常受到体位(如肝脏拉钩、侧卧位、折刀位),外科手术操作(气腹等)等影响,需参考其动态变化或结合其他血流动力学监测指标综合判断。

3. 静脉回心血量及其影响因素

单位时间内静脉回流量的多少取决于静脉两端的压力差。因此,凡使静脉两端压力差增大的因素都可以使静脉血流速度加快,凡使静脉两端压力差减小的因素都可以使静脉回流速度减慢。

(1) 体循环平均充盈压

是反映血管系统充盈程度的指标。血管系统内血液充盈程度越高,则静脉回心血量越多。当血容量增多或交感神经兴奋使容量血管收缩时,体循环平均充盈压都会升高,外周静脉压与中心静脉压之间的差值增大,使静脉回心血量增多;反之,则静脉回心血量减少。

(2) 心肌收缩力

心脏的收缩力增强时,收缩期末容量减小,心室舒张期室内压降低,对心房和胸腔大静脉中的血液的抽吸力量增大,静脉回流速度加快,回心血量增多;反之,当心脏收缩力减弱时,则回心血量减少。故右心功能不全时,病人可出现颈静脉怒张、肝脾肿大、下肢水肿等体征。左心功能不全时,可出现肺淤血和肺水肿。心力衰竭时,由于心肌收缩力减弱,不能及时将静脉回流的血液射入动脉,导致大量血液淤积于心房和大静脉,造成心脏扩大、静脉高压和静脉回流受阻。

（3）骨骼肌的挤压作用

骨骼肌收缩时可对肌肉内的静脉产生挤压作用,因而加快静脉回流,同时静脉内的瓣膜使血液只能向心脏方向流动而不能倒流。因此,骨骼肌和静脉瓣膜对静脉回流起着"泵"的作用,称为"静脉泵"或"肌肉泵"。当下肢肌肉进行节律性舒缩活动(如跑步)时,下肢每分钟挤出的血液可达数升。这时肌肉泵的做功可一定程度地加速全身血液循环,对心脏泵血起辅助作用。但若肌肉持续紧张性收缩而非节律性舒缩,则静脉将持续受压,静脉回心血量反而减少。正常人长时间站立或处于坐位,将可能出现下肢水肿,这是由于下肢静脉缺乏肌肉挤压,血液淤积于下肢的缘故。因此,肌肉收缩对降低下肢静脉压和减少血液在下肢静脉内淤积具有十分重要的意义,如下肢静脉曲张的患者的发病因素之一就是久立。

（4）体位改变

体位改变主要影响静脉的跨壁压,进而改变回心血量。当体位由平卧位转为直立位时,身体低垂部分的静脉因跨壁压增大而扩张,可容纳更多的血液,因而回心血量减少。如长期卧床的患者,由于静脉管壁的紧张性较低、可扩张性较大,同时腹壁和下肢肌肉的收缩力减弱,对静脉的挤压作用减小,因而由平卧突然站立时,可因大量的血液淤滞于下肢,回心血量过少而发生昏厥。

（5）呼吸运动

胸膜腔内压通常为负压,故胸腔内大静脉的跨壁压较大,常处于充盈扩张状态。吸气时,胸廓扩张,牵拉肺组织,造成胸膜腔负压增大,使胸腔内的大静脉和右心房更加扩张,从而有利于外周静脉血液回流至右心;呼气时,胸膜腔负压减小,则静脉回心血量相应减少。因此,呼吸运动对静脉回流也起着"泵"的作用,称为"呼吸泵"。

五、微循环

微循环是指微动脉与微静脉之间的血液循环。微循环的最基本功能是实现血液与组织之间的物质交换。

1. 微循环的组成

典型的微循环由微动脉、后微动脉、毛细血管前括约肌、真毛细血管网、动静脉吻合支和微静脉组成。

2. 微循环的血流通路

（1）直捷通路是指血液由微动脉→后微动脉→通血毛细血管→微静脉的通

路。该通路经常处于开放状态,血液流动速度较快,很少能进行物质交换,其主要功能促进静脉的回流。这种通路在骨骼肌存在较多。

(2)迂回通路(营养通路)是指由微动脉→后微动脉→毛细血管前括约肌→真毛细血管网→微静脉的血流通路。由于迂回通路经过了真毛细血管网,是完成血液与组织之间物质交换的重要场所,故这条通路又称为营养通路。

(3)动静脉短路是指血液由微动脉→动静脉吻合支→微静脉的通路。人的皮肤内有较多的动静脉吻合支。动静脉吻合支的管壁较厚,无法进行物质交换。功能上与体温调节有关。

3. 微循环的调节

微循环的血流受微动脉、后微动脉、毛细血管前括约肌和微静脉的控制,而它们又受神经和体液因素的调节。当交感神经兴奋时,微动脉、后微动脉和微静脉血管平滑肌收缩,使微循环血液灌注量减少。这些血管壁的平滑肌还受体液因素的调节,如儿茶酚胺、血管紧张素Ⅱ、血管升压素、内皮素等可使微动脉、后微动脉、毛细血管前括约肌和微静脉血管平滑肌收缩,血流量减少;而乙酰胆碱、缓激肽、5-羟色胺、一氧化氮等则可使微动脉、后微动脉、毛细血管前括约肌和微静脉舒张,血流量增多。

微循环更主要的是受局部代谢产物的调节。当真毛细血管关闭一段时间后,局部代谢产物(乳酸、腺苷、二氧化碳、氢离子等)积聚。可使微动脉、后微动脉和毛细血管前括约肌舒张,使微循环的血流量增多,血流速度加快及时将代谢产物带走,局部代谢产物浓度降低,使微动脉、后微动脉和毛细血管前括约肌又收缩,血流量减少,血流速度减慢,代谢产物再次积聚,如此周而复始,这一过程称为微循环的自身调节。

六、组织液与淋巴的生成和回流

存在于组织间隙中的液体称为组织液。组织液中各种离子成分与血浆相同。组织液中也存在各种血浆蛋白,但其浓度明显低于血浆。

1. 组织液的生成

组织液是血浆滤过毛细血管壁而形成的,同时组织液又通过重吸收回流入毛细血管。

液体通过毛细血管壁的平衡取决于四种力量的差值,即毛细血管静水压、血浆胶体渗透压、组织液静水压和组织液胶体渗透压。其中毛细血管静水压和组织液胶体渗透压是促使液体从毛细血管内向组织间隙外滤过的力量,即促进组织液生成的力量;血浆胶体渗透压和组织液静水压是促使组织液被重吸收,向毛细血管内回流的力量,正常组织间隙蛋白含量少,胶体渗透压低于血浆胶体渗透压。滤过的力量减去重吸收的力量,所得的差值称为有效滤过压,可表示为:有效滤过压=(毛细血管血压＋组织液胶体渗透压）－（血浆胶体渗透压＋组织液静水压）。

当有效滤过压为正值时,液体从毛细血管滤出,组织液生成;当有效滤过压为负值时,液体被重吸收到毛细血管内,组织液回流。组织液的生成与回流是一个逐渐移行的过程,由动脉端向静脉端滤过量逐渐减少,而回流量逐渐增加。生成的组织液约90%通过毛细血管静脉端重吸收回血液,其余约10%则进入毛细淋巴管成为淋巴液,经淋巴系统回流入血。

2. 影响组织液生成与回流的因素

在正常情况下,组织液生成和回流保持动态平衡,从而使液体的分布保持正常。如果这种动态平衡受到破坏,出现组织液生成过多或回流减少,组织间隙中就有过多的液体潴留,形成水肿,水肿是导致有效循环血量减少的原因之一。

使组织液生成增多或回流减少的常见原因:① 毛细血管血压升高,如在心力衰竭或静脉栓塞、肿瘤压迫等情况下,使全身或局部静脉压升高,导致微静脉和毛细血管血压升高;② 血浆胶体渗透压降低,如肝脏疾病、肾脏疾病或营养不良时,都可导致血浆胶体渗透压下降,有效滤过压增大,组织液生成增多,严重者即可形成水肿;③ 毛细血管壁通透性增高,血浆蛋白从血管滤出,使组织液胶体渗透压升高,有效滤过压增大,如炎症、烧伤、冻伤及过敏反应等;④ 淋巴液回流受阻都可以引起水肿。

第二节　容量及有效循环容量的监测

有效循环容量是指单位时间内通过心血管系统进行循环的血量,不包括贮存于肝、脾和淋巴血窦或停滞于毛细血管中的血量。有效循环容量对血压的维持和脏器的灌注有重要的影响。

临床上主要通过监测心脏前负荷来判断容量状态,如肺动脉楔压、左心室舒张末容量、右心室舒张末容量、中心静脉压来评估容量状态。一些新的血流动力学监测技术也在不断推出中。

1. 心肺相互作用的生理机制

正压通气期间,吸气早期,肺容量的增加压迫了肺组织,促使肺静脉血管床内的血液进入左心,增加了左心室前负荷,使左心室的每搏量增加,同时胸膜腔内压升高导致腔静脉回流减少、右心室前负荷降低,肺容量增加也可轻度增加肺血管阻力,从而增加右心室后负荷,这些作用相结合降低了吸气早期的右心室每搏量（SV）。在呼气早期,情况正好相反。吸气期间来自右心室的少量射血通过肺血管床进入左心,导致左心室充盈降低。左心室每搏量下降,体循环动脉压降低。在呼气相时达到最小值。每搏量的变化幅度与容量状态及心室对前负荷的依赖有关。

当有效循环容量不足时，每搏量的波动更大。

2. 收缩压变异度和脉搏压变异度

利用动态血流动力学指标评估容量状态明显优于静态指标。体循环动脉压随着上述呼吸周期性变化称为收缩压变异度（SPV）。收缩压变异度通常通过测定以呼气末、呼吸暂停为基础压的收缩压增高和降低细分为吸气相和呼气相。在机械通气患者中，正常收缩压变异度为 7～10 mmHg，这一数值已用于临床上判断低血容量患者。

前负荷储备另一个动态指标是脉搏压变异度。现在有很多自动装置提供实时脉搏压变异度，不同的算法之间略有差异，但一般不超过 13%。

同理，在机械通气的条件下，每搏量随着呼吸周期发生周期性的变化，其在某段时间内的变异程度用每搏量变异度（SVV）表示。因此可利用每搏量变异度指标来判断心脏在 Frank-Starling 曲线上的位置，从而准确反映机体的容量负荷状态。

每搏量变异度的变化与其他前负荷储备动态指标相同，正常每搏量变异度为10%～13%，而更大的变异性预示对扩容治疗的良好反应，理论上每搏量变异度可能优于脉搏压变异度，但仍需临床进一步验证。

3. 局限性

呼吸频率过快，心率/呼吸频率<3.6，心律失常等均是影响其数值准确性的影响因素。当潮气量偏小时，心肺交互作用减弱，指标的准确性亦会受到影响。由于开胸会对心肺相互作用产生较大影响，因此，每搏量变异度、脉搏压变异度等指标须用于胸腔闭合的情况下。在危重症患者中，常需应用血管活性药物如去甲肾上腺素以维持血流动力学稳定，亦可能对监测结果造成一定影响。

4. 补液试验

容量反应性评估则主要评价心脏前负荷的储备功能，如果在进行补液试验后（通常是给予 500 mL 的晶体液或 250 mL 的胶体液），患者的每搏量增加 10% 以上，则存在容量反应性。需要强调的是，存在容量反应性并不等于存在容量不足，容量反应性反映的是心脏前负荷对容量的反应潜能，但容量不足多伴存在容量反应性。与容量状态评估相似，预测容量反应性最准确的指标是"动态指标"，如快速给予一定量的液体负荷或者行被动抬腿试验（PLR）后监测患者心输出量（cardiac output，CO）的变化等。

5. 下腔静脉变异度

下腔静脉（IVC）为容量血管，无静脉瓣，壁薄、顺应性好，随呼吸运动和血容量的变化而改变。通过超声测量下腔静脉直径并观察其随着呼吸周期的动态变化，与其他的动态指标如脉搏压变异度、每搏量变异度等类似，均可用于指导液体治疗。

需要强调是，下腔静脉的直径能够反映容量的状态，其前提是患者左右心功能正常且协调。换言之，下腔静脉的直径仅仅反映心脏尤其是右心往肺血管呈递血流的能力,临床工作需要结合患者的全身状况进行综合评估。

下腔静脉变异度(IVCV)属于容量的动态监测指标。在机械通气患者中,吸气时胸腔内压力升高、静脉回流减少、下腔静脉增宽,呼气时胸腔内压力下降、静脉回流增加、下腔静脉内径变窄。反之,自主呼吸时吸气时下腔静脉塌陷。IVCV = $(IVC_{max} - IVC_{min})/VC_{max}$,当患者有效循环血容量不足时,下腔静脉变异度值增加。

第三节　心血管活动的调节

人体在不同的生理情况下,各器官组织的代谢水平不同,对血流量的需要也不同。机体可通过神经和体液机制对心血管的功能进行调节,使心血管活动发生相应的变化,从而适应各器官组织在不同情况下对血流量的需要,协调地进行各器官之间的血流分配。

一、神经调节

心肌和血管平滑肌都接受自主神经的支配,机体对心血管功能的神经调节是通过各种心血管反射来完成的。

(一)心脏和血管的神经支配及作用

1. 心脏的传出神经及作用

支配心脏的神经是交感神经系统的心交感神经和副交感神经系统的心迷走神经,前者使心脏的活动增强,后者使心脏的活动减弱。

(1)心交感神经及其作用支配心脏的交感神经起源于胸段脊髓($T_1 \sim T_5$)侧角内神经元,其节后纤维分布到窦房结、房室交界、房室束、心房肌和心室肌。心交感神经兴奋时,其节后纤维末梢释放去甲肾上腺素与心肌细胞膜上的 β_1 受体结合,可使心率加快,房室交界的传导速度加快,心房肌、心室肌收缩力增强,心输出量增加,即产生正性变时作用、正性变传导作用和正性变力作用。

(2)心迷走神经及其作用支配心脏的迷走神经起源于延髓的迷走背核和疑核。其节后纤维分布到窦房结、心房肌、房室交界、房室束及其分支,此外还有少许纤维分布到心室肌。右侧迷走神经对窦房结的影响占优势,左侧迷走神经对房室交界的作用占优势。心迷走神经兴奋时,其节后纤维末梢释放乙酰胆碱(Ach)与心肌细胞膜的 M 受体结合,可使心率减慢,心房肌收缩力减弱,心房肌不应期缩短,房室传导速度变慢,甚至出现房室传导阻滞,即负性变时作用、负性变传导作用和负性变力作用。

心交感神经和心迷走神经平时均保持一定程度的冲动发放即紧张度,分别称为心交感紧张和心迷走紧张,两者可以交互抑制。窦房结作为心脏的正常起搏点,其本身的自律性可达 100 次/min,但正常人安静状态下的心率约只有 75 次/min 左右,这是因为安静状态下,心迷走神经的紧张度要高于心交感神经,如一名心脏移植术后的患者,心脏脱离心迷走神经的抑制,则安静心率也保持在 100 次/min 左右。M 受体拮抗剂阿托品阻断心迷走紧张,此时心交感紧张失去了心迷走的对抗,心率可上升;如果应用 β 受体拮抗剂美托洛尔阻断心交感,则心率可下降。

2. 血管的传出神经及作用

除真毛细血管外,其他所有血管壁均有平滑肌。绝大多数血管平滑肌受自主神经调节,极少数血管平滑肌有自发性的肌源性活动。支配血管平滑肌的纤维称为血管运动神经纤维,包括缩血管神经纤维和舒血管神经纤维两种。

(1) 缩血管神经纤维

由于缩血管神经纤维都是交感神经,故又称为交感缩血管神经纤维,起源于脊髓($T_1 \sim L_3$)侧角内的神经元,其节后纤维分布在除毛细血管以外的各种血管平滑肌。交感缩血管纤维兴奋时,其末梢释放去甲肾上腺素递质,与血管平滑肌的 α 受体结合,引起血管收缩;与血管平滑肌的 β 受体结合,则引起血管舒张。因为去甲肾上腺素与 α 受体的结合能力比与 β 受体的结合能力强,所以整体上产生缩血管效应。

(2) 舒血管神经纤维

多数血管只接受交感缩血管神经纤维的单一支配,少数器官的血管受缩血管纤维与舒血管纤维的双重支配。舒血管神经纤维包括交感舒血管神经和副交感舒血管神经纤维。① 交感舒血管神经纤维主要分布在骨骼肌血管,其节后纤维末梢释放乙酰胆碱,与血管平滑肌上的 M 受体结合,引起血管平滑肌舒张,适应剧烈运动时,骨骼肌供血增加。② 副交感舒血管纤维分布于少数器官,如脑膜、唾液腺、胃肠道的腺体和外生殖器等,其末梢释放乙酰胆碱,与血管平滑肌上的 M 受体结合,使局部血管舒张调节局部血流。

3. 心血管中枢

心血管中枢是指在中枢神经系统中参与调节心血管活动的神经元的统称。这些神经元可广泛分布于大脑至脊髓水平,其中延髓是心血管活动的基本中枢。

在延髓有两种与心血管活动有关的神经元,即心迷走神经元和控制心交感神经和交感缩血管活动的神经元。这些神经元平时都有一定的紧张性,发放低频率的冲动,分别称为心迷走神经中枢、心交感神经中枢和交感缩血管中枢。

① 心迷走中枢位于延髓的迷走神经背核和疑核,当其兴奋时,引起心迷走神经的紧张性活动增强,心脏活动减慢、减弱。

② 心交感神经中枢位于延髓头端腹外侧区,当其兴奋时,引起心交感神经的

紧张性活动增强,心脏活动加强、加快。

③ 缩血管中枢位于延髓头端腹外侧区,平时就以一定的频率沿交感缩血管神经发放冲动,使外周血管保持一定的紧张性,维持一定的外周阻力。当其兴奋冲动增多时,引起交感缩血管神经的紧张性活动加强,血管收缩,外周阻力增大,可使舒张压明显升高。

(二) 延髓以上的心血管中枢

在延髓以上的脑干、下丘脑、小脑和大脑中也存在着与心血管活动有关的神经元。其中下丘脑是十分重要的整合部位,大脑尤其是边缘系统以及小脑,都参与调节下丘脑、延髓等心血管神经元活动。使它们的活动能更准确地适应人体各种功能活动的需要。

(三) 心血管反射

机体内外环境变化的信息作用于感受器,经传入神经到达延髓心血管中枢,通过整合和分析来自各部位的信息,再通过传出神经,改变心血管活动的功能状态,以更好地适应机体当时的活动需要。

1. 颈动脉窦和主动脉弓压力感受性反射

在颈动脉窦和主动脉弓血管壁外膜下存在压力感受器,正常情况下主要是感受血压升高对血管壁的牵张刺激。当血压突然升高时感受器受刺激而产生的兴奋,沿窦神经和主动脉弓神经再加入舌咽神经和迷走神经传入到延髓心血管中枢的冲动增加,使迷走中枢的紧张性活动增强,心交感中枢和缩血管中枢的紧张性活动减弱。通过心迷走神经、心交感神经和交感缩血管纤维传出到达心脏和血管,使心率减慢、心肌收缩力减弱,心输出量减少,血管舒张,外周阻力下降。静脉血管舒张,回心血量减少。总的结果是使血压下降。因此,将颈动脉窦和主动脉弓压力感受性反射又称为减压反射。相反,当血压下降时,从颈动脉窦和主动脉弓压力感受器发出传入冲动频率减少,反射导致血压上升。因此,压力感受性反射是典型的负反馈调节,具有双向调节能力。

综上所述,颈动脉窦、主动脉弓压力感受器反射的生理意义在于监测动脉血压的变化。在心输出量、外周阻力、循环血量等发生突然变化时,对动脉血压进行快速、准确的调节,使动脉血压稳定在正常范围之内,不至于发生过大的搏动。

2. 颈动脉体和主动脉体化学感受性反射

位于颈总动脉的分支处和主动脉弓下方的颈动脉体和主动脉体在功能上属于化学感受器。当血液中某些化学成分发生变化时,如缺氧、二氧化碳分压升高、氢离子浓度升高,都可以刺激这些化学感受器,使之兴奋,传入冲动也沿舌咽神经和迷走神经进入延髓。生理条件下,来自这些化学感受器的传入冲动主要是兴奋延髓呼吸中枢,使呼吸运动加强,反射性地引起心率加快,心输出量增加;同时对缩血管中枢也有兴奋作用,使皮肤、内脏和骨骼肌血管收缩,外周阻力增大,回心血量增多,共同作用的结果使血压升高。化学感受性反射在平时对心血管活动并不起明显的调节作用,只有在低氧、窒息、失血、动脉血压过低和酸中毒等情况下才发生作用。

3. 其他心血管反射

除上述以外,机体很多部位的传入冲动都能影响心血管的活动,其中主要有心肺反射。在心房、心室和肺血管中存在许多压力感受器,总称为心肺感受器。当心房、心室或肺循环血管内压力升高时,能引起心肺感受器兴奋,兴奋冲动经传入神经传到心血管中枢,引起交感神经紧张性降低,迷走神经紧张性增加,血压下降。另外,皮肤冷、热刺激以及各种伤害性刺激也都能反射性地引起心血管活动发生变化。

二、体液调节

体液调节是指血液和组织液中的一些化学因素对心肌和血管平滑肌活动的调节作用。这些化学物质主要通过血液运输,广泛作用于心血管系统,有些作用于局部血管调节局部血流量。

(一)肾上腺素和去甲肾上腺素

肾上腺素和去甲肾上腺素在化学结构上都属于儿茶酚胺类。血液中的肾上腺素和去甲肾上腺素主要是由肾上腺髓质分泌的。肾上腺能神经末梢释放的去甲肾上腺素也有一小部分进入血液循环。

肾上腺素和去甲肾上腺素对心脏和血管平滑肌的作用有许多共同点,但也存在不同点。主要是取决于它们对 α 和 β 受体的亲和力以及 α 和 β 受体在不同器官血管的分布密度。肾上腺素对 α 受体和对 β 受体的亲和力基本相似;去甲肾上腺素对 α 受体的亲和力远大于对 β 受体的亲和力,对 β_1 大于对 β_2 受体的亲和力。皮肤、黏膜和胃肠血管以 α 受体为主,骨骼肌血管、肝和冠状血管以 β_2 受体为主。

(1)肾上腺素与心肌 β_1 受体结合,引起正性变时、正性变力和正性变传导效应,使心输出量增加。由于使皮肤、黏膜和胃肠血管收缩,骨骼肌血管、肝和冠状血管舒张,总外周阻力变化不大。

(2)去甲肾上腺素因为主要结合 α 受体和 β_1 受体,与 β_2 受体的亲和力弱,故对全身的血管平滑肌普遍具有收缩作用,使外周阻力增大,动脉血压升高。去甲肾上腺素对心脏的直接作用与肾上腺素作用相似,使心率加快。但在整体条件下,由于去甲肾上腺素明显地使外周血管收缩,外周阻力增大,血压升高,引起压力感受性反射活动加强,兴奋心迷走中枢,反射性地减慢心率。

（二）肾素-血管紧张素系统

肾素是由肾脏近球细胞合成和分泌的一种蛋白质,进入血液循环后,使血浆中的血管紧张素原(肝细胞合成)水解为血管紧张素Ⅰ(十肽),其生物活性较弱,能促进肾上腺髓质分泌肾上腺素和去甲肾上腺素。血管紧张素Ⅰ在血管紧张素转化酶的作用下水解为血管紧张素Ⅱ(八肽),生物活性最强,促进全身小动脉、微动脉收缩,外周阻力增高;使静脉收缩,回心血量增加;作用于交感神经节后纤维,使其释放去甲肾上腺素递质增多;作用于缩血管中枢,促使交感缩血管神经元的紧张性加强;还可促进肾上腺皮质醛固酮的释放。总的作用是使血压升高。血管紧张素Ⅱ再脱去一个氨基酸残基后形成血管紧张素Ⅲ。血管紧张素Ⅲ促进肾上腺皮质释放醛固酮。醛固酮可促进肾脏的远曲小管和集合管对 Na^+ 和水的重吸收,使循环血量增加。由于肾素、血管紧张素、醛固酮三者关系密切,故合称为肾素-血管紧张素-醛固酮系统。这一系统对血压的长期调节起重要作用。

（三）血管升压素

血管升压素(也称抗利尿激素,vasopressin,VP)是下丘脑的视上核和室旁核一部分神经元合成的,经下丘脑神经垂体束运输到神经垂体贮存,机体需要时,再释放入血液,参与肾脏和心血管功能活动的调节。生理剂量时,主要是促进远曲小管和集合管对水的重吸收,使尿量减少,故称为抗利尿激素。大剂量时,作用于血管平滑肌的相应受体,使血管收缩,外周阻力增大,血压升高。VP 在维持细胞外液量的恒定和动脉血压的稳定中都起着重要的作用。当血浆渗透压升高,或禁水、脱水及失血等情况导致细胞外液量减少时,VP 释放增加,调节机体细胞外液量,并通过对细胞外液量的调节,实现对动脉血压的长期调节作用。

（四）其他活性物质

心房钠尿肽是心房肌细胞分泌的多肽类激素,具有较强的舒血管效应,使外周阻力降低;使心率减慢,心输出量减少;作用于肾脏,具有强大的排钠和利尿作用。前列腺素 E_2 具有较强烈的舒血管作用。组胺有强烈的舒血管作用,并使毛细血管的通透性增强,导致局部水肿。

第四节　特殊器官循环

一、冠脉循环

冠脉循环是营养心肌本身的血液循环。冠脉循环的正常与否将直接影响心脏的功能，进而影响整个机体的功能。

（一）冠脉循环的解剖学特点

供应心脏血液的左、右冠状动脉由升主动脉根部发出，其主干走行于心脏表面，其分支以垂直于心脏表面方向进入心肌，心脏血管的这种分布特点使之容易在心肌收缩时受到压迫。心脏的毛细血管网丰富，毛细血管数和心肌纤维数的比例为1:1。因此心肌和冠脉血液之间的物质交换可迅速进行，当心肌因负荷过重而发生代偿性肥厚时，肌纤维直径增大，但毛细血管数并不能相应增加，所以肥厚的心肌容易出现供血不足。另外，人类的冠状动脉分支之间吻合支细小，血流量很少，一旦冠状动脉突然阻塞，很难快速建立侧支循环，常可导致心肌梗死。

（二）冠脉循环的生理学特点

① 血压高、血流量大　正常成人在安静状态下，冠脉血流量约225 mL/min，占心输出量的4%～5%。

② 摄氧率高、耗氧量大　由于心肌内富含肌红蛋白，摄氧能力很强，是骨骼肌的2倍，动脉血流经心脏后，其65%～70%的氧被心肌摄取，剧烈运动时更加明显。

③ 血流量受心肌收缩的影响明显　如前所述，由于冠脉分支垂直分布于心肌组织中，故心肌的节律性收缩对冠脉血流影响大。左心室在等容收缩期开始时，心室壁张力急剧升高，压迫肌纤维之间的小血管，使左冠状动脉血流量明显减少，甚至发生逆流。随着左心室射血，主动脉压升高，冠状动脉压也随之升高，冠脉血流增加；但进入减慢射血期时，冠脉血流量又复减少。在舒张期开始时，心肌对冠脉的压迫减弱或消失，冠脉血流阻力减少，血流量迅速增加，并在舒张早期达到高峰，然后再逐渐减少。这种效应对左心室深层影响更为明显。

（三）冠脉血流量的调节

冠脉血流量也受神经和体液因素的调节，但最主要的调节因素是心肌自身的代谢水平，而神经调节的作用相对次要。

心肌代谢过程中产生的腺苷、CO_2、H^+、乳酸和缓激肽等，都能舒张冠状血管，增加心肌的血流量,特别是腺苷可强烈地舒张冠脉血管。心肌代谢水平越高,产生的这些代谢产物也就越多,冠脉血管舒张的程度也就越大。因此,冠脉血流量与心肌的代谢水平成正比。此外,交感和副交感神经以及全身性体液因素也可影响冠脉血流量,但作用很小。

二、肺循环

进入肺的血管包括肺循环血管和体循环中的支气管血管两部分。肺循环是指血液由右心室射出,经肺动脉及其分支到达肺毛细血管,再经肺静脉回到左心房的血液循环,其任务是进行气体交换,将含氧量较低的静脉血转变为含氧量较高的动脉血。体循环中的支气管血管则主要对支气管和肺起营养性作用。肺段远端的周围性支气管静脉在肺泡附近与肺循环中的肺小静脉汇合,使部分支气管静脉血可通过吻合支流入肺静脉,再进入左心房,结果使主动脉血液中掺入 1%～2% 的静脉血。以下主要讨论肺循环的生理特点和调节。

(一)肺循环的生理特点

1. 血流阻力小、血压低

与体循环血管相比,肺动脉及其分支短而粗,管壁薄,肺动脉壁的厚度仅约主动脉壁的 1/3;且肺循环血管全都位于胸腔负压环境中,因此肺循环的血流阻力明显小于体循环。通过肺动脉漂浮导管可测得,正常人的右心室收缩压约为 22 mmHg,舒张压为 0～1 mmHg,肺动脉收缩压与右心室收缩压基本相同,但舒张压值上升,平均约为 8 mmHg,平均压约为 13 mmHg。用间接方法可测得肺循环毛细血管平均压约为 7 mmHg,肺静脉压和左心房内压为 1～4 mmHg。所以,肺循环是一个低阻力、低压系统。

2. 血容量大,变化也大

肺泡和肺血管的可扩张性大,故肺血容量的变化范围较大。在用力呼气时,肺部血容量可减少到 200 mL 左右,而在深吸气时则可增加到 1000 mL 左右,因此,肺循环血管可起储血库作用,当机体失血时,肺循环可将一部分血液转移到体循环中,起代偿作用。在体外循环心脏手术中,主动脉根部开放前,外科常需要麻醉医生手动挤压呼吸囊,帮助挤压肺循环中积存的血液回流入左心,来进行左心系统排气。在呼吸周期中,肺循环血流量也发生周期性变化,并对左、右心室搏出量和动脉血压发生影响。在吸气时,由于胸腔内负压加大,从腔静脉回到右心房的血量增多,右心室搏出量随之增多,此时由于肺扩张而使肺循环血管也扩张,致使肺静脉回到左心房的血量减少,左心室搏出量随之减少。经过几次心搏后,扩张的肺循环血管逐渐被充盈,因而由肺静脉回流入左心房的血量逐渐回升。呼气时则发生相反的变化。由于上述左心室搏出量的周期性改变,因而动脉血压在吸气相之初逐渐下降,至吸气相中期降到最低点,在吸气相后半期逐渐回升,呼气相前半期继续上升,至呼气相中期达最高点,在呼气相后半期又始下降,周而复始。这种呼吸周期中出现的血压波动称为心肺交互作用,也是容量监测中收缩压变异度、脉搏压变异度的生理基础。

3. 毛细血管的有效滤过压较低

如前所述,肺循环毛细血管血压平均为 7 mmHg,血浆胶体渗透压平均为 25 mmHg。由于肺毛细血管对蛋白分子的通透性相对较高,所以肺组织间液的胶体渗透压约为 14 mmHg。肺组织间液静水压比外周皮下组织间液的负值稍大,约为 −5 mmHg(用微量吸液管插入肺组织间隙测得)。因此,肺毛细血管的有效滤过压较低,仅约 1 mmHg。这样,较低的有效滤过压使肺毛细血管有少量液体持续进入组织间隙。这些液体除少量渗入肺泡内被蒸发外(同时也对肺泡内表面起湿润作用),其余大部分进入肺淋巴管而返回血液循环。在某些病理情况下,如发生左心衰竭,由于肺静脉压升高,肺毛细血管静水压也随之升高,就可能有较多的血浆内液滤出毛细血管而进入组织间隙和肺泡内,造成肺水肿。

(二) 肺循环血流量的调节

肺循环拥有全身最丰富的毛细血管网。成人肺循环需要容纳总心输出量,因此不能主动调整其总血流量。成人肺循环是一种低阻力、高顺应性的血管床,肺血管具有高的扩张能力和低的阻力。肺循环中血流的分布依赖于多种因素,包括血液黏度、血管顺应性和跨壁压力。肺泡气低氧引起局部缩血管反应具有重要的生理意义。肺循环中某处血管因局部肺泡通气不足。氧分压降低而收缩,使此处的血流量减少,可使较多的血液转移到那些通气充足、肺泡氧分压较高的肺泡,维持适当的肺换气效率。但当吸入气氧分压过低时,如在高海拔地区,可引起肺微动脉广泛收缩,血液阻力较大,肺动脉压显著升高。长期居住在低海拔地区的人,若以较快的速度登上高海拔地区,常可发生肺动脉高压,甚至发生肺水肿;长期居住在高海拔地区的人,常可因肺动脉高压使右心室负荷长期加重而导致右心室肥厚。

① 神经调节。肺循环血管受交感和迷走神经的双重支配。刺激交感神经的直接效应是肺血管收缩和血流阻力增大。但在整体情况下,交感神经兴奋时由于体循环血管收缩,可将一部分血液挤入肺循环,使肺循环血流量增加。刺激迷走神经的直接效应是肺血管舒张。

② 体液调节。肾上腺素、去甲肾上腺素、血管紧张素、内皮素等可使肺循环微动脉收缩;而组胺、5-羟色胺等则能使肺循环微静脉收缩,但它们在流经肺循环后随即分解失活。一氧化氮、缓激肽、腺苷、心房利钠肽等是主要的肺血管扩张物质。

三、脑循环

脑循环是指流经整个脑组织的血液循环。

① 血流量大、耗氧量多。脑组织缺乏无氧代谢机制，只能依赖葡萄糖有氧氧化供能，因此，脑组织对血流的依赖程度大，即对缺血缺氧的耐受性低。与之相对应的是脑组织耗氧量大，在安静情况下，脑耗氧量占全身耗氧量的 20%，脑循环的总血流量约占心输出量的 15% 左右。

② 血流量变化小。颅腔为脑、脑血管和脑脊液（CSF）所充满，三者容量的总和是固定的。由于脑组织的不可压缩性，脑血管的舒张受到极大的限制，脑血流量的变化小。

③ 存在脑室和蛛网膜下腔的脑脊液呈透明清亮液体，主要是由脑室的脉络丛细胞和室管膜细胞分泌的，成人每天生成的脑脊液约为 800 mL，同时又等量重吸收。总量成人 150 mL，其中脊髓膜内约 25 mL，脑脊液具有保护脑和脊髓的作用，同时也是脑和脊髓神经组织与血液之间进行物质交换的媒介。由于血脑屏障的存在，限制了物质在血液和脑组织之间的自由交换，脑脊液的成分与血浆非常不同，脑脊液中的蛋白质含量极微，葡萄糖含量以及 K^+、HCO_3^- 和 Ca^{2+} 的浓度较低，但 Na^+ 和 Mg^{2+} 浓度较高。

参考文献

[1] 王庭槐. 生理学[M]. 9 版. 人民卫生出版社,2018：85-144.

[2] Bennett V A, Aya H D, Cecconi M. Evaluation of cardiac function using heart-lung interactions[J]. Ann. Transl. Med. , 2018, 6(18)：356.

[3] Futier E, Christophe S, Robin E, et al. Use of near-infrared spectroscopy during a vascular occlusion test to assess the microcirculatory response during fluid challenge[J]. Crit Care：2011,15(5)：R214.

[4] Pinsky M R. Functional hemodynamic monitoring[J]. Crit Care Clin, 2015, 31(1)：89-111.

[5] Magder S. Volume and its relationship to cardiac output and venous return[J]. Crit Care, 2017, 21(1)：271.

[6] Silbiger J J. Pathophysiology and Echocardiographic Diagnosis of Left Ventricular Diastolic Dysfunction[J]. J. Am. Soc. Echocardiogr, 2019, 32(2)：216-232.

[7] De Backer D. Stroke volume variations[J]. Minerva Anestesiol, 2003, 69(4)：285-288.

[8] Pinsky M R. Functional hemodynamic monitoring[J]. Crit Care Clin, 2015, 31(1)：89-111.

第三章　心脏后负荷指标在临床麻醉中的应用

一、心脏后负荷的定义

在临床麻醉中，我们常常关注患者的血流动力学指标，包括前负荷指标和后负荷指标。前负荷是指心肌收缩前所遇到的阻力或负荷，也就是在心脏舒张末期心室承受的容量负荷，前负荷与静脉回流量相关。后负荷是指心肌收缩后遇到的阻力或负荷。在完整的心脏水平，后负荷指心室在排血时心室壁肌纤维的张力，假设心脏为球体，根据改良 LaPlace 定律 $[T = (P \times R)/(2 \times H)$，$T$ 为室壁张力，P 为心室腔压力，R 为心室半径，H 为室壁厚度$]$；临床上以主动脉血压替代左心室壁张力，以肺动脉血压替代右室壁张力即右心后负荷。在外周血管水平，后负荷指心室向大动脉内射血时的阻力，在临床上常将外周血管阻力（SVR）作为反应左心室后负荷的指标，肺循环阻力（PVR）作为反应右心室后负荷的指标。

在本文主要介绍心脏后负荷指标在临床麻醉中的应用以及进展。

二、影响心脏后负荷的因素

在临床上不能直接测量外周血管阻力，而是采用公式推导：$SVR = 80 \times (MAP - CVP)/CO$，正常值为 $800 \sim 1200$ $(dyn \cdot s)/cm^5$，其中，SVR 为外周血管阻力，MAP 为平均动脉压，CVP 为中心静脉压，$CO = HR \times SV$，CO 为心输出量，HR 为心率，SV 为每搏量，从这个公式中可以看出，平均动脉压、心率、每搏量是外周血管阻力的主要决定因素，中心静脉压是次要因素。对于左心室后负荷来说，在没有主动脉瓣狭窄的时候，其后负荷大小与以下几个因素有关：

1. 循环血容量

一般来说，循环血容量增多，从上腔和下腔回流入右心房的血液也会相应增多，当增多的血液进入心室时，心肌初长度即会被拉长，在一定范围内这种心肌长度的拉伸使得肌球蛋白和肌动蛋白产生接近最佳重叠度的力，从而泵出更多的血液进入动脉，这就是所谓的 Frank-Starling 机制（图 3.1）。也就是说循环血容量增多时,流入主动脉的血液也会相应增多,导致血压增高,循环血容量减少时流入主动脉的血液也会相应减少,导致血压降低。

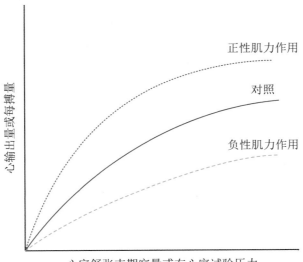

图 3.1　Frank-Starling 机制

2. 外周血管阻力

外周血管阻力取决于小动脉血管床的横断面积和血管紧张度,血管紧张度受血管和体液因素的影响。围术期通常需要使用血管加压药以确保血流动力学稳定性,并避免终末器官损伤。血管收缩就会缩小受影响血管内的体积和空间,当血管容量降低时血流量也会减少从而增加流向心脏和主动脉的血流量;同时血流阻力升高引起血压升高,而围术期低血压可能会引起心肌梗死、肾损伤、中风的发生,增加死亡率。血管加压药通常用于维持对液体没有反应的患者的平均动脉压,在药物的总体方案中,只有相对较少的药物可以用于升高血压,这些药物具有不同的副作用和效力。其中包括 2008 年的血管加压素和脓毒性休克实验,该实验将去甲肾上腺素与血管加压素治疗休克进行了比较,结果显示加压素与去甲肾上腺素在 28 天死亡率方面没有显著差异。此外,2010 年的一项随机实验比较了去甲肾上腺素和多巴胺对休克患者的疗效,结果显示接受多巴胺治疗的患者在死亡率方面没有差异,但是出现了不良事件。然而在临床实际中,大多数医生使用具有多模式受体效应的平衡血管收缩药方案,Zhong L 等人发现,与单一药物治疗手段相比,同时使用加压素和去甲肾上腺素可以降低每种药物的剂量,具有显著降低的 28 天死亡率(相对风险度(RR):0.92,95% 可信区间(CI):0.86~0.99),6 h 后休克逆转成功率提高了 14%,连续肾脏替代治疗风险降低 29%,但低钠血症风险增加 51%,手指缺血风险增加 2.43 倍。

3. 主动脉的顺应性

主动脉壁"僵硬",顺应性差,增加外周血管阻力。

4. 血液黏滞度

血液黏滞度与外周血管阻力正相关。

肺循环阻力作为右心室后负荷的指标,但由于我们在临床上不能直接测量肺循环阻力,而是采用公式推导 $PVR = 80 \times (MPAP - PAWP)/CO$,正常值为 $40 \sim 130 (dyn \cdot s)/cm^5$。PVR 为肺血管阻力,SVR 为外周血管阻力,MAP 为平均动脉压,$CO = HR \times SV$,MPAP 为平均肺动脉压,PAWP 为肺动脉楔压。从这个公式中可以看出平均肺动脉压、心率、每搏量是决定肺血管阻力的主要决定因素,PAWP 是次要因素。对于右心室后负荷来说,常用的后负荷指标是肺血管阻力。影响肺血管阻力的因素包括:

① 血管直径:血管收缩增大肺血管阻力(例如,缺氧、酸中毒、高碳酸血症和组胺等),而血管舒张降低肺血管阻力(例如,使用一氧化氮、前列环素和西地那非等)。

② 正压通气增加肺血管阻力。

③ 疾病状态:左到右心分流术、二尖瓣狭窄、肺纤维化、肺栓塞、阻塞性睡眠呼吸暂停,高海拔增加肺血管阻力及肺动脉高压的患病风险。

④ 肺循环的顺应性。

⑤ 血液黏滞度和红细胞压积:血液黏滞度可以通过将剪切应力除以剪切速率计算得出,它取决于血液流速、温度、红细胞变形能力和微聚体的存在。在中至高剪切速率下血细胞比容每增加一个单位,血液黏滞度就会增加 4%。另外一个方面,血浆是红细胞的悬浮因素,血浆黏滞度的任何变化都会直接影响与血细胞比容有关的血液黏滞度。红细胞变形能力在调节组织灌注中有着重要作用,红细胞具有独特的双凹圆盘形状,直径约为 8 mm,厚约为 2 mm。作为弹性体,红细胞对施加的压力做出反应,形状会发生变化,红细胞变形能力在微血管组织中起着非常重要的作用,因为红细胞需要通过小至 3 mm 的微血管,红细胞密集的血液以越来越大的速度流动,并且变得越来越变形,从而降低血液的黏滞度。当红细胞通过毛细血管与局部组织环境接触时,这种独特的微血管流动行为大大增加了可以用于气体交换的表面积,红细胞变形性是影响血流和组织灌注是否充足的最重要的血液流变学因素。与此同时红细胞聚集的改变已经在几种临床疾病中得到报道,包括败血症、心脏缺血和糖尿病,未来需要进一步的研究来阐明其对血流和组织氧合的影响,因为红细胞聚集的具体机制尚未完全明确。

以往在临床实践经验中往往单纯依靠血压来判断心脏后负荷存在很大的缺陷,有文献指出 50% 以上从休克中复苏成功的患者,即使生命体征正常,仍然存在低灌注现象;在发生失血性休克的代偿初期,外周血管阻力相应代偿性增加,即使心输出量发生显著下降,平均动脉压仍可维持在正常范围内,直到失血量达到总血容量的 20% 左右。那么该如何科学合理地利用心脏后负荷指标来指导术中临床麻醉呢？既然我们不能直接测量心脏后负荷指标，目前在临床麻醉实际应用中，哪些指标可以直接测量而且影响心脏后负荷呢？

三、心脏后负荷相关指标

（一）平均动脉压（MAP）

为心动周期中每一瞬间动脉血压的平均值。在袖带测压模式下，MAP = DBP + 1/3(SBP − DBP)，SBP − DBP 为脉压，SBP 为收缩压，DBP 为舒张压；在有创直接动脉测压模式下，MAP = $k \times$ CO $\times$ SVR（k 为常数），平均动脉压是机器根据功率效应直接测量的，与动脉波形有关。平均动脉压是满足脑、肾和其他重要器官灌注的重要基础，平均动脉压小于 55～60 mmHg 与术后重要脏器灌注不足有关；平均动脉血压是反映组织灌注的一个重要因素，但绝不是一个反映组织灌注的确切指标，为什么？我们常常错误的认为直接测量的血压可以作为组织灌注的重要指标，实际上并非都是这样，举个例子，在血流动力学不稳定的骨盆骨折中经过常规处理仍然无效甚至心脏骤停，我们使用复苏性主动脉球囊阻断技术来控制动脉大出血，虽然提高了平均动脉压增加了复苏成功概率，但是主动脉球囊阻断远端血管支配的区域因为得不到灌注有发生缺血坏死的可能，这提示我们不能为了提高平均动脉压而单纯的过长时间或大剂量使用血管收缩药物，以牺牲局部组织灌注为代价，而要兼顾局部组织灌注的情况，在组织器官允许耐受足够液体的情况下，可以增加液体容量和心脏排出量；再举一个例子，患者甲每搏量为 72 mL，心率为 80 bpm，心输出量约为 5760 mL（健康状态），而患者乙每搏量为 44 mL，心率为 130 bpm，心输出量约为 5760 mL（常见于失血性休克代偿期），甲和乙两者心输出量基本一致，乙自身代偿或使用缩血管药物使得交感张力增高外周血管阻力，这个时候两者平均动脉压很接近而且在正常范围，那是不是说明乙就安全了呢？如果对乙实行椎管内麻醉可能出现循环崩溃的灾难情况，因为人体的部分交感代偿机制被阻断。这两个案例说明即使在所谓"安全"的平均动脉压情况下，患者的血流动力学和整体情况可能大不相同，平均动脉压也不是反映血流动力学早期改变的敏感指标。

（二）收缩压（SBP）

由收缩期间中央大动脉中存在的血液量和血管的顺应性决定，血管的顺应性随着人的年龄和总容量而下降。如果和平均动脉压比较的话，收缩压在一定程度上不仅反映了器官组织血流量，还反映了心脏泵血功能，是全身器官维持良好灌注的必要条件。在心脏手术中，我们往往更加关注收缩压，尽管舒张压是左室冠脉血流得以灌注的主要基础,但是收缩压是构成舒张压的前提,它不仅是心肌收缩良好的标志,也是全身器官灌注良好的必要条件;在肾脏手术中,每个患者的最佳血压对于维持足够的肾灌注压和预防急性肾损伤都很重要,但是就个体而言,无法具体确定最佳肾脏灌注压力,很多文献都支持肾血流自动调节功能的下限为平均动脉压在 50~60 mmHg;但是如果对于一个心功能不全的患者来说,就是通过血管收缩药把平均动脉压控制在 60 mmHg 以上,要是没有足够的心输出量,肾脏的灌注也可能得不到保证,这个时候收缩压在某种程度上就是代表了心输出量。美国心脏麻醉协会指出,对于无高血压的患者,收缩压维持在 100 mmHg 以上是相对安全的。

(三)舒张压(DBP)

由中央动脉中的压力衰减速率和舒张期的时间决定,心动周期中舒张周期较长,故平均动脉压更接近舒张压;由于心动周期中,舒张期相对较长,左心室在收缩期室壁张力较大,冠脉血流难以灌进,因而舒张期是左室冠脉血流得以灌注的主要基础。

(四)术中低血压(IH)

对于术中或术后低血压还没有明确的定义,最常见的定义是收缩压相对基线降低了 20%,术中低血压的发生率根据所选的定义有很大差异,临床中经常用绝对平均动脉压小于 65 mmHg 作为术中低血压,术中平均动脉压小于 60~70 mmHg 可能与各种并发症相关,然而,很明显没有一个单一的血压阈值来定义所有患者的围术期低血压,因为基线血压值和自动调节的下限阈值在个体之间差异很大。低血压的危害通常来自短暂的低压,因此关于低血压的测量通常更加有用,围术期低血压可定义为基于单个血压值或血压在一定阈值之下的累积或连续时间的事件。各种分析通过探索非心脏手术患者的血压与术后预后的关系,确定了术中低血压的危险阈值。当平均动脉压维持在小于 70 mmHg,仅持续 10 min 时,任何终末器官损伤的风险均会增加,平均暴露于动脉压小于 65~60 mmHg 至少 5 min 或任何暴露于平均动脉压小于 55~50 mmHg 时,风险中度增加。有证据表明,在普通人群中,术中平均动脉压小于 60~70 mmHg 与成人心肌损伤、急性肾损伤以及死亡相关。临床上低血压不仅发生在手术中,而且容易发生在麻醉诱导与切皮之间,虽然这段时间不长,但是它占整个麻醉中所观察到的所有低血压的三分之一左右,并且与主要并发症有独立相关。手术切皮前发生的低血压很大程度上取决于患者术前存在的危险因素和麻醉管理水平,当然,术后发生的低血压也很常见,与术后心肌损伤、心肌梗死和死亡独立相关,即使调整了术中低血压也是如此。与此结论不同的是,J Hirsch 在一项关于非心脏手术术中低血压和血压波动对术后早期谵妄影响的前瞻性研究中得出结论,平均低血压(降低 20%、30%、40%)或绝对低血压

（平均动脉压＜50 mmHg）与术后谵妄无显著相关性，低血压持续时间也与术后谵妄无显著相关性，相反，术中血压波动与术后谵妄显著相关。虽然在手术室和重症监护病房会监测血压，但是普通护理病房术后血压监测较为少见，例如每隔2 h进行一次血压监测就会错过很多术后低血压，从而导致不必要的并发症发生。定义个体患者的围术期血压干预阈值仍然具有挑战性，因为血压调节依赖于复杂的自动调节机制，而个体间的正常血压有很大差异，使用个体化的阈值需要确定如何可靠的识别术前基线血压，可以通过在医院重复的标准化测量或动态血压监测来确定，动态血压可能实际准确的反映患者的正常值，然而动态血压监测的最佳时间，设置和技术尚未明了。未来关于血压研究最重要的方向可能是术中或术后血压与器官损伤之间是否存在因果关系，同时术中与术后应该使用哪些血压干预阈值没有明确，需要进行更多更大范围的实验和研究，来确定术中和术后低血压的最佳治疗策略，进一步开发基于机器学习和人工智能的血流动力学设备工具。

平均肺动脉压：肺动脉是从心脏到肺的大血管，肺动脉的压力反映右室功能，间接反映肺血管阻力，正常值为10～18 mmHg，过高（平均压力＞20 mmHg）时便会引起肺动脉高压，可导致心脏功能不良，从而引起呼吸短促，头晕或晕厥等症状；通过右心导管术进行血流动力学测定是测定肺动脉高压的金标准，也是衡量肺血管疾病严重程度的重要手段。原则上来说，所有先天性心脏病合并肺动脉高压均应进行右心导管检查了解肺血管阻力。而在实际临床操作中，对于年龄较小的（1岁以内）患者，可以通过临床表现和其他无创性检查明确区分动力性肺动脉高压患者，在有经验的中心可以免除右心导管检查。另外对于存在紫绀的艾森曼格综合征患者，右心导管也非必要。有许多临床研究以及肺动脉高压指南都将右心导管术中测得的肺血管阻力和肺血管阻力指数（PVRI）作为主要指标指导先天性心脏病矫治手术，实际上通过 Fick 法计算得出的肺血管阻力存在不少限制，肺体循环血流比值、肺外周血管阻力比值等指标可以消除氧耗量的误差以及不同年龄、体表面积的影响，与肺血管阻力、肺血管阻力指数协同判断，可以提高诊断准确性，但目前仍然没有一个公认的标准来衡量手术指针。肺动脉高压患者可进行基本治疗、特异性治疗和靶向治疗，基本治疗包括吸氧、利尿剂应用、抗栓治疗、特异性治疗需要结合引起肺动脉高压的原因进行，患者选择扩血管药物来扩张肺部血管，严重者可以进行肺移植，心脏病导致的肺动脉高压可以使用治疗心衰的药物或瓣膜置换等进行治疗；靶向药物治疗包括波生坦、西地那非、曲前列环素、曲前列尼尔等。

四、与心脏后负荷指标相关的血流动力学监测手段在临床实践中的应用

现代血流动力学监测要求定量、动态、连续监测循环系统中血液运动的规律，反映心脏、血管、血液、组织的氧供氧耗，了解疾病的严重程度和脏器功能并指导治

疗,监测系统趋向于最低有创血流动力学监测概念。

(一)心脏后负荷相关指标在 LiDCOrapid 血流动力学监测中的广泛应用

LiDCOrapid 通过选择桡动脉、肱动脉、股动脉、足背动脉之一处监测,从压力传感器获取原始血压数据,通过 PulseCOTM 脉冲功率算法来计算相关的血流动力学参数,LIDCO 已获得美国 FDA、欧盟 CE、中国 CFDA 的认可,LiDCO 广泛采用能够直接反应心脏后负荷的指标(平均动脉压、收缩压、舒张压、外周血管阻力)或间接影响心脏后负荷的延伸指标(心率、心输出量、中心静脉压、每搏量)作为目标导向来控制血流动力学,而不是使用单一指标。LiDCO 监测分析的原理是利用从动脉管路获得的动脉脉搏波形来计算每搏量和心输出量,分析动脉波形可以给出每搏量(通过评估动脉波形下方的区域)、收缩性(通过评估动脉波形上坡)和血管阻力/后负荷(通过评估动脉波形的下坡);对正压通气的动脉波形的变化研究可以用来判断液体治疗的反应性,有许多研究显示了目标导向液体治疗的优势,就是采用 LiDCO 监测技术。在这里需要强调的是,使用每搏量变异度、收缩压变异度、脉搏压变异度等动态指标需要有规律的心律以及机械通气需要满足潮气量>7 mL/kg,也就是说对于潮气量过低的患者来说,它可能影响真实监测数据。另外需要说明一点,脉搏轮廓分析技术需要有非常良好的动脉波形,动脉波形对外周血管阻力的变化很敏感,如果外周血管阻力过低则大大限制了其使用效果,因为该技术高度依赖患者的血管舒缩张力和血管顺应性,也就是说这种类别的技术在很大程度上取决于如何解决血管顺应性的问题,有些需要校准,有些则不需要。LiDCOrapid 采用心脏后负荷指标或相关延伸指标在临床麻醉监测中有优势:

(1)评估术前患者血流动力学状态,预判患者循环动力学对麻醉药物的耐受能力。

(2)根据术中血流动力学状况及手术的具体情况调整麻醉深度。

(3)研究麻醉过程中血流动力学的动态变化。

(4)早期处理、术中监控有利于指导术后输液治疗方案的选择。

LiDCOrapid 血流动力学监测常见监测指标如图 3.2 所示。

(二)心脏后负荷相关指标在 PiCCO 血流动力学监测中的广泛应用

PiCCO(脉搏指示连续心输出量)监测技术:是利用肺热稀释法和动脉脉搏轮廓对血流动力学和液体进行管理的监测手段。PiCCO 技术原理包含肺热稀释法和脉搏轮廓分析技术。肺热稀释法:从中心静脉导管注射指示剂(通常是 15 mL 的生理盐水),通过右心、肺和左心在股动脉探测到指示剂的稀释曲线,计算得到系列非连续性参数,得出心输出量(CO)、全心舒张末期容量(GEDV)、胸腔内血容量(ITBV)、血管外肺水(EVLW)、肺血管通透性指数(PVPI)、心功能指数(CFI)、全心射血分数（GEF）。脉搏轮廓分析技术：应用动脉压力曲线以确定收缩部分的面积，曲线下的面积跟每搏量/心输出量成正比，连续性参数包括连续心输出量（CCO）、动脉压（AP）、心率、每搏量、每搏量变异度、脉搏压变异度、外周血管阻力、左心室收缩力指数（dPmax），其中涉及心脏后负荷的直接指标包括动脉压（AP）、外周血管阻力，间接影响心脏后负荷的延伸指标包括心输出量、连续心输出量、心率、每搏量、每搏量变异度、脉搏压变异度、心功能指数、全心射血分数等。在常规血流动力学监测的同时，胸腔内血容量、血管外肺水、肺血管通透性指数等指标监测是 PiCCO 血流动力学监测的特色之处。

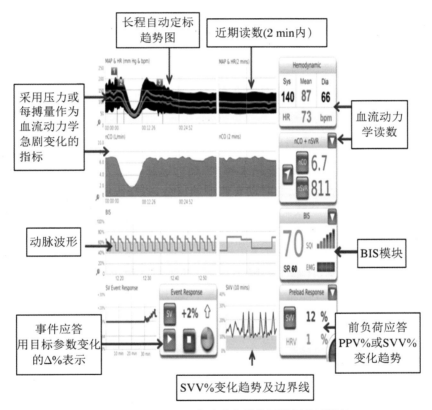

图 3.2　LiDCOrapid 血流动力学监测常见监测指标

（三）肺动脉导管（PAC）血流动力学监测

自从 20 世纪 60 年代以来，Swan-Ganz 导管是临床条件下测量肺动脉压力的金标准，它的监测原理是通过带有热敏电阻的导管进行连续心输出量监测，大大减少了医务人员的工作量和反复推注带来的感染发生，在测量反应右心后负荷相关指标方面如肺动脉压（PAP）、肺动脉楔压（PAWP）更是肺动脉导管监测的独特优势;在测量 CO/PAP 等血流动力学参数同时能够获得氧供需平衡指标混合静脉氧饱和度(SvO₂),还可以获得其他心脏后负荷相关指标:SVR/PVR。直接参数包括连续心输出量、混合静脉氧饱和度、右心室射血分数(REF)、肺动脉压、右房压、肺动脉楔压(PAWP);间接参数包括体循环指数、肺循环参数、每搏功、每搏功指数、右心室舒张末期容量(RVEDV)、肺毛细血管楔压(PCWP)。需要说明的是,肺动脉楔压可以监测,肺毛细血管楔压实际上难以监测,只能推测,原因是漂浮导管气囊很难嵌在肺毛细血管处。在肺静脉无狭窄时,肺动脉楔压与肺毛细血管楔压差值较小,在肺静脉有狭窄时,肺动脉楔压不能准确反映肺毛细血管楔压。肺动脉导管只是一种监测工具,它影响患者医疗决策的能力取决于临床应用者对该监测设备的理解程度。Shah M R 等人在一项研究中,以正在重症监护病房(ICU)接受手术治疗,患有晚期心力衰竭或被诊断出患有急性呼吸窘迫综合征和/或败血症的患者作为研究对象,其中包括 13 个随机对照试验,5051 例患者被随机分组,结果发现在重症患者中,肺动脉导管的使用既不会增加整体死亡率或住院天数,也不会带来益处。

（四）经食道超声技术（TEE）

随着在临床应用肺动脉导管越来越少,经食道超声作为一种监测工具越来越受欢迎。它具有侵入性较小、实时动态监测的特点,将探头放置在食道中段并且扫描降主动脉可以获得主动脉血流速度信号,然后把这个主动脉血流速度与时间结合,从而获得速度时间积分(VTI),它能够识别心肌收缩力、心脏前负荷、心脏后负荷状态;另外,TEE 通过测量左室流出道的血流速度和相应准确的截面积,计算出每搏量(SV),结合心率,计算出心输出量,当然在右室流出道、二尖瓣位置也可以测量心输出量,由于经胃深部长轴切面,左室流出道梗阻(LVOT)几乎平行于声束,是测量血流速度的最佳切面,故应用最为广泛;也可以应用双平面辛普森法在食管中段两腔心或四腔心测量左心室舒张末期和收缩末期的容量,得出的容量差值即为每搏量,再乘以心率为心输出量。TEE 在右室流入流出道切面测的三尖瓣返流速度,利用公式计算得出肺动脉收缩压(PAPS),PAPS = 4V(三尖瓣返流峰值速度)² + CVP,肺动脉舒张压(PAPd) = 4V(肺动脉瓣返流舒张末速度)² + CVP,肺动脉平均压(PAPm) = 4V(肺动脉瓣返流峰值速度)²。经食道超声技术取得的有关后负荷指标监测的特点是相对无创,目前所能取得的数据较为有限,但是对于操作者技术要求相对较高,经食道超声技术的局限性在很大程度上是由于其成像高度依赖探头准确的定位和合适的深度、方向、增益。

（五）人工智能和自动化治疗系统

人工智能及其相关技术可以为与心脏后负荷指标相关的血流动力学监测带来新的理解,低血压预测指数是人工智能应用于监测设备的一个例子,Hatib 等人开发了一种算法,该算法利用机器学习来预测血压下降,即低血压预测指数,该算法是使用 1344 位患者的动脉波形数据开发的,并且进行了验证,显示出 88% 的敏感性和 87% 的特异性;Wijnberge M 等人在荷兰阿姆斯特丹的一家三级医学中心对 60 名完成实验的以手术期间平均时间加权低血压作为主要观察终点的研究中,干预组采用机器学习衍生的预警系统,对照组采用标准处理,结果发现干预组低血压中位时间为 8.0 min,时间加权低血压(反应低血压程度)中位数为 0.10 mmHg,对照组低血压中位时间为 32.7 min,时间加权低血压中位数为 0.44 mmHg,上述研究表明采用人工智能技术优于其他血流动力学监测仪在预测低血压方面的价值。

同样,来自远程医疗和移动医疗设备的飞速发展,引领了一场前所未有的医疗保健领域的革命;目前美国所有医疗机构中超过 60% 使用某种形式的远程医疗,手持成像平台和远程翻译将这些趋势带入了超声心动图领域;人工智能正在迅速融入床旁超声,以促进图像理解,现在有许多设备提供人工智能工具来确定射血分数,每搏量和右心房压力。大量研究表明,手持式超声与传统机器相比同样高效,它们具有评估瓣膜性心脏病、心力衰竭、冠状动脉疾病的能力,Abe Y 等人对 130 位主动脉瓣狭窄患者进行了报道,结果发现即使没有定量多普勒信息,袖珍超声也能区分中度至重度主动脉瓣狭窄,其敏感性为 84%,特异性为 90%。

除了人工智能,高清监测发展的下一步是将人工智能增强监测与自动化治疗系统相结合,此类系统在动物血管收缩药物管理中也显示出了一定有效性。除此以外,最近一项涉及心输出量指标的随机对照实验,针对麻醉深度、心输出量和肺通气进行自动化管理的三孔自动化系统和手动系统进行了比较,研究显示,与传统的手动系统比较,自动化系统在神经认知功能改善方面有一定的优势,虽然这些报告很有希望,但是未来还需要进一步的研究来评估人工智能和自动化系统对医疗质量的影响。

五、总结

在临床实践中,通过各种监测工具所获心脏后负荷相关指标应用的终极目标是改善局部和全身器官的灌注与功能,任何一种监测工具,无论其多么先进都不能单独起到改善患者预后的效果;在维持血流动力学稳定中,我们不能单纯的解读影响心脏后负荷的任何一个指标,包括孤立的解读血压、外周血管阻力、肺循环阻力本身都是错误的,而应该把影响它们的各种相关指标甚至是反应前负荷的指标综合起来分析,同时结合临床其他指标解读才有实际临床意义;另外,用来计算各种指标的公式全是基于理想的数学假定模型,依据公式产生出来的数值容易产生错误,因此在临床上应该由懂得这些测量数据缺陷并且经验丰富的人谨慎地解读,只有这样才能更好地维持患者的血流动力学稳定,为患者提供精确化的麻醉管理,提高患者满意度。

参考文献

［1］　Russell J A，Walley K R，Singer J，et al. Vasopressin versus norepinephrine infusion in patients with septic shock［J］. N Engl J Med，2008,358(9):877e87.

［2］　De Backer D，Biston P，Devriendt J，et al. Comparison of dopamine and norepinephrine in the treatment of shock［J］. N Engl J Med，2010,362(9):779e89.

［3］　Zhong L,Ji X W,Wang H L,Xie B，et al. Non-catecholamine vasopressors in thetreatment of adult patients with septicshock-evidence from meta-analysis andtrial sequential analysis of randomizedclinical trials［J］. J Intensive Care，2020,8(1):83.

［4］　Bateman R M，Sharpe M D，Ellis C G，et al. Bench-to-bedside review: microvascular dysfunction in sepsis-hemodynamics，oxygen transport，and nitric oxide［J］. Crit Care，2003,7(5):359-373. DOI: 10.1186/cc2353.

［5］　Hirsch J，De Palma G，Tsai T T，et al. Impact of intraoperative hypotension and blood pressure fluctuations on early postoperative delirium after non-cardiac surgery［J］. Br J Anaesth，2015,115:418-426.

［6］　Perel A，Pizov R，Cotev S，et al. Systolic blood pressure variation is a sensitive indicator of hypovolemia in ventilated dogs subjected to graded hemorrhage［J］. Anesthesiology，1987,67(4):498e502.

［7］　Ramsingh D，Alexander B，Cannesson M，et al. Clinical review: does it matter which hemodynamic monitoring system is used？［J］. Crit Care，2013,17(2):208.

［8］　Ganz W，Donoso R，Marcus H S，et al. A new technique for measurement of cardiac output by thermodilution in man［J］. Am J Cardiol，1971,27(4):392e6.

［9］　Swan H J，Ganz W，Forrester J，et al. Catheterization of the heart in man with use of a flow-directed balloon-tipped catheter［J］. N Engl J Med，1970,283(9):447e51.

［10］　Shah M R，Hasselblad V，Stevenson L W，et al. Impact of the pulmonary artery catheter in critically ill patients: meta-analysis of randomized clinical trials［J］. J Am Med Assoc，2005,294(13):1664e70.

［11］　Hatib F，Jian Z，Buddi S，et al. Machine-learning algorithm to predict hypotension based on highfidelity arterial pressure waveform analysis. Anesthesiology［J］. 2018,129 (4):663-674. DOI:10.1097/ALN.0000000000002300.

［12］　Wijnberge M，Geerts B F，Hol L，et al. Effect of a machine learning: derived early warning system for intraoperative hypotension vs standard care on depth and duration of intraoperative hypotension during elective noncardiac surgery the HYPE randomized clinical trial［J］. JAMA，2020,323(11): 1052-1060.

［13］　Seetharam K，Kagiyama N，Sengupta P P，et al. Application of mobile health，telemedicine and artifificial intelligence to echo cardiography［J］. Echo Res Pract，2019,6 (2):R41e52

［14］　Gustafsson M，Alehagen U，Johansson P，et al. Imaging congestion with a pocket ultrasound device：prognostic implications in patients With chronic heart failure[J]. Journal of Cardiac Failure，2015，21：548-554.

[15] Phillips C T，Manning W J. Advantages and pitfalls of pocket ultrasound vs daily chest radiography in the coronary care unit：a single-user experience[J]. Echocardiography，2017，34：656-661.

[16] Russell F M，Ehrman R R，Cosby K，et al. Diagnosing acute heart failure in patients with undifferentiated dyspnea：a lung and cardiac ultrasound（LuCUS）protocol[J]. Acad Emerg Med，2015，22(2)：182-191.

[17] Abe Y，Ito M，Tanaka C，et al. A novel and simple method using pocket-sized echocardiography to screen for aortic stenosis[J]. Journal of the American Society of Echocardiography，2013，26：589-596.

[18] Joosten A，Rinehart J，Bardaji A，et al. Anesthetic management using multiple closed-loop systems and delayed neuro cognitive recovery：a randomized controlledtrial[J]. Anesthesiology，2020，132(2)：253e66.

第四章 液体治疗与前负荷、血管外肺水

液体治疗是围术期管理中的基本干预之一，对于控制血管张力、维持循环血量和提高心输出量是必要的。麻醉可以使体腔和血管内液体平衡发生改变，从而引起一系列病理生理变化；外科手术的刺激亦可使病人发生显著的病理生理改变，从而改变体内的液体平衡；病人合并低蛋白血症，电解质紊乱，肾脏疾病，肝功能不全和心血管功能障碍，围术期发生大量失血、感染性休克等严重病症时，也可以显著影响液体平衡状态。因此，全面了解影响血流动力学稳定性的因素和评价围术期循环血容量状况，并实施合理的围术期液体治疗方案始终是我们关注的重点。

第一节 生理学基础

液体治疗的目的就是在维持血流动力学平稳的同时保证重要脏器的功能。维持血流动力学稳定是每个患者液体治疗的首要治疗目标，也是外科高危患者液体治疗的主要原因。为了理解这个基本平衡，确定血流动力学稳定性的组成部分是很重要的。

血流动力学稳定性取决于心率（HR）和每搏量（SV），这两者之积即为心输出量（CO），见图 4.1。影响每搏量的因素有前负荷、后负荷和心肌收缩力，这些变量之间又都密切相关。前负荷是静脉回流和静脉张力的结果，受经典 Starling 机制调节影响；后负荷取决于外周血管阻力和大动脉阻力；收缩力是心肌的固有属性。心率在一定范围（40～180 次/min）内，心率增加可以增加心输出量，而当心率＞180 次/min 时，由于心脏等容舒张期缩短，从而引起心输出量的下降。血压是外

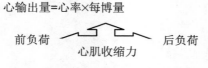

图 4.1 心输出量影响因素

周血管阻力和心输出量的产物，最终反应的是心输出量。如果总外周阻力值高的话，即使心输出量低，血压也可以是正常的，相反，如果外周阻力低，即使心输出量正常，也可能引起血压的下降。

液体管理的目标是维持中心血容量，避免过量的盐和水。为了实现这一点，接受手术的患者应该有一个个体化的液体管理计划。术中给予患者液体治疗是为了能够提升患者心输出量，血流动力学监测实际上是对患者容量状态和容量反应性的准确评估。我们在围术期的液体治疗中，总是希望增加前负荷来提高心输出量。前负荷的调节是符合经典的 Frank-Starling 曲线的，也就是异长调节机制，见图4.2，是心肌细胞本身初长度的改变，对每搏量的精细调节。根据 Frank-Starling 曲线可知，增加心脏前负荷可以增加心输出量水平；在曲线上升期，心脏前负荷的增加会使心输出量明显增加，而在平台期心输出量的增加有限；在心肌收缩力下降的患者中，曲线下移，平台期提前到来，相同前负荷的增加可能引发组织水肿的风险。临床上，我们需要充分认识每个组成部分的临床表现，仔细评估循环血容量，从而维持血流动力学稳定，保证机体氧供需平衡。面对错综复杂的临床环境，再依据传统的经验式的输液模式无区别对待每例患者，显然不符合现代精准医疗的理念。那么寻找科学、准确、方便的指标和数据来指导临床补液，是我们需要解决的问题。

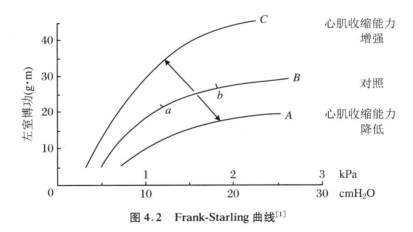

图4.2 Frank-Starling 曲线[1]

第二节 目标导向液体治疗

目标导向液体治疗（GDFT）是通过监测各项心输出量指标来进行个体化的液体治疗。其目标是在整个围术期优化患者的每搏量。多项研究表明，目标导向液体治疗可能会减少大手术后的并发症，可以将大手术后的并发症减少 25%～

50%,还可以使休克患者的住院时间明显缩短。这些经典研究证明了液体治疗在维持血流动力学平稳中的重要作用。输入过多的液体也会增加患者的风险。研究报道重症患者死亡率的增加与体液平衡呈正相关。过量的体液平衡可能导致机械通气时间延长,增加急性肺损伤的发生率。因此,我们需要一个指标来指导我们复苏治疗的准确性和个体化的血流动力学治疗。

与依据传统生命体征指导液体治疗的方法相比,目标导向液体治疗的基本原则是,根据反应终末器官血流量的确切指标来指导输入液体或给予血管活性药物,这些指标如心指数、每搏量、每搏量变异度、氧输送等。历史上,这些指标是由肺动脉导管(PAC)来测量的,但最近侵入性较低的技术已被广泛应用,这种现代设备使用多种方法获得测量结果,如跨肺指标稀释法和动脉波形式分析法等。鉴于目标导向液体治疗的临床重要性及其改善患者预后的潜力,研究这些干预措施是否真正有效是很有必要的。本章着重从反应前负荷的指标和血管外肺水两方面讲述围术期液体治疗。

第三节 前 负 荷

一、容量评估和容量反应性评估

心脏前负荷即为容量负荷,是心室舒张末期容量或室壁张力的反映。说起液体治疗,容量评估是必要的。在临床中无法客观测量液体容量,必须依赖对血管内容量的临床评估。血管内容量评估是临床医学中最困难的任务之一,可以通过病史、体格检查、实验室检查、影像学检查等进行评估,也同样需要精确的血流动力学监测技术的帮助。患者的容量状态通常通过反映灌注的参数间接评价,这种方法具有一定的局限性,许多情况下并不能对容量进行充分的评估。血压、尿量和心率是最常用来评估血容量的参数,其他参数如外周脉搏、黏膜颜色、毛细血管再充盈时间、组织充盈度等,也用于评价循环血容量。然而,临床上单独使用这些参数可能导致血容量评估错误。

液体反应性因复杂的心血管生理学而更加变得复杂化。由于 Frank-Starling 曲线的形状随心室收缩功能的不同而变化,液体刺激可导致每搏量和心输出量或显著增加或增加不明显。如果容量扩张不能导致明显的血流动力学改善,它必然会导致血液稀释,增加心脏充盈压力,最终导致液体超负荷。所有这些事实结合在一起,导致人们将液体疗法视为药物一般,既不能过量也不能过少。临床研究已重复证明,实际上只有约 50% 的非稳定危重病人对容量治疗有反应。我们假设患者处于 Frank-Starling 曲线的上升部分,给病人输液可增加每搏量和心输出量。一旦左心室功能靠近 Frank-Starling 曲线的"平坦"部分，容量负荷对心输出量的影响很小，只会增加组织水肿和促进组织运动障碍。在低蛋白血症、败血症或者心脏病患者中，液体有向第三空间转移的趋势，过度补液不仅不能增加心输出量，反而会引起肺水肿和其他组织水肿。因此，在所有危重病人的复苏阶段，确定病人是否对液体有反应是至关重要的，这决定了增加心输出量和氧气输送的最佳策略。

正确地评估容量状态和容量反应性并进行及时有效的液体治疗对病人的治疗和预后都至关重要。近几十年来，在高危、不稳定手术患者中使用更可靠的监测指标进行液体治疗监测受到越来越多的重视。以下介绍一些常用的容量评估和容量反应性评估指标。

二、静态指标

众所周知，我们常用的前负荷指标分为静态和动态指标。静态指标中又分为静态压力指标和静态容量指标。静态压力指标主要以中心静脉压（CVP）、肺毛细血管楔压（PCWP）为代表，二者是由压力间接反映容量。

中心静脉压是腔静脉进入右心房的压力，临床上通过中心静脉置管直接测量。中心静脉压监测是循环系统监测的常用指标之一，多用于评价循环系统相对稳定的围术期患者，可以间接地反映心脏前负荷和功能。中心静脉压是常用评估心脏前负荷的指标，用于指导术中的补液量和补液速度。中心静脉压小于 5 cmH$_2$O 时常表明患者可能存在血容量不足情况；大于 15 cmH$_2$O 时常提示患者可能存在心功能不全；若中心静脉压超过 20 cmH$_2$O 时，则表示患者可能已经出现了充血性心力衰竭的症状。

在预测液体反应的问题上，中心静脉压的使用颇有争议。一方面，有大量的研究和 meta 分析证明，一个给定的中心静脉压值并不能预测容量反应性。以中心静脉压数值为目标液体复苏，常会发生液体过量，导致患者腹内压增高、肺水过多等不良后果，对预后不利。另一方面，临床医生仍然继续使用中心静脉压预测容量反应性。一项在美国麻醉协会和欧洲麻醉协会进行的高风险手术患者的血流动力学管理的调查报告中，临床经验、血压、中心静脉压和排尿量依然是最重要的、最广泛的容量治疗指标。心输出量监测只有 34% 的美国医生和欧洲医生使用，而中心静脉压监测有 73% 的美国和 84% 的欧洲医生使用。这种不一致性让人不容易理解。中心静脉压不能反映前负荷是由于简单的生理原因。静态指标中心静脉压对应的容量有反应性和无反应性取决于 Frank-Starling 曲线的形状。不同的病人或同一病人不同时刻不同状态，曲线都不相同，即使在低中心静脉压值时也是如此。中心静脉压无助于评估前负荷反应性的事实并不意味着它不应该在急性危重患者中进行应用。中心静脉压是一个很好的前负荷（不是前负荷反应性）和心功能指标。它还是一个决定器官灌注压力梯度的关键因素（平均动脉压减去中心静脉压）。

中心静脉压在临床应用中影响因素较多，如当存在大量心包积液、腹内压增高、正压通气、缩窄性心包炎、张力性气胸、心包填塞等情况时，测量的中心静脉压值并不能真实反应当时的前负荷状态，更无从谈起前负荷反应性的准确评估，不能用于指导液体治疗。

肺毛细血管楔压反应左房产生的后向性压力，在没有二尖瓣病变及肺血管病变的情况下，平均肺动脉楔压、平均肺静脉压、左房压、左室舒张末压，四者大约相等。正常值为 6～12 mmHg，可用肺毛细血管楔压来估测左室舒张末压，监测准确性优于中心静脉压，曾经作为心脏前负荷的"金标准"。肺毛细血管楔压的获得主要通过应用气囊漂浮导管通过心脏抵达肺动脉后行血流动力学监测而实现，置管过程中可能会出现一些严重并发症，操作复杂，技术要求高。同中心静脉压类似，肺毛细血管楔压同样反应的是心脏的静态压力指标，应用其判断容量反应性受曲线形态影响。众多研究提示肺毛细血管楔压不是反应心脏前负荷反应性的灵敏指标。甚至有研究报道肺毛细血管楔压监测中使用 Swan-Ganz 导管与死亡率增加和资源利用率增加有关。

静态容量指标包括全心舒张末期容量指数（GEDVI）、胸腔内血容量指数（IT-BVI）、右室舒张末容量指数、左室舒张末面积指数等指标，以上指标与心输出量有一定相关性。这些容量指标比压力指标能更直接、更准确地反映血容量即前负荷。已有充分的证据支持脉搏指示连续心输出量（PiCCO）监测技术所测得的全心舒张末期容量指数和胸腔内血容量指数测量患者血容量的可行性和准确性，能如实反映有效循环血容量的状况。

全心舒张末期容量指数正常范围在 680～800 mL/m^2，可以直接反映心脏前负荷，避免了以压力代替容量、以右心代替全心的缺点，其以容量参数反映心脏容量状态，可以消除腹内压、胸腔内压力等压力参数的干扰；能更准确地反映心脏容量负荷真实情况。比中心静脉压、肺动脉嵌压等静态压力指标更为准确，可在体位、血管活性药物、胸膜腔内压等多种因素变化时不受影响，并仍能给出较为准确的前负荷数值。有研究报道，与传统的中心静脉压指导补液方法相比，全心舒张末期容量指数指导下的液体复苏对液体负荷较少的患者有指导意义，能达到更好的氧合，减少心力衰竭，缩短机械通气时间和 ICU 住院时间。

胸腔内血容量指数是指肺血容量、全心舒张末期容量、肺大动脉血容量之和，正常的心腔血容量为胸腔内血容量指数的 75%，可准确反映心脏前负荷情况。胸腔内血容量指数的正常值为 800～1000 mL/m^2，与全心舒张末期容量指数相似，胸腔内血容量指数作为静态容量指标，可准确反应心脏前负荷信息，其反映状态相关性要比传统静态压力指标好，尤其是在机械通气状态下，腹高压、心包积液时，传统静态压力指标无法准确反映真实容量状态时，则更突出胸腔内血容量指数在容量负荷监测中的优越性。

然而，这部分监测也存在很大争议，有研究报道对这些复杂的静态容量指标表示失望,认为其不能有效地预测容量反应性,对疗效无显著性,并没有改善患者预后。其测定准确性还可能受推注速度、冰水温度、肺内分流、严重瓣膜关闭不全等因素的影响,应用上要引起注意。

三、动态指标

与静态指标相对的是动态指标,这些数值是实时变化的。动态指标近年来是我们研究的热点,逐渐得到临床医师的重视,多项研究已证实动态指标相比于静态指标能更好地预测容量反应性,将这些指标用于指导液体治疗更为准确,可以减少组织水肿等副作用,特别是血流动力学不稳定的危重患者。

1. 脉搏压变异度/每搏量变异度

在过去的十年中,已经有许多研究报道使用心肺交互作用来评估容量反应性。其基本原理基于简单的生理学,间歇正压通气引起左心室和右心室负荷状态的周期性变化。机械通气降低右心室的前负荷,增加后负荷。右室前负荷降低是由于吸气时胸膜腔内压增加,静脉回流减少所致。右室后负荷的增加是与跨肺压力增加有关。右室前负荷的降低和后负荷增加都会导致右室每搏量的降低,这在吸气期结束时达到最小值。由于血肺传输时间较长,在两次或三次心动周期后,右室吸气相的每搏量减少导致左心室充盈减少。因此,左室前负荷降低最终导致左室每搏量降低,这在呼气末期达最小值(图 4.3)。心室在 Frank Starling 曲线的陡峭部分而非平坦部分工作时,右室和左室每搏量的周期性变化更大。因此,左室每搏量的呼吸变化幅度是双心室前负荷依赖性的指标。每搏量又是脉压差形成的基础,每搏量变异又可表现为脉搏压变异。

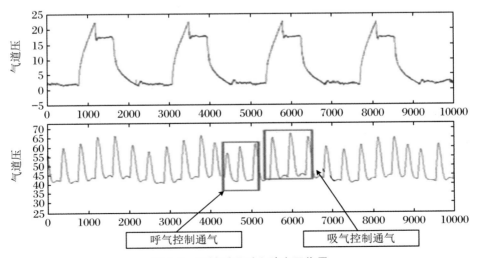

图 4.3　机械呼吸时心肺交互作用

通过脉冲轮廓分析得到的每搏量变异度和脉搏压变异度被证明可以很好地预测容量反应性。每搏量变异度是每搏量随着通气的周期性变化而变化的情况,其计算公式为:$SVV = (SV_{max} - SV_{min})/SV_{mean}$(图 4.4),其中,$SV_{max}$ 为呼吸周期中 SV 的最大值,SV_{min} 为周期中 SV 的最小值,SV_{mean} 为平均值。脉搏压变异度则为脉压随通气的周期性变化而变化的情况,其计算公式为:$PPV = (PP_{max} - PP_{min})/PP_{mean}$(图 4.5),$PP_{max}$ 为呼吸周期中脉搏压(PP)的最大值,PP_{min} 为周期中 PP 的最小值,PP_{mean} 为平均值。每搏量的改变程度与病人个体的 Starling 曲线有关,当他处于曲线上升期的时候,容量的一点点变化,每搏量就会变化比较大,同样如果处于平台期的话,相同的容量变化所引起的每搏量变化就会很小。对容量反应良好的病人,当患者前负荷不足时,SVV/PPV 即会被放大(图 4.6)。为此,我们也可以用每搏

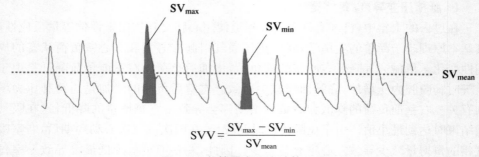

$$SVV = \frac{SV_{max} - SV_{min}}{SV_{mean}}$$

图 4.4　每搏量变异度计算公式

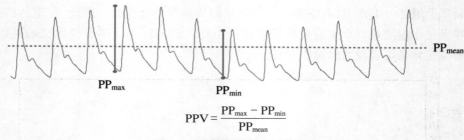

$$PPV = \frac{PP_{max} - PP_{min}}{PP_{mean}}$$

图 4.5　脉搏压变异度计算公式

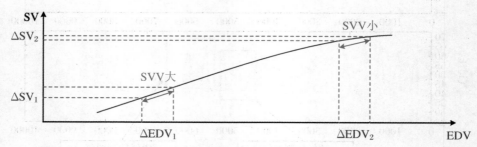

图 4.6　Starling 曲线

ΔEDV:舒张末容量变化;ΔSV:每搏量的改变

量变异度的值来判断它在 Starling 曲线上面的位置，从而用于判断容量状态，以及预测患者的容量反应性。

大量研究表明，在容量控制机械通气期间测得的动脉波形衍生变量（即脉搏压变异度和每搏量变异度）的动态变化可以高度准确地预测容量反应性，具有非常高的敏感性和特异性，对于有液体挑战的患者判断有容量反应性的诊断阈值在 11%~13% 之间，具有显著的一致性。脉搏压变异度或每搏量变异度高于 13% 时，二者均可预测容量反应性。最近的一项 meta 分析，其中包括了 22 项研究，涉及 807 名患者，报告了脉搏压变异度对前负荷反应性的敏感性为 88%，特异性为 89%，中位阈值为 12%（四分位数范围为 10%~13%）。另外，有研究评估了与心室功能正常的患者相比，心功能降低（低射血分数）患者术后 PPV/SVV 的预测准确性，研究表明，心室功能正常和受损患者的 PPV/SVV 表现相似。使用 PPV/SVV 作为容量反应性标志的吸引力在于，它可以动态预测单个患者在 Starling 曲线上的位置，这与心室功能、顺应性以及肺压力和力学无关。

尽管脉搏压变异度和每搏量变异度的可靠性在临床上被广泛认可，但他还存在一些固有的限制。心律失常和自主呼吸活动都会对收缩压、每搏量和脉压造成影响。此外，对于任何特定的前负荷条件，PPV/SVV 将根据潮气量变化而变化。有研究发现，只有当潮气量至少为 8 mL/kg 时，脉搏压变异度才是液体反应性的可靠预测因子。这一发现在动物模型（麻醉猪）中得到证实，在潮气量为 5 mL/kg 的通气过程中，每搏量变异度对前负荷的急性变化不敏感。因此，为了准确度、再现性和一致性，我们建议液体复苏前后潮气量应在 8~10 mL/kg 之间。此外，腹内压升高也被认为是影响脉搏压变异度和每搏量变异度可靠性的一种情况。与正常腹内压相比，腹内压升高患者的每搏量变异度并不完全与胸膜腔内压周期变化相关，容量有反应者和无反应者的阈值可能会随腹压增加而增高。尽管 PPV/SVV 是预测液体反应性的有效工具，但它没有提供有关心室功能的信息。给定的前负荷可能与正常心脏的前负荷依赖性相关，也可能与衰竭心脏的前负荷独立性相关。因此，在血流动力学不稳定的 ICU 患者中，我们还可以使用床边经胸超声心动图评估患者的整体左心室和右心室功能。PPV/SVV 和床边经胸超声心动图相结合是评估危重患者心功能的首选工具。此外，多普勒超声心动图评估的主动脉血流速度和每搏量可以补充这些动态变量信息。实际上，脉搏压变异度和每搏量变异度可靠性下降的情况在 ICU 中相当普遍。因为 ICU 患者使用较少镇静剂，低潮气量通气也更常见，而且很多患者合并心律失常。而在围术期过程中，二者的监测条件一般都可得到满足，因而保留了它们的预测价值。

2．腔静脉直径的呼吸变异

该原理也是基于心肺交互作用，但它们的运作方式与脉搏压变异度不同。机械通气引起的胸腔内压力的变化，在中心血容量较低时，可能导致靠近心脏的腔静脉发生变化，见图 4.7。下腔静脉（IVC）是一种顺应性血管，其大小和形状随中心静脉压和血管内容量的变化而变化。因此,下腔静脉的超声测量代表了一种评估中心静脉压的有效且无创的方法。然而,有几个因素可能会影响下腔静脉的大小。在正常生理条件下,由于胸膜腔内压为负值和腹内压为正值,吸气时下腔静脉内径减小,静脉回流增加。在心室收缩期间,下腔静脉直径也会减小。此外,患者的体位可能会影响下腔静脉直径,因为当患者处于左侧体位时,下腔静脉直径最小,而当患者处于右侧体位时,下腔静脉直径最大。了解这些变量对于准确收集和解释超声下腔静脉测量值至关重要。早期的超声下腔静脉评估标准要求在呼吸周期内测量最大下腔静脉直径(IVC_{max})和最小下腔静脉直径(IVC_{min})。下腔静脉塌陷指数(IVCCI)可通过以下公式计算:$(IVC_{max} - IVC_{min})/IVC_{max}$。

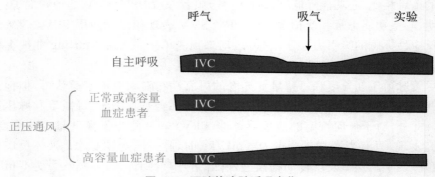

图 4.7　下腔静脉随呼吸变化

　　美国超声心动图学会于 2015 年发布的超声心动图量化指南建议从肋下视图测量最大下腔静脉直径,并沿其长轴显示下腔静脉。测量应在肝静脉与下腔静脉交界处,在下腔静脉与右心房开口交界处的尾部 1～2 cm 处测量。之前建议患者在左侧卧位和呼气结束时进行这些测量,但现在推荐仰卧位,没有关于进行测量的呼吸周期阶段的具体建议。大多数研究报告,下腔静脉直径的超声测量与中心静脉压或右房压之间存在统计上显著的正相关。在整个呼吸周期、呼气末或吸气末检测最大下腔静脉直径的超声测量值与中心静脉压或右房压之间关系的研究均报告为正相关。容量反应性好的患者下腔静脉直径呼吸变异率大,补充容量后,下腔静脉变异率明显减少,与容量反应性有良好相关性。在控制呼吸下,以下腔静脉直径变异率 18% 为阈值,预测容量有反应和无反应性的特异性和灵敏性分别为 90%和 90%,而在自主呼吸下下腔静脉直径变异率为 42%时,特异度为 97%,灵敏度只有 31%。上腔静脉直径的测量需要经食道超声心动图。在一项包括 66 名败血性休克患者的研究中报道,上腔静脉直径的变化可以可靠地预测机械通气患者的液体反应性,随呼吸变异的上腔静脉直径比下腔静脉直径更能检测出前负荷反应性。

　　与脉搏压变异度和每搏量变异度相比,腔静脉直径的呼吸变异遭受更多的限制,特别是患者必须完全适应呼吸机。在近期一项包括 17 个研究 533 名患者的荟萃研究中,下腔静脉直径呼吸变异度超声阳性预测液体反应性的敏感性和特异性分别为 0.63 和 0.73,研究认为下腔静脉直径呼吸变异度预测液体反应的能力有限,尤其是在自发通气患者,阴性测试不能用来排除液体反应性。一些研究还确定了下腔静脉直径和下腔静脉塌陷指数的阈值水平,据此估算中心静脉压或右房压。下腔静脉大小、下腔静脉塌陷指数的特定阈值在研究中略有不同,目前尚无确切的阈值范围。值得注意的是在正常的年轻精英运动员中,下腔静脉可能扩张,尤其是游泳运动员。一项研究显示,优秀运动员的下腔静脉平均直径为 2.3 cm,而对照组为 1.3 cm。患有血管迷走性晕厥但无其他心脏病史的年轻患者的下腔静脉大小也可能增加。在严重三尖瓣反流的情况下,下腔静脉大小亦不应作为该情况下的准确估计值。此外,呼吸方式、控制呼吸模式及不同呼吸机参数设置也会影响下腔静脉呼吸变异度的数值。为此,当使用下腔静脉直径呼吸变异度帮助做出液体治疗决定时,应充分结合临床的实际情况,结合实际情况综合判断以确定合适的液体治疗方案。与脉搏压变异度或每搏量变异度不同的是下腔静脉直径的呼吸变异可用于心律失常患者。

第四节　血管外肺水

血管外肺水是指分布于肺血管外的液体,由细胞内液、肺间质液和肺泡内液构成,一般来说,细胞内液变化较小,后两个部分的变化便直接反映了血管外肺水的改变。通常正常值在 3.0～7.0 mL/kg,大于 7.0 mL/kg 提示有肺水增多。当血管外肺水升高超过正常值 2 倍时即会影响肺的弥散功能,导致氧合指数下降,临床上出现肺水肿的症状与体征。肺水肿是围术期严重并发症之一。引起血管外肺水增多的原因包括流体静力学原因,例如过量的液体治疗或心功能不全,淋巴引流的梗阻以及毛细血管渗透性增加。血管外肺水与肺损伤程度、氧合状况呈正相关,与肺顺应性呈负相关。血管外肺水与急性呼吸窘迫综合征(ARDS)的严重程度、患者机械通气的天数、住 ICU 的时间及死亡率明确相关,分辨以及量化肺水肿,对容量过度补充有预警功能。临床常见的两类肺水肿:高通透性的肺水肿(如急性呼吸窘迫综合征)和高静水压性肺水肿(如心源性肺水肿),当肺血管通透性增加时,血管外肺水的数量对静水压力的升高有很强的敏感性,容量状态会严重影响肺水肿严重程度,动态监测血管外肺水,可指导液体治疗,了解肺水肿的病情变化。

目前,临床上评价血管外肺水的方法有多种,最常用的方法是胸部 X 光检查,然而,有几个报告表明,观察者之间对胸片解释的一致性很差,甚至在专家之间也是如此。在动物身上的实验研究表明,只有当肺水增加 35% 时,才会有证据表明胸部 X 光检查上存在血管外肺水。由于对血管外肺水数量的微小变化缺乏敏感性,胸部 X 光检查受到限制。一些先进的成像技术,如磁共振成像技术,低辐射剂量 X 射线计算机断层成像技术（CT）也被提出作为胸部射线的替代方案。这些技术可以对肺水肿进行准确的评估和定量，但是，由于成本高，危重病人的运输风险大，以及放射性照射，限制了其成为可行的监测方式。近年来，肺超声和经肺热稀释（TPTD）这两种新的监测方法已经进入临床应用。这两种方法的高敏感性、特异性和可靠性已经将它们推向了寻求诊断和监测肺水的前沿位置。

肺部超声作为一种快速简便的实时成像方法，有利于对肺部疾病进行动态的诊断和监测。它能准确诊断和鉴别肺水肿、肺气肿、胸腔积液和肺炎。在正常肺组织中，超声检测不到小叶间隔，胸膜线产生水平重复伪影，称为 a 线。当胸膜下的肺泡在血管外肺水增加的情况下变得水肿时，由此产生的空气和液体的混合物通过超声产生病理性的 b 线。它们轮廓清晰，具有高回声，从胸膜线向下呈扇形散入屏幕的远场而不褪色，并伴随胸膜滑动而移动。健康肺组织中常见 b 线少于 4 条，超过 4 条的 b 线数量代表了血管外肺水的增多。正常肺型为 a 线优势，表明肺表面干燥。血流动力性肺水肿病人肺部湿润，b 线占优势。a 线优势并不表明需要液体治疗，而是肺耐受液体治疗的一个标准。如果液体治疗后 b 线优势取代了之前的 a 线优势，这表明可能发生了急性肺水肿，这意味着液体治疗终点的到来。理想的液体目标是纠正休克的临床症状同时保持 a 线优势。使用肺超声来评估患者的血管外肺水是充足的，并且可延伸作为胸部影像的补充或替代。在脓毒症、心力衰竭和急性呼吸窘迫综合征患者中，b 线的发生、血管外肺水的数量和临床间质性肺水肿之间的定量和时间相关性已经得到了很好的证实，并且在术后早期的动态变化中可能特别有用。

经肺热稀释法能够客观的测量血管外肺水和全定量地监测其进展或回归，近年来成为关注的重点。历史上，曾用双指示剂稀释法来测量血管外肺水。这种方法被证明是准确和可重复的，但它耗时且昂贵，已不再受欢迎。最近，单指示剂检测技术已经出现，即 PiCCO 技术，它可为病人提供全面的血流动力学监测，包括心输出量、每搏量变异度、前负荷和血管外肺水等。它需要插入带有热敏电阻器探头的中心静脉导管和股动脉导管。冷生理盐水（8 ℃）注入中心静脉导管，根据患者的体表面积，冷生理盐水的注入量在 10～20 mL 之间。随后，股动脉导管上的热敏电阻探头测量腹主动脉下游的温度变化，从而计算出一系列参数指标。

在围术期监测血管外肺水为临床医师指导液体治疗和管理肺水肿提供了强有力的工具。在一项关于肺保护性通气策略下接受胸部手术病人的研究中，经肺热稀释法监测血管外肺水结合每搏量变异度监测可以在没有肺水增多的情况下更加优化心脏功能。在接受非限制性液体方案的肺切除手术患者，术后三天连续监测血管外肺水可以有效增加心输出量，改善组织灌注，并且没有增加血管外肺水。对于在初次液体复苏后维持较高的血管外肺水与更积极的液体治疗可以增加病人的死亡率。术后血管外肺水监测血流动力学同样被证明是一个很好的方法。在一项 101 名肺水肿患者的研究中，监测血管外肺水组接受的液体较少，呼吸机使用天数更短,ICU 住院时间更短,并且临床上没有出现严重并发症。在测量血管外肺水下使用液体管理方案可加快血管外肺水的清除,从而改善危重患者的出院情况。

无论最初肺水增加的原因是静水压升高还是肺血管通透性增加,液体治疗对肺水的发展和消退都将产生重要影响。当肺血管通透性增加时,血管外肺水的数量对静水压力的升高有很强的敏感性。然而在临床上面对低血压患者,往往采取容量扩充以满足心脑肾等脏器的灌注需求,尽管在有明确的血管外肺水增加,临床医生也不愿意使用利尿剂或限制患者的液体输注。目前,对于低血压患者的最佳管理策略依然没有准确的定论。在休克患者液体复苏中,以血管外肺水为终点时肺水消失的更快,对合并急性呼吸窘迫综合征的低血压患者实施限制性液体治疗可能会更好的改善预后。对于血管外肺水增多患者,限制性补液策略是安全并且可以耐受的,尽管可能会偏离常规治疗策略。

综上所述,准确的前负荷监测是液体治疗的首要条件,回答的是液体治疗中要不要补液的问题,而血管外肺水指数则回答的是要不要停止补液的问题,临床实践时,我们要使用合适的监测手段,准确理解各项指标并熟悉每项指标的局限性,从而为患者制定合理个性化的液体管理方案。

参考文献

[1] 鲍贻倩. 协和听课笔记生理学[M]. 人民军医出版社,2007:33.

[2] Miller T E, Roche A M, Mythen M, et al. Fluid management and goal-directed therapy as an adjunct to Enhanced Recovery After Surgery (ERAS)[J]. Can J Anaesth, 2015, 62(2):158-168.

[3] Gan T J, Soppitt A, Maroof M, et al. Goal-directed intraoperative fluid administration reduces length of hospital stay after major surgery[J]. Anesthesiology, 2002, 97: 820-826.

[4] Vincent J L, Sakr Y, Sprung C L, et al. Sepsis in European intensive care units: results of the SOAP study[J]. Crit Care Med, 2006,34:344-353.

[5] Marik P E, Cavallazzi R, Vasu T, et al. Dynamic changes in arterial waveform derived variables and fluid responsiveness in mechanically ventilated patients: a systematic review of the literature[J]. Crit Care Med, 2009,37(9):2642-2647.

[6] Fantoni D, Shih A C. Perioperative Fluid Therapy[J]. Vet Clin North Am Small Anim Pract, 2017,47(2):423-434.

[7] Cannesson M, Pestel G, Ricks C, et al. Hemodynamic monitoring and management in patients undergoing high risk surgery: a survey among North American and European anesthesiologists[J]. Crit Care, 2011,15:R197.

[8] 中国医师协会急诊医师分会,中国医师协会急诊医师分会循环与血流动力学学组,中华医学会急诊医学分会,等. 中心静脉压急诊临床应用中国专家共识[J]. 中国急救医学, 2020,40(5):369-376.

［9］ Connors A F Jr，Speroff T，Dawson N V，et al. The effectivness of right heart cathe-
terization in the initial care of critical Ⅲ patients. SUPPORT Investigators［J］. JAMA，
1996，276（11）：889-897.

［10］ 檀立端，耿永芝，陈治国. 全心舒张末期容量指数联合每搏量变异度 在老年感染性休克
患者液体复苏中的应用价值［J］.中国急救医学，2018，38（8）：711-715.

［11］ Luecke T，Roth H，Herrmann P，et al. Assessment of cardiac preload and left ventricular
function under increasing levels of positive end-expiratory pressure［J］. Intensive Care
Med，2004，30：119-126.

［12］ Monnet X，Marik P E，Teboul J L，et al. Prediction of fluid responsiveness：an update
［J］. Ann Intensive Care，2016，6（1）：111.

［13］ De Backer D，Heenen S，Piagnerelli M，et al. Pulse pressure variations to predict fluid
responsiveness：influence of tidal volume［J］. Intensive Care Med，2005，31：517-523.

［14］ Lang R M，Badano L P，Mor-Avi V，et al. Recommendations for cardiac chamber
quantification by echocardiography in adults：an update from the American Society of
Echocardiography and the European Association of Cardiovascular Imaging［J］. J Am
Soc Echocardiogr，2015，28：1-39.

［15］ Vieillard-Baron A，Chergui K，Rabiller A，et al. Superior vena caval collapsibility as a
gauge of volume status in ventilated septic patients［J］. Intensive Care Med，2004，30：
1734-1739.

［16］ Preau S，Bortolotti P，Colling D，et al. Diagnostic accuracy of the inferior vena cava
collapsibility to predict fluid responsiveness in spontaneously breathing patients with sep-
sis and acute circulatory failure［J］. Crit Care Med，2017，45（3）：e290-e297.

［17］ Zhang Z，Lu B，Ni H. Prognostic value of extravascular lung water index in critically ill
patients：a systematic review of the literature［J］. J Crit Care，2012，27：420. e421-8.

［18］ Kor D J，Warner D O，Carter R E，et al. Extravascular lung water and pulmonary vas-
cu-lar permeability index as markers predictive of postoperative acute respiratory dis-
tress syndrome：a prospective cohort investigation［J］. Crit Care Med，2015，43：665-673

［19］ Martindale J L，Noble V E，Liteplo A. Diagnosing pulmonary edema：lung ultrasound
versus chest radiography［J］. Eur J Emerg Med，2013，20（5）：356-360.

［20］ Wang H，Cui N，Su L X. Prognostic value of extravascular lung water and its potential
role in guiding fluid therapy in septic shock after initial resuscitation［J］. J Crit Care
Actions Search in Pub Med Search in NLM Catalog Add to Search，2016，33：106-113.

［21］ Assaad S，Kratzert W B，Perrino A C Jr. Extravascular lung water monitoring for tho-
racic and lung transplant surgeries［J］. Curr Opin Anaesthesiol，2019，32（1）：29-38.

第五章 机械通气的血流动力学效应及保护性策略

第一节 心血管及肺循环系统生理特点

一、心血管系统生理特点

机体的组织器官结构处在一个动态平衡的状态,循环系统在维持这个平衡状态方面起着重要作用。循环系统将代谢原料运送到组织细胞,再将组织细胞的代谢产物运送到相应的器官参与进一步代谢或排出体外,进而维持组织、器官结构及功能的稳定。心血管系统是循环系统的主要组成部分。

心脏是由心肌组织、瓣膜结构、传导结构及功能辅助结构组成的空腔器官,是循环运动的主要动力来源。心脏通过不断地进行收缩、舒张,周期性地满足机体生理需要。心脏每收缩、舒张一次形成一个心动周期。心脏的收缩和舒张是由窦房结的自律性电活动所引起的,经过心脏传导系统,先兴奋心房,再兴奋心室,即心动周期中首先是左右心房收缩,心房开始舒张后两心室收缩,在心室舒张的后期心房又开始收缩,进而完成一个心动周期。左心室收缩通过主动脉瓣把血液射入主动脉,血液进入动脉系统从而满足组织器官灌注和氧耗。心室的舒张经由心房将压力的变化传递给静脉系统,形成静脉血液回流必要的压力梯度,同样也是为血流运动提供能量的过程。相对心室收缩而言,心房的收缩功能较弱,但是在满足心室充盈及维持静脉压方面具有非常重要的作用。心的肌细胞自主兴奋节律性和特殊传导系统将电活动迅速、有序、规律的传播到心房与心室之间、细胞与细胞之间,保证心脏可以周期性有序、协调的收缩舒张交替运动。

心脏的泵血功能对于机体的生理功能至关重要,影响心脏射血能力的因素有很多,这里主要罗列出几个基本因素:

首先是前负荷。前负荷指在心脏收缩之前的舒张充盈状态下,心肌受到的伸展牵拉。临床上常用心室舒张末容量或者舒张末压力等参数来评估前负荷。心脏前负荷的变化会对心脏射血功能产生明显影响：即在一定生理范围内，肌肉伸展的越显著，肌肉收缩产生的力量越大。如果肌肉伸展超过了一定的限度，心肌的射血功能反而下降，这也就是著名的 Frank-Starling 机制。Starling 定律的生理意义在于对每搏量进行精细调节，根据心肌纤维的长度变化合理的匹配左右心室的输出量，使心室射血量和静脉回心血量相平衡。即使是在剧烈运动等生理状态下，它依然能够通过调整心脏射血来满足机体的生理需求。

其次是后负荷。后负荷指的是心肌开始收缩后所面对的压力负荷，也是左室射血时的室壁应力。当心肌纤维舒张后开始收缩时，心室腔内的压力迅速增加，这就是心肌收缩过程中需要对抗的张力，即心肌收缩的后负荷。心脏后负荷的改变不会直接影响前负荷，但是会有间接影响。后负荷增加后，心脏的每搏量减少，左室收缩末容量增加，后续引起左室舒张末容量增加，继发性导致心脏射血有所增多，进而可以部分代偿因后负荷增加造成的每搏量下降。这种前后负荷的相互作用机制对于心力衰竭的临床治疗非常有意义。

再次是心率。分钟心输出量是心脏每搏量和心率的乘积，因此，心率是心输出量的重要决定因素。心率主要是通过影响心室收缩和舒张的时间，尤其是心室舒张时间、舒张末容量和舒张末压力来影响每搏量的。不同生理或病理状态下，心率对每搏量的影响是不一致的。在左房充盈压力不变的情况下，心率的增加会导致左室充盈时间的下降，从而降低每搏量。总结心率对心输出量的影响为：心率的改变会明显改变心室舒张和充盈时间，在其他因素都控制不变的情况下，心率的下降会增加每搏量，而心率的上升会减少每搏量；两次心搏之间的间隔时间对心肌的收缩力具有内在影响，期前收缩会导致心脏复极不充分和细胞膜内外钙离子的失调，造成心肌收缩力下降。

二、肺循环生理特点

肺循环指右心室射出的静脉血入肺动脉，经过肺泡周围的毛细血管网进行气体交换，静脉血充分氧合后进入肺静脉，流入左房进入体循环。

与体循环相比，肺循环是一个低压力低阻力系统。正常平均肺动脉压力约 15 mmHg，肺毛细血管压力大约为 7 mmHg，正常人卧位时左心房内的平均压力和大的肺静脉内的压力平均约为 2 mmHg，肺动脉嵌顿压约为 5 mmHg。

肺血管阻力是指肺血管产生的阻止血流进入肺循环的阻力。因此，肺血管阻力也是右心室的后负荷，即右室射血时必须克服的阻力。除了血液黏滞度和肺血管半径，任何影响肺血管直径的主动或被动因素均可导致肺血管阻力的变化，临床上评估肺血管阻力时尚需考虑整个肺循环的情况，入肺动脉、肺小动脉及毛细血管的压降和肺循环血流量，临床上常见的影响肺循环阻力的因素主要包括以下几方面：

首先是肺容量。肺血管主要分为肺泡血管和肺泡外血管。肺泡的充盈状态（即肺容量的大小）直接影响肺泡血管的直径，肺充气时肺泡血管被压缩导致阻力增加。但是，肺充气时，肺的弹性纤维对肺泡外血管的牵拉作用增强，使得肺泡外血管的直径增大，从而降低其血管阻力。同时，肺充气时胸腔负压会进一步扩张肺泡外血管进而使其阻力进一步下降。所以总的肺血管阻力是肺泡血管和肺泡外血管阻力之和，在肺容量是功能残气量的时候肺血管阻力最低。

其次是肺血管压力。肺血管压增加可引起肺血管跨壁压增加从而使得血管扩张，同时可使得塌陷的肺泡复张，最终降低肺血管阻力。

血容量也是一个重要的因素。肺血容量增加可使得肺毛细血管进一步开放和扩张，进而降低肺动脉压。而肺血容量与体循环血容量和心功能密切相关，如体循环血容量丢失会降低肺血容量；左心功能衰竭时肺循环淤血，肺血容量增加可达到100%。

神经调节是机体主动调节肺血管阻力的非常重要的方式。肺血管壁中分布者各种神经纤维如内脏运动神经、交感神经节后纤维和迷走神经纤维，形成纤维网，调节肺血管的血流阻力、血压和血流量。如交感神经兴奋会增加肺血管阻力。

体液调节和一氧化氮调节是机体主动调节肺血管阻力的另一种重要方式。血管壁内皮细胞衍生物是维持肺血管张力最重要的体液物质。一些内源性体液物质如前列腺素物质、腺苷三磷酸、乙酰胆碱、组胺、缓激肽、5-羟色胺、凝血酶等，可刺激内皮细胞衍生舒张因子使得肺血管舒张，进而降低肺血管阻力。主要的肺血管舒张剂是一氧化氮，在肺血管平滑肌张力的调节中起到非常重要的作用。正常情况下，内皮细胞根据需要合成少量的一氧化氮对肺小动脉产生舒血管作用。但在炎症状态时，机体会产生较多的一氧化氮并持续大量释放入血，引起血管扩张、血管张力下降，最终可导致感染性休克的持续性低血压。

化学作用也是机体自主调节肺血管阻力的重要方式。肺泡氧分压和酸血症是临床上最常用的两个指标。肺泡氧分压过低（低于 70 mmHg）时肺血管明显收缩，临床上称之为低氧性肺血管收缩（HPV）。酸血症也会引起肺血管收缩，在肺泡氧分压不变的情况下，随着动脉血 pH 值的降低，肺血管阻力会进一步增加。

第二节　机　械　通　气

机械通气是利用呼吸机机械装置产生气流和提供不同水平的氧浓度，建立气道口与肺泡间的压力差，改善或维持通气和换气功能，减少呼吸做功，纠正低氧血症、酸碱平衡失调和高碳酸血症及其导致的病理生理和代谢改变的一种呼吸支持技术，多与氧疗配合应用，为原发病或诱发因素的治疗提供时机。由于气道和肺实质病变的不均匀分布以及重力作用,在通气早期,吸入气体主要分布在时间常数较小的肺区,肺泡内压力较高。随着吸气时间的延长,特别是应用吸气末正压时,气体像时间常数较大肺区的扩散量增多,导致气体重新分布。

传统机械通气强调改善气体交换和维持正常的动脉血气,这在部分重症患者常需要较高的通气压力和潮气量,容易导致机械通气相关性肺损伤和对循环功能的抑制。特别是呼吸机相关性肺损伤的发生,会进一步加剧患者临床治疗的困难,住院时间明显延长、住院费用明显上升、病死率也显著升高。因此,近年来尤其强调肺保护性机械通气策略和循环保护性机械通气策略(即在尽可能不增加肺损伤和避免循环功能抑制的基础上改善气体交换,维持组织供氧,即使达不到理想的动脉血气水平也可以接受),如定压通气、允许性高碳酸血症通气。这些通气方式的核心是限制通气压力和潮气量,在特定的患者中发挥了积极作用,但出现了滥用趋势,因此强调机械通气要符合不同疾病及不同阶段的呼吸生理改变,改善组织代谢,采用个体化通气策略。

机械通气以改善机体氧供为基本原则,改善组织氧供涉及动脉血氧运输量、改善微循环、改善内环境,必要时降低组织代谢。在维持动脉血氧运输量方面:首先要维持适当的氧分压,一般 $PaO_2 \geqslant 60$ mmHg 时可维持机体的氧合需要。其次要维持合适浓度的血红蛋白量,以 $90 \sim 140$ g/L 为宜。再次,需要适当的胶体渗透压和足够的血容量。血容量的维持取决于胶体渗透压、晶体渗透压和水的综合作用,其中胶体渗透压起主要作用。白蛋白是产生血液胶体渗透压的主要成分,创伤、重症感染等不仅分解代谢显著增强,也存在白蛋白的迅速、严重丢失,故蛋白质的补充非常重要,一般维持血浆白蛋白>30 g/L。但疾病初期不宜大量补充蛋白质,否则会导致大量分解代谢产物的产生,加重心、肝、肾等脏器的负担;还要考虑到蛋白质在损伤部位过度渗出导致组织水肿加重的可能,应注意补充蛋白质的时机。适当的能量补充对降低蛋白质的分解代谢、维持血浆白蛋白水平也有重要作用。另外一点就是合适的心输出量。维持有效的循环血容量是改善心功能的基础。肺实质疾病导致重症呼吸衰竭时,患者常需要行机械通气治疗,此时确定合适的心输出量比较困难,因为增加心输出量一般通过提高前负荷(主要是补液量)、降低后负荷和改善心肌收缩力完成,且三者之间有一定的关系。需要指出的是,足够补液量是维持心输出量的基础,在有效血容量不足的情况下,强调迅速有效的扩容治疗,但是在急性左心衰或急性肺损伤患者又强调降低输液量以减轻肺水肿和降低分流量;同时维持适当的氧合常需增加通气压力,而维持适当心输出量有常需境地通气压力,因此常需结合具体情况综合考虑。

机械通气是临床上改善患者通气和换气功能的主要治疗手段,旨在于改善氧合提高氧输送,减少呼吸做功,减少心脏负担等,为基础疾病的治疗创造条件。若应用得当,在一定条件下,尚有改善循环、保护肺组织、防止肺部感染等作用。机械正压通气是最常用的机械通气方式,机械正压通气在改善呼吸功能的同时会引起肺部压力和容量的改变,进而对循环产生影响,导致复杂的病理生理改变。

第三节　机械通气的血流动力学效应及保护性策略

心肺系统是一个复杂的有机整体,两者相互作用,其功能状态与自主神经张力、肺容量、胸膜腔内、循环血量、血流分布、心功能储备以及内分泌功能等因素密切相关。三个世纪前,英国生理学家斯蒂芬·哈尔斯观察到,插入马颈动脉的玻璃管中的血柱水平随呼吸的变化而变化。这是第一次认识到呼吸系统和心血管系统之间的机械相互作用,也就是我们现在所说的心肺交互作用,而机械通气对循环的影响则是其中十分重要的内容。正压通气时由于气道压的增加和被动性肺膨胀,胸膜腔内压会升高,进而影响到静脉回流压力梯度和左心室向体循环的射血,产生复杂的血流动力学效应。不同患者对类似的通气方式可以出现完全不同的血流动力学改变。重症患者常发生复杂的心肺反应,并可影响治疗心肺功能不全措施的整体效果。因此,临床上在使用机械通气不仅要强调肺保护性通气策略,还要十分注重机械正压通气对循环的影响,并积极采用相应的循环保护性通气策略,促进患者的康复。本综述将重点讨论机械通气对左右心室前后负荷的影响和相应的保护性通气策略,进而为临床治疗提供一定的帮助。

一、机械通气对血流动力学的影响

肺组织被脏层和壁层胸膜包围,这两层胸膜对肺与胸壁的机械耦合很重要。作为泵血器官,心脏的核心工作目标为:维持心输出量,保证足够的氧输送,满足机体的氧供需平衡,并在机体状态改变时(如体力劳动或疾病状态)能迅速调整心输出量以满足机体氧需求的变化。当前主流观点认为机械正压通气主要通过改变肺体积和胸内压力产生血流动力学效应。肺体积变化主要对肺血管阻力产生影响,同时机械通气过程中肺泡内容量和压力的改变也导致肺局部血流动力学变化。胸腔内压力的变化影响全身静脉回流到右心室和左心室射血到动脉系统的压力梯度,胸腔内压增加会增加右心房压力和降低左室跨壁压,降低静脉回流和左室射血的压力梯度,进而对全身静脉回流、右室前负荷、左室前负荷、右室后负荷、左室后负荷均有重要影响。

1. 机械通气对右心前负荷的影响

正常自主呼吸时胸腔内压为负压,机械正压通气时由呼吸机给以正压将气体压入肺内,因而气道与肺泡均为正压,胸膜腔内压也明显升高。静脉血液回流入心脏的驱动压主要取决于体循环平均充盈压和右房压之间的差值以及相应的回流阻力,而胸膜腔内压可通过影响右房跨壁压来改变静脉回流的驱动压。机械通气时由于胸膜腔内压升高,使右心房跨壁压增加,导致静脉回流驱动压下降,从而引起静脉回流减少。另外,机械通气过程中呼吸末正压的使用和肺容量的不适当增加(主要通过血管瀑布现象引起下腔静脉膈肌入口处塌陷)可引起上、下腔静脉的塌陷,使得外周静脉回流入右心的阻力增加,进而导致静脉回流入右室血量下降、右心前负荷减少。

2. 机械正压通气对右心后负荷的主要影响

机械通气过程中胸腔内压的改变可强烈影响跨壁肺血管压力和肺血管阻力(PVR),从而影响右心后负荷。在机械通气过程中,正压通气可增加胸腔压,引起跨壁肺血管压力的降低,从而提高右心后负荷。

肺血管阻力是右心后负荷的主要组成部分。正常的肺循环具有低阻力、高顺应性的特点。左右心室相互作用相互影响,二者既有共性也有各自的不同。相对左心室而言,右心室顺应性良好、对前负荷耐受性好,但对后负荷的耐受性很差,尤其是急性升高的右心室后负荷。临床上,急性轻度的肺血管阻力增加就可能导致的右心功能不全。同时急性扩张的右心室还会导致室间隔左移,影响左心室的充盈进而引起左心功能不全。机械通气过程中的肺血管阻力主要在肺的第1和第2区出现,肺血管跨壁压为负值,引起间歇性或持续的肺血管塌陷从而导致肺血管阻力的增加。肺血管阻力变化是由肺泡周围血管阻力及肺泡间质血管阻力的综合变化所决定的。机械正压通气会引起肺容量变化,进而分别对肺泡周围血管和肺泡间质血管阻力产生不同的影响。对肺泡周围血管来说,机械正压通气时随着肺容量的增加,肺泡逐渐扩张,对血管的挤压作用增强,血管的直径变小导致血管阻力增大,尤其是肺泡内的毛细血管;对肺泡间质血管而言,机械正压通气引起间质血管周围肺泡体积增大,扩张肺泡对血管牵拉作用增大,进而使得间质血管直径变大、阻力逐渐降低。也有观点认为机械正压通气过程中肺泡扩张所引起的肺循环向左心系统射血增加才是导致呼气相右心室后负荷增加的关键因素。

机械通气对右心前、后负荷的影响机械通气可能引起右心室衰竭,特别是在急性呼吸窘迫综合征(ARDS)背景下存在右心室功能障碍或严重低氧性肺血管收缩的个体。随着肺血管阻力的增加,右室后负荷增加,右室射血减少,右室壁张力增加,静脉回流快速降低,引起急性肺心病。但是对于机械通气合并右心功能不全的病人,其脱离呼吸机指征可相对放宽,主要因为机械正压通气对右心功能具有抑制作用,这样脱离呼吸机对循环的影响可能就没那么明显。

3. 机械通气对左心前负荷的影响

通过前面的论述我们指导正压通气导致静脉回流入右心的血量减少、右心室后负荷增加,使得右心室射血减少(主要发生在吸气相),肺循环血量下降(大概经过2~3个心动周期),之后就是左心室前负荷的减少(发生在呼吸相)。同时有研究发现机械通气引起胸腔内压的快速变化可改变左心室的形状,进而影响心室的舒张功能。另外,正压机械通气过程中胸压的增加可使室间隔右移,左室的充盈会有所增加即前负荷增加,尤其是肺复张将明显降低左心前负荷,且下降程度可能与容量状况有关。所以正压机械通气对左心前负荷的最终影响要看相关因素的综合作用结果。

4. 机械通气对左心后负荷的影响

在没有左心室流出道梗阻或瓣膜功能异常的情况下,左心室后负荷是由动脉血管决定的。左心后负荷即为左室收缩射血时所需克服的阻力(主动脉及分支血管阻力为其主要组成部分),又称为左心室的跨壁压,可以用左室收缩压与心脏表面压力之差来表示。正压通气时,胸膜腔内压和呼吸末正压(PEEP)的同时升高使得左心室的跨壁压下降,即左心室的后负荷降低,可促进左心室功能的恢复。因而在临床上,正压通气在镇静状态危重患者中的应用可作为治疗急性失代偿性左心室衰竭的有效支持措施。但是也有学者持相反观点,他们发现在正压机械通气时左室壁压力会有所增加,而该指标则是反映左心室后负荷的有效参数。

5. 机械通气对左心室综合影响

正压通气时肺容量和胸腔内压的变化使得右心后负荷(即肺血管阻力)增加、前负荷减少,右心功能下降,射血减少,进而引起肺循环射入左心系统血量下降。但是由于正压通气过程中肺泡扩张会促使更多肺血在吸气相进入左心,且正压通气可减轻左心后负荷促进心脏射血,所以左心前负荷会出现吸气相一过性增加,但在几个心动周期后左心心充盈最终会下降进而导致射血减少,即心脏的每搏量呈现出吸气相增加、呼吸相减少的特点,被称作"双相效应"[9]。这也是临床上正压机械通气合并有效循环血容量不足的患者,我们能观察到血压在吸气相上升、呼吸相下降的主要原因。

另外,对于氧合较差需要较高呼吸末正压进行机械通气的患者(如急性呼吸窘迫综合征),高呼吸末正压使用和较差的肺顺应性都使得肺血管阻力明显增加,而右心对后负荷耐受性差极易发生急性右心衰。当右心衰发展到一定程度,右室扩张明显时,室间隔会明显左移,严重影响左室的充盈,导致左心室舒张功能障碍,甚至是左心功能不全、心源性休克。

6. 机械通气对跨膈压的影响

自主吸气时,膈肌收缩,横膈下降,胸腔负压增大,胸腔内血管扩张,阻力减小;腹内压增加,腹腔内血管受压,阻力增加,压力也增加,该作用在正常呼吸运动中轻微而短暂。机械通气时,若通气流量或吸气时间设置不当、呼气不足、较高呼吸末正压治疗,可导致横膈显著下降和腹内压显著升高。机械通气时,吸气期正压增加了右心房压,但相应腹内压亦增加加,其复合效应是静脉回流没有变化或轻度降低。若肺容量明显增加,腹腔静脉的阻力和胸腔内压皆将显著上升,胸腔内血管的压力和阻力也上升,四方面因素共同作用可能使回心血流量明显下降。有研究以健康犬为研究对象,发现应用呼气末正压后若压力值上升,心排血量明显下降,予绷带缠绕腹部使腹内压升高后结果发现犬的心输出量明显增加。

二、保护性通气策略

机械通气是危重症患者进行呼吸支持治疗的重要方式，以正压通气最为常见，如何避免其并发症是临床工作者重点关注的问题。随着正压机械通气血流动力学效应的提出，如何调节好正压机械通气与循环的相互关系越来越受到大家的重视。因此提出循环保护性通气策略对于改善患者预后具有重要意义。具体的循环保护性通气策略的实施主要包括以下几个方面：

1. 根据疾病发展阶段不断调整容量状态，使得循环容量与心功能状态相匹配

机械通气时的液体管理应随着疾病发展的不同阶段而不断调整。在疾病进展期或炎性反应阶段，毛细血管通透性明显升高，血管内的容量就从血管内渗出并转入到组织间隙，导致血管内的有效循环血容量不能满足机体需要。同时由于正压通气对回心血量的影响，使得机体有效循环血容量进一步不足。因此，在此阶段需要及时补液（以胶体为主）以保证机体的有效循环血容量。但是在此过程中应警惕过多补液导致容量过负荷，引发继发性器官组织水肿进而使其功能受损。在病情稳定期或全身炎症反应得以控制时，需要及时适当利尿，维持适度液体负平衡，促进组织间隙的液体向血管内移动，改善器官组织水肿，并改善静脉回流及内脏器官的灌注。有效的液体管理是危重症患者治疗效果的基础，临床上可通过容量反应性指标的监测及实时床旁超声监测进行有效的液体管理指导。

临床上对于肺内分流所致的低氧血症常给予肺复张治疗来改善氧合，但是肺复张过程中极易发生因有效血容量不足所致的血流动力学紊乱，因此进行肺复张前应注意容量状态的调整。有学者对此进行了研究，结果显示若患者心功能状态良好，在肺复张前建议将容量指标调整为：脉搏压变异度＜13%、中心静脉压在 10 mmHg 左右，以避免肺复张过程中因有效循环容量不足所致的血流动力学波动。而对准备脱离呼吸机的患者，在脱机前应使用床旁超声等方法充分评估其容量状态、心功能等情况，必要时适当利尿改善容量过负荷状态，避免脱机所致的心功能不全的发生。

2. 结合患者的病理生理及心功能的状态进行液体管理

左右心室既有其共性又各有其特点。右心室顺应性良好，对前负荷耐受性很好，但对后负荷耐受性很差，在整个心脏中主要承担左室容量储备的作用。左心室收缩性很好，但顺应性明显低于右室，因而左室对后负荷耐受性很好，对前负荷耐受性很差。因此，进行容量管理时一定要分别考虑到左右心功能的状态。

另外，正压机械通气过程中由于气道压、胸膜腔内压、肺容量等的变化会对心功能产生影响，且对左右的前、后负荷和心功能分别产生不同的影响，引起不同的病理生理改变。对左心而言，对于容量充足的左心功能正常的患者，正压机械通气对循环影响较小。但对于左心功能不全的患者,容量管理至关重要。通过前面的论述我们知道正压机械通气降低左心的前后负荷,有助于左心功能的改善,因此左心功能不全患者准备脱机前应充分评估容量状态,适当利尿并适当给予强心药等心功能保护措施,避免脱机后急性左心衰的发生。

对右心而言,机械通气可能会减少右心前负荷、增加右心后负荷从而加重右心功能不全,甚至引起急性肺心病。但是机械通气可提高氧合、缓解机体氧供不足,改善肺动脉因低氧血症所致的痉挛,从而降低右心后负荷,有助于右心室功能的恢复。因此,对于氧合良好、左心功能可的右心功能不全患者,若达到其他拔除气管插管指征,可考虑脱离呼吸机(因为机械通气会右心功能不全)。而对于右心功能不全合并氧合不好(如急性呼吸窘迫综合征)的患者,脱离呼吸机应慎重,并在机械通气过程中控制气道平台压在一定范围(如选择俯卧位通气)。

3. 维持适当的血管张力

机械通气过程中镇静镇痛药物的使用和呼吸性酸中毒均会对血管张力产生一定程度的影响,而血管张力则是维持有效血压和有效循环容量的重要因素。机械通气过程中镇静镇痛药物的使用可导致血管张力异常降低,引起血压下降、组织器官灌注不足。此种情况心脏多数处于高心排状态,故而无需使用增强心肌收缩力的药物,应注重容量复苏和以提高血管张力为主的血管活性药(如去甲肾上腺素和垂体后叶素)的使用。我们给机械通气患者进行镇静镇痛治疗时,应注重血管张力的监测,并根据监测结果不断调整药物的使用。

机械通气参数调整不当引起严重二氧化碳潴留及呼吸性酸中毒时血管张力也会明显下降,并增加肺血管阻力及抑制心脏收缩功能从而引起顽固性低血压。此种情况建议适当增加呼吸频率及减少呼吸管路无益腔等措施,必要时增加潮气量,达到纠正呼吸性酸中毒的目的。根据该理念,临床上在肺复张时应开放肺泡后能用相对低的 PEEP 水平维持肺泡开放,达到既开放肺泡又不损害心脏做功的目的。

4. 关注机械通气对中心静脉压的影响

静脉回流取决于周围血管之间的压力梯度,即平均全身充盈压力与中心静脉压的差值,因此中心静脉压的高低直接影响着回心血量。中心静脉压异常升高时,组织器官血液回流受限、外周静脉压升高,进而引起器官的水肿和功能障碍,严重影响器官的灌注压和灌注流量。同时严重的组织水肿增加了氧弥散距离,加重组织缺氧,进一步严重影响微循环和组织灌注,形成一个恶性循环。因此,我们在使用高 PEEP 机械通气模式时,需密切关注中心静脉压的变化,并积极调整,从而保证组织的灌注。

综上所述,机械通气对血流动力学的影响是复杂的、综合的、不断变化的。对于合并心功能不全的患者,要尤其重视正压通气对患者血流动力学的影响。比如对于心脏术后并发急性呼吸窘迫综合征的患者,需注重肺保护性和循环保护性机械通气策略,二者相辅相成,缺一不可。因此,对于接受机械通气支持治疗的患者,尤其是合并心功能不全或心脏术后早期心功能尚未恢复者,应进行实时血流动力学评估,并结合评估结果不断调整机械通气方案,最终达到改善器官灌注和患者预后的目的。需要指出的是,机械通气对循环影响的机制非常复杂,不管是理论还是临床应用都存在许多问题有待解决,如:如何精确判断气道压的改变;如何准确测量胸腔内压和肺容量;胸腔内压对心脏后负荷的影响程度尚无明确数值,等等。因此,有关机械通气的血流动力学效应及其保护性通气策略尚需开展一系列相关研究对其进行探讨。

参考文献

[1]　Shen Y F, Cai G L, Gong S J, et al. Interaction between low tidal volume ventilation strategy and severity of acute respiratory distress syndrome: a retrospective cohort study [J]. Crit Care,2019, 23(1):254.

[2]　Bordes J, Lacroix G, Esnault P, et al. Comparison of the Berlin definition with the american european consensus definition for acute respiratory distress syndrome in burn patients[J]. Burns, 2014, 40(4):562-567.

[3]　Luecke T, Pelosi P. Clinical review: positive end-expiratory pressure and cardiac output [J]. Crit Care, 2005, 9(6): 607-621.

[4]　Schmitt J M, Vieillard-Baron A, Augarde R, et al. Positive end-expiratory pressure titration in acute respiratory distress syndrome patients: impact on right ventricular outflow impedance evaluated by pulmonary artery doppler flow velocity measurements[J]. Crit Care Med, 2001, 29(6): 1154-1158.

[5]　Wigger O, Berger D, Blöchlinger S. Basic concepts of heart-lung interactions during mechanical ventilation[J]. Swiss Med Wkly, 2017, 147:w14491.

[6]　Iliceto S, Dambrosio M, Sorino M, et al. Effects of acute intrathoracic pressure changes on left ventricular geometry and filling[J]. Am Heart J, 1988, 116(2/1):455-465.

[7]　Verhoeff K, Mitchell J R. Cardiopulmonary physiology: why the heart and lungs are inextricably linked[J]. Adv Physiol Educ, 2017, 41(3):348-353.

[8]　Vieillard-Baron A, Chergui K, Augarde R, et al. Cyclic changes in arterial pulse during respiratory support revisited by Doppler echocardiography[J]. Am J Respir Crit Care Med, 2003, 168(6):671-676.

[9]　Pinsky M R. Cardiopulmonary interactions: physiologic basis and clinical applications [J]. Ann Am Thorac Soc, 2018, 15(Suppl 1):S45-S48.

[10]　Jardin F, Vieilland-Baron A. Acute cor pulmonale[J]. Curr Opin Crit Care, 2009, 15 (1): 67-70.

[11]　Investigators A R T. Rationale, study design, and analysis plan of the alveolar recruitment for ARDS trial (ART): study protocol for a randomized controlled trial[J]. Trials, 2012, 13:153.

[12]　Jabaudon M, Godet T, Futier E, et al. Rationale, study design and analysis plan of the

lung imaging morphology for ventilator settings in acute respiratory distress syndrome study (LIVE Study): study protocol for a randomised controlled trial[J]. Anaesth Crit Care Pain Med, 2017, 36(5):301-306.

[13] Dessap A M, Boissier F, Charron C, et al. Cute cor pulmonale during protective ventilation for acute respiratory distress syndrome: prevalence, predictors, and clinical impact[J]. Intensive Care Med, 2016, 42(5):862-870.

[14] Repessé X, Charron C, Vieillard-Baron A. Acute respiratory distress syndrome: the heart side of the moon[J]. Curr Opin Crit Care, 2016, 22(1):38-44.

[15] Paternot A, Repessé X, Vieillard-Baron A. Rationale and description of right ventricle-protective ventilation in ARDS[J]. Respir Care, 2016, 61(10):1391-1396.

[16] Curley G, Contreras M M B, Nichol A D, et al. Hypercapnia and acidosis in sepsis: a double-edged sword[J]. Anesthesiology, 2010, 112(2): 462-472.

[17] Dessap A M, Charron C, Devaquet J, et al. Impact of acute hypercapnia and augmented positive end-expiratory pressure on right ventricle function in severe acute respiratory distress syndrome[J]. Intensive Care Med, 2009, 35(11): 1850-1858.

[18] Kogan A, Segel M J, Ram E, et al. Acute respiratory distress syndrome following cardiac surgery: comparison of the american-european consensus conference definition versus the berlin definition[J]. Respiration, 2019, 97(6): 518-524.

第二篇
监测方法

第六章　肺动脉漂浮导管应用与未来

肺动脉漂浮导管一般是指 Swan-Ganz 漂浮导管。Swan-Ganz 漂浮导管是血液循环理论、血流动力学理论、心脏生理和病理生理学（Frank-Starling 定律）、中心静脉置管技术以及心输出量监测法（Fick 法）、导管尖端黏附球囊的技术的完美结合后的产品。肺动脉漂浮导管的发明及其临床应用在临床血流动力学发展的历史进程中具有里程碑意义，在其之前，对机体血流动力学特点的理解以及一些监测指标是孤立的或系统化不全，而肺动脉漂浮导管的出现，使血流动力学监测各项指标更趋向于统一与完善，而且其在临床测量中具有动态性、可重复性、准确性及可床旁测量，大大拓宽了血流动力学监测指标，增加了对血流动力学监测指标间相互变化关系的理解，丰富了重症治疗理念，完善了血流动力学治疗的策略和方法。

第一节　肺动脉漂浮导管的历史

早在 20 世纪 20 年代前，就有学者构思采用动脉置管的方法用于研究和探索心脏的病理生理知识。在 1929 年，来自于德国柏林的年轻医生福斯曼（Werner Forssmann）首次在 X 线指引下，成功将导管从自身的前臂静脉插入心脏，后人将此标志为心导管技术的萌芽；二次大战期间，美国哥伦比亚大学外科医师库南德（A. F. Cournand）和理查德（D. W. Richards）又将导管分别插入右心和左心，此后心导管技术逐步发展成心脏疾病诊断和治疗的重要措施，为表彰这三位医生对医学发展的贡献，于 1956 年被共同授予诺贝尔生理学奖，至此标志着心导管技术的进一步发展与成熟。1964 年美国的心内科医生 R. D. Bradley 首次撰文报道在病人身上试用漂浮导管并应用热稀释法测定心输出量，但无法测得肺毛细血管楔压（PAWP）；1969 年 Drs Scheinman 利用血流导向在 X 线下成功测得右心压力；在 1970 年，美国的心内科医生 Swan 和 Ganz（图 6.1）受帆船在大海中快速行进的启发，在 Edwards 公司提供技术的帮助下成功研制出顶端带气囊、血流导向的肺动脉漂浮导管，并成功将其放入肺动脉内，进而测得肺动脉压和肺毛细血管楔压。

因此,肺动脉漂浮导管又称 Swan-Ganz 导管。

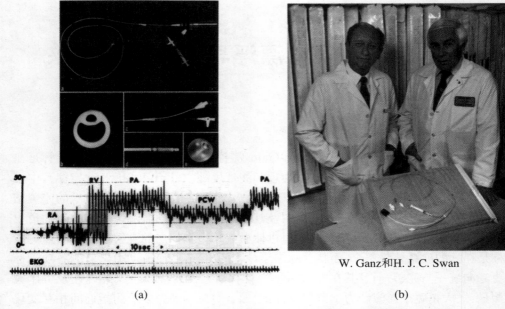

W. Ganz和H. J. C. Swan

(a)   (b)

图 6.1　(a) 肺动脉漂浮导管;(b) Swan 教授和 Ganz 教授

(引自 Chatterjee K,2009)

　　Swan-Ganz 导管由于不需要 X 射线引导,可以有效地测量右心房、右心室、肺动脉压、肺动脉楔压及肺动脉血氧饱和度,重要的是可以在病床边快速完成,它的出现使床旁监测技术有了突破性的进展,尤其是在当时数字减影血管造影技术(DSA)尚未普及的时候,在很多国家得到广泛推广与应用,如在一些急性心肌梗死患者、高风险的心脏或非心脏手术中。但其正如医学上其他的新技术、新设备、外科新手术方法或新的药物出现时一样,不可避免地被过度应用以及导致一些不必要的并发症,但不可否认的是其大量的临床应用极大地促进与丰富了血流动力学理论与知识。但近二十年来其临床应用明显呈现减少趋势,可能原因与其有效性受到质疑有一定的关系,部分研究提示 Swan-Ganz 导管的临床应用并不能明显改善一些危重患者的预后,一些罕见的严重的导管相关并发症或其导致病情加重的病例等负面报道亦限制了其应用,同时其他无创或微创的血流动力学监测方法的应用亦部分代替了 Swan-Ganz 导管的功能。但随着其他血流动力学监测技术及设备的发展与应用,发现 Swan-Ganz 导管仍具备其不可替代性,如在肺动脉压、肺动脉楔压、心排出量的监测及测量中,Swan-Ganz 导管仍是公认的“金标准”。

　　我国学者及医学工作者在 20 世纪 80 年代也逐渐对 Swan-Ganz 导管相关知识进行了探索与应用,先后以译文形式进行文献报道。1982 年来自北京协和医院陈德昌教授率先应用肺动脉漂浮导管进行床边血流动力学监测与治疗,用于指导低容量性休克、心源性休克,特别是感染性休克时的液体复苏治疗。逐渐 Swan-Ganz 导管在全国得到推广,广泛应用于心脏手术麻醉、休克患者、心肺复苏的治疗中,相关文章亦陆续报道(表 6-1),积累了大量的临床经验与总结。

表 6-1　不同时间发表的关于"Swan-Ganz 导管"的中文论文数量

时间	1980—1989	1990—1999	2000—2009	2010—2014	2014—2019
数量	10	28	543	188	96

注:论文数量来源于中国知网、万方数据库。

　　Swan-Ganz 导管在临床中的应用及发展正如其他新型技术的出现一样,其必然不是直线式的而是曲折的,在临床实践活动中有时为了前进甚至会出现后退现象。随着其在临床中的广泛应用,部分临床应用存在超适应证使用,导管相关并发症如导管感染、导管取出困难、导管相关心律失常等并不少见。同时随着关于 Swan-Ganz 导管对于远期预后的部分研究显示其并不能改善患者的转归,Swan-Ganz 导管的作用受到部分质疑,但总体上对 Swan-Ganz 导管的临床作用持肯定态度,如对肺动脉高压类型的鉴别等。肺动脉导管技术的开发和应用极大地开拓了我们对血流动力学的认识,其能够提供非常有价值的血流动力学及氧合信息。因此,如何规范和利用好 Swan-Ganz 导管获取的特异性参数,进而制订有效的治疗方案才是我们关注与学习的重点。

第二节　肺动脉漂浮导管的临床应用及参数解读

　　Swan-Ganz 导管本身仅是一可用于测量并获取大量血流动力学参数的导管,应用 Swan-Ganz 导管的目的是以最小的创伤获得最有益的心脏循环系统参数,从而指导临床治疗。因此,全面地掌握与应用 Swan-Ganz 导管技术是基本前提,准确地解读 Swan-Ganz 导管获得的参数是基本保障。Swan-Ganz 导管技术的应用主要包括:选择合适的血管路径置放合适的血管鞘、Swan-Ganz 导管的置放、血流动力学参数的获得和解读等。

一、置放血管鞘

　　Swan-Ganz 导管需要通过血管鞘进入右心房,而血管鞘的置放是以中心静脉穿刺置管技术为前提的,血管路径一般选择体表的大静脉血管,目前多选择颈内静脉、锁骨下静脉、股静脉或右前臂静脉。血管鞘型号选择一般以大于 Swan-Ganz 导管 1F 为宜,目前 Swan-Ganz 导管型号为 4F～8F,所以血管鞘多选择 5F～9F,

如：成人可选择 8F 鞘管、儿童可选择 6F、婴幼儿可选择 5F。血管鞘的置放技术类似于中心静脉穿刺术，但其直径较粗同时质地偏硬，尤其是成人行 Swan-Ganz 导管的置放时，多需选择 9F 血管鞘，不注意规范化操作容易损伤周围组织，尤其是并行的动脉，严重并发症包括动脉夹层、血气胸等。为保证血管鞘成功置入，避免误伤伴行动脉及周围重要组织器官，我中心相关的经验总结如下：

1. 拟穿刺前超声定位或全程超声引导下穿刺

一般多选择颈内静脉、股静脉、锁骨下静脉或右前臂静脉，拟选择血管应常规进行超声监测，主要内容包括穿刺前定位、血管充盈情况及局部是否合并有血栓形成等。

2. 穿刺过程中导丝位置的再确定

常规中心静脉穿刺后置放导丝，我中心要求放置导丝后采用超声进一步定位确定，选择高频探头、纵切面，寻找并明确导丝在静脉血管中的走行轨迹。

3. 扩皮技巧

一般选用血管鞘中的尖刀片进行扩皮，扩皮时需要掌握深度、大小适中的原则，太浅效果不佳，置放血管鞘困难，太深易损伤血管，一般以 6～8 mm 为宜。

4. 血管鞘的置放与确认

血管鞘置放时一般与皮肤呈 15°左右平行进入，常遇到的问题是进皮肤深层阻力感明显，不可强行暴力置放，必要时需退出重新扩张皮肤后重新置放血管鞘。置放成功后一般需抽吸静脉血进一步确认，必要时可使用超声协助确认。最后妥善固定好血管鞘，注意全程无菌原则。

二、Swan-Ganz 导管的组成

目前在我国临床上使用的漂浮导管一般是指美国爱德华生命科学世界贸易公司生产的 Swan-Ganz 导管，该产品采用的是聚氯乙烯材料制作，整个导管表面都有肝素抗菌双涂层，在体内受热变软，可以使潜在血管瓣膜损伤最小化。Swan-Ganz 导管有不同尺寸大小，4F～8F，尺寸越大，所需导入的血管鞘亦越大（相差 1F）。导管表面均有距离末梢端的距离标记以便导管的置放。

Swan-Ganz 导管不同的型号其管腔数量不一，目前主要有 2 腔、4 腔、5 腔及 6 腔，临床上应用较多的是 4 腔或 6 腔导管。根据临床需要选择适宜的导管型号，不同型号的 Swan-Ganz 导管可提供不同的输液速度以及检测不同的参数，其主要由导管、热敏电阻、热敏导丝、光学纤维、光学模块连接端口、远端腔端口、注射/输液腔端口、VIP 注射腔端口、热敏电阻连接端口、热敏导丝连接端口、球囊充气阀、球囊/气囊组成，一次性使用产品，环氧乙烷灭菌（图 6.2）。不同管腔其作用不同，同时由不同颜色标注以示区分，红色：球囊；黄色：远端肺动脉；蓝色：远端注射（冰水）；白色：近端注射；紫色：右心室注射。

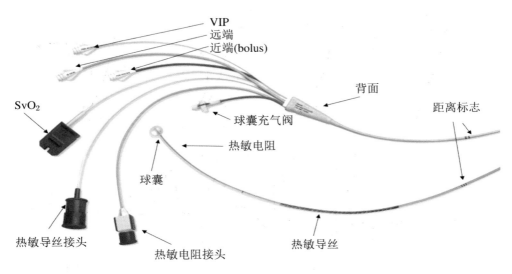

图 6.2　Swan-Ganz 导管及其主要组成

　　了解与熟悉 Swan-Ganz 导管的组成是保证 Swan-Ganz 导管应用的前提条件之一，在行漂浮导管置管前，需检查套囊是否完整、漏气，同时需使用肝素水行管腔内外预充等准备，全程需注意无菌原则。

三、Swan-Ganz 导管的置放

　　Swan-Ganz 导管的置放根据是否需要在"X"线引导下分为压力引导法、"X"线引导法及二者结合法。由于压力引导法不需要"X"线，可在床旁即可完成，临床上目前仍以压力引导法为主，其主要参考导管对应的解剖位置压力变化从而判断导管的位置及方向（图 6.3），根据所监测的压力波形及大小适时进行调整，这需要我们熟练掌握 Swan-Ganz 导管进入肺动脉全程中压力变化及其特点，多适用于床旁及手术室内应用。"X"线引导法是指在 DSA 引导下 Swan-Ganz 导管置放技术，多在介入手术室下完成。合并应用压力监测更有利于导管的置放。其他的技术包括在心脏超声（经胸或经食道）辅助引导下置放，亦取得满意的效果，但同时需要相关的专业知识。本章就我中心常采用压力引导法及置管过程中需要一些细节问题总结如下：

　　① 一般导管置放 15～20 cm（股静脉 30 cm、前臂静脉 40 cm）左右时提示进入右心房，需要注意的是这里的距离是指 Swan-Ganz 导管进入皮肤的距离，而不是 Swan-Ganz 导管进入血管鞘的距离，此时气囊充气（成人 1.2～1.5 mL；儿童 0.8 mL），充气后待 15～20 s 再继续送管（表 6-2）。

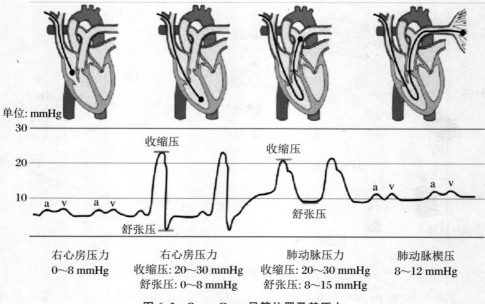

图 6.3　Swan-Ganz 导管位置及其压力

表 6-2　Swan-Ganz 导管位置及其距离

插入距离	右心房	右心室	肺动脉
颈内静脉(cm)	15～20	30	40
锁骨下静脉(cm)	15～20	30	40
股静脉(cm)	30	40	50
右前臂静脉(cm)	40	50	60

②一般导管继续进入 10 cm 进入右心室,此时压力波形应该为右心室压力波形,类似于图 6.3 中的右心室波形,有明显的收缩压与舒张压,在放置导管同时观察压力波形的变化有助于提示导管位置。

③进右心室后继续进入 10～15 cm 压力波形可出现肺动脉压力波形,即舒张压较右心室舒张压有明显抬高现象,而收缩压无显著变化。若未出现,可退管重新进管,需要注意的是在置放 Swan-Ganz 导管整个过程中,任何退管前都必须抽吸套囊。

④出现肺动脉压力波形后一定要缓慢再继续放置,在充气情况下,当出现肺毛细血管楔压图形时,说明已嵌顿在肺动脉处,导管不需继续推进。

⑤出现肺毛细血管楔压图形后可将套囊放气后,退管 1～2 cm,压力图形应变为肺动脉压,妥善固定即可。

四、参数解读

Swan-Ganz 导管自诞生之日起就担负着揭开心脏与循环系统奥秘的使命,心脏病理生理学就是其天然的战场。Swan-Ganz 导管可以带来压力、流量、氧供氧耗平衡指标、容量参数及间接反映右心心肌收缩力的右心射血分数等指标。

1. 压力参数

Swan-Ganz 导管可以连续监测中心静脉压、右心室压、肺动脉压及肺毛细血管楔压(PAWP)。其中 Swan-Ganz 导管最明显的优势在于其能动态精准测量 PAP,目前为止,右心导管检查仍是测量 PAP 的“金标准”,也是进行鉴别诊断、评估肺动脉压治疗效果的重要手段,心脏超声检查是目前检测肺动脉压的一项无创简便的方法,但其只能作为肺动脉高压筛选的方法,2011 年的一项研究显示,心脏超声在肺动脉高压的诊断准确率仅达到 49.4%,其误差达到 8 mmHg,2013 年的一项研究亦得出类似结果。

肺动脉高压是以肺小动脉的血管痉挛、内膜增生和重构为主要特征的一种疾病。血管收缩、血管壁重建及原位血栓形成三种因素的综合作用使肺血管阻力进行性升高,最终引起右心功能衰竭和死亡,其远期生存率极低。荆志成教授及其团队于 2007 年首次报道了在 2007 年之前中国肺动脉高压 5 年生存率仅为 20% 左右,当左心疾病合并肺高压时,其生存率会更低。而肺高压的诊断依赖于其血流动力学诊断的标准,2018 版中国肺高压指南将肺高压定义为海平面状态下、静息时、右心导管测量肺动脉平均压≥25 mmHg,需要注意的是此定义明确指出必须是用右心导管测量的平均肺动脉压≥25 mmHg,而非其他方式的估算值。正与前述相符,心脏超声检查尽管是一种无创简便的方法,但由于其自身存在先天性缺陷,并不能作为肺高压的诊断依据。

尽早明确肺高压的诊断,尽早地治疗,可以显著改善肺高压患者的预后,已得到广泛共识! 肺高压主要分为五种类型:

① G1:动脉性的肺动脉高压,如特发性肺动脉高压、遗传性的肺动脉高压、先天性心脏病以后左向右分流导致的肺动脉高压;

② G2:由左心疾病所导致的肺动脉高压,如高血压、冠心病导致左心功能不全;

③ G3:由于缺氧、慢性缺氧所导致的肺动脉压力升高,像慢性阻塞性肺病;

④ G4:由于慢性血栓栓塞性的肺动脉高压;

⑤ G5:原因不清楚或者多种其他的因素导致的肺动脉高压。

其中 G1、G3、G4 为毛细血管前性肺高压,G2 为毛细血管后性肺高压(与左心疾病相关)。不同类型的肺高压其治疗方法不同,G2 型肺高压的治疗方法主要依赖于治疗原发病,临床研究证明靶向药物可有效治疗毛细血管前性 G1、G4 肺高压,其中 G4 肺高压还可通过手术方法治疗:如肺动脉内膜剥脱术(PEA)及球囊肺动脉扩张术(BPA),G3 患者一般平均肺动脉压不会太高,≥35 mmHg 就认为是严重的肺高压,临床上医生处理时会用一些靶向药。鉴别不同类型的肺动脉高压不仅仅需要明确肺动脉压力,还需要检出肺血管阻力(PVR,其单位多用 wood 或 dyn^{-s}/cm^{-5},正常值小于 3 或 250 dyn^{-s}/cm^{-5})与 DPG(肺动脉舒张压与肺毛细血管楔压之差),由于 Swan-Ganz 导管不仅可以精准测量肺动脉压力,其还可以检测肺血管阻力与 DPG,二者结合可有效鉴别肺动脉高压的类型,其对于肺动脉高压的治疗及药物选择具有重要的指导意义(图 6.4)。

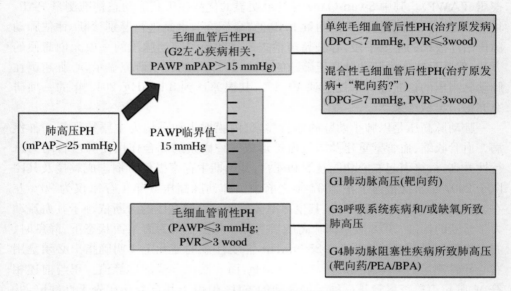

图 6.4　肺高压及其类型

PH＝肺动脉高压,DPG＝肺动脉舒张压－PAWP,PVR＝(mPAP－PAWP)/CO

2. 流量参数

流量参数主要包括心输出量(CO)、每搏量(SV)以及其与体表面积的比值心排指数(CI)和每搏指数(SVI)。至今 Swan-Ganz 导管所采用基础热稀释法仍然是心输出量监测的"金标准",心输出量是反应心脏做功的一个综合性的指标,心输出量等于每搏量和心率的乘积,因此凡影响每搏量和心率的因素,均会影响心排出量。影响每搏量的三大因素是心脏前负荷、后负荷及心肌收缩力。

心输出量准确的监测在一些高危外科手术或危重患者治疗中具有重要意义,目前用于心输出量监测的方法亦很多,但毋庸置疑的是 Swan-Ganz 导管仍是目前最可靠的方法,有研究提示心输出量监测指导下的液体治疗可以改善高危外科患者的围术期结局。尽管 Swan-Ganz 导管能在床旁准确测量心输出量,但没有所谓的正常心输出量之说法,对于机体的组织需求量而言,心输出量只有充足或不充足之分,因此,不能依靠绝对数值来指导治疗。目前监测心输出量的方法很多,但尚无任何一种方法能兼顾微创、精确以及能同时获得全面的血流动力学指标,因此,尽管 Swan-Ganz 导管费用较高,属于有创操作,但其独有的全面性、精确性,仍受到众多的麻醉医生、重症医生的青睐。

3. 混合静脉氧饱和度(SvO_2)

混合静脉氧饱和度是 Swan-Ganz 导管另一特异性监测指标,能实时反应机体在组织水平上氧供与氧耗平衡的指标,如果混合静脉氧饱和度正常则说明组织氧供氧耗处于平衡状态,混合静脉氧饱和度下降则说明氧供减少和/或氧需增加。肺动脉是测量混合静脉氧饱和度的地方,Swan-Ganz 导管可以通过其前端的热稀释光电导管系统持续监测,其基本原理是一定波长的光线通过导管内的一根光导纤维传到血流经过的导管末端,反射光经光导纤维返回到光电探测仪中,由于血红蛋白和氧合血红蛋白吸收不同波长的光线,从而通过反射光计算出混合静脉氧饱和度。

混合静脉氧饱和度可作为反应危重患者预后的指标之一,长时间低于 50% 多提示预后不良,动态监测混合静脉氧饱和度更具有指导意义。混合静脉氧饱和度的下降是组织氧合受到威胁的一个有代表性的预警指标;连续混合静脉氧饱和度监测比其他参数更早预警病人的状态改变,就可以更早进行适当的干预。混合静脉氧饱和度的正常范围是 60%～80%,如果混合静脉氧饱和度在正常范围内,机体组织氧合通常是足够的。然而,在高于正常范围的水平,可能需要对于组织氧合进行其他的评估。影响混合静脉氧饱和度主要包括氧耗和氧供两方面(表 6-3),当氧耗过度时亦会引起混合静脉氧饱和度降低,此时需检查氧耗,高体温、疼痛、寒战、癫痫发作均会增加氧耗,必要时可通过镇静、镇痛及其他辅助支持治疗(如机械通气,减少呼吸做功消耗)将混合静脉氧饱和度维持在 70% 以上,可改善机体组织代谢的氧供平衡。影响氧供的四个因素主要包括心输出量、氧供、氧耗和血红蛋白;混合静脉氧饱和度与心输出量大小有一定的相关性,但并不是最重要的,需要注意的是混合静脉氧饱和度是反映全身氧合状况的指标,并不能代表局部的灌注状况。在大多数情况下,混合静脉氧饱和度下降反映的是氧供与氧耗间失衡,而并不能立刻判断是何原因导致的,监测混合静脉氧饱和度并依据其作为指导的血流动力学治疗方法之一。

但需要注意的是混合静脉氧饱和度是反应机体氧供/氧耗平衡的一个综合指标,而且其获得相对困难。有学者提出利用更易获得的中心静脉氧饱和度(S_cvO_2)作为反应机体氧供/氧耗的替代指标,但相关研究提示其并不能替代混合静脉氧饱和度。一项在感染性休克复苏相关研究中,提示即使中心静脉氧饱和度达到 70% 也不能很好反映组织氧耗状态,因为感染性休克状态下的细胞线粒体功能发生障碍,不能很好进行氧合作用,且微循环氧气交换等也发生了障碍。同时中心静脉氧饱和度主要根据其来源只能反应上腔或下腔静脉氧饱和度,在某些疾病中,存在上下腔氧饱和度不一致的情况时,因此其并不能反映全身的氧供/氧耗状态,如:在心脏手术体外循环后或腹腔大手术后,由于内脏灌注或肠系膜血管受损,造成下腔静脉氧饱和度低于上腔静脉氧饱和度,此时中心静脉氧饱和度较混合静脉氧饱和度偏高。

表 6-3   混合静脉氧饱和度异常及其常见原因

混合静脉氧饱和度高	氧供↑	吸入氧浓度↑
		高氧血症
	氧需↓	体温低
		麻醉
		药物性麻痹
		败血症
混合静脉氧饱和度低	氧供↓	吸入氧浓度低
	血红蛋白↓	贫血
	动脉血氧饱和度↓	低氧血症
	心输出量↓	低血容量、休克、心律失常
	氧需↑	体温高、疼痛、寒战、癫痫发作

4. 容量参数:右心室舒张末期容量（RVEDV)和右心射血分数(REF）

传统监测前负荷的方法是利用压力代替容量,无论是中心静脉压还是肺动脉楔压均是采用此法。左心系统主要起"泵"作用,其接受含氧血液、面对的是全身供血、其心室壁厚、心室腔不易扩张、顺应性较低、对容量负荷耐受性差、同时左心衰竭在临床上容易被发现、对强心利尿扩管治疗较敏感;而右心系统主要起"容量"作用,其接受乏氧血液、心室壁薄、心室腔容易扩张,顺应性好,对容量负荷比较耐受,但对压力负荷耐受性差,右心衰竭在临床不易被发现,强心利尿扩管治疗不敏感。

Swan-Ganz 导管可连续监测右心射血分数、右心室舒张末期容量,右心射血分数可评估右心心肌收缩力的情况,区别于超声心动检查的左心射血分数,其正常值为 40%~60%;右心室舒张末期容量是真正的右心室容量负荷指标,可帮助医护不再仅仅依赖压力来判断容量负荷,其正常值为 100~160 mL。Swan-Ganz 导管是目前唯一能获得右心射血分数与右心室舒张末期容量动态数值得工具,而心室造影、超声心动等方法获得的数据是一个静态的数值,但需要注意的是在临床治疗与监测中时需动态观察这些指标。

五、Swan-Ganz 导管应用的并发症及防治

Swan-Ganz 导管应用毕竟是一种有创操作,随着超声技术在中心静脉穿刺中的应用,其相关并发症愈发减少,但其相关并发症仍偶见报道。根据其应用不同时

期可分为静脉穿刺相关、置放导管相关以及保留导管时的并发症。

1. 静脉穿刺并发症

静脉穿刺并发症主要有：空气栓塞、动脉损伤、动静脉瘘、颈交感神经麻痹综合征、局部血肿、神经损伤、膈神经麻痹、气胸等。

静脉穿刺过程最常见的并发症是动脉损伤及局部血肿形成，多由于穿刺定位不当、反复穿刺引起，在静脉穿刺过程中应用超声引导能有效避免动脉误伤，同时在穿刺过程中需要仔细鉴别动脉血与静脉血，误伤动脉后及时停止同时做有效按压能避免血肿的形成。需要强调的是严重的动脉损伤，尤其是在鞘管可能会误放到动脉血管壁中，严重会导致动脉夹层的形成，所以在超声引导下以及在应用操作反复确认导丝的位置显得非常重要。总之，为了减少静脉穿刺相关并发症以及提高其穿刺成功率，需要熟悉局部解剖、反复多次练习，超声引导下操作具有重要作用。我中心要求所有放置鞘管的操作均必须在超声引导下进行操作。

2. 置放 Swan-Ganz 导管时的并发症

置放 Swan-Ganz 导管时的并发症主要有：心律失常、导管打结、导管与心内结构打结、气栓、扩张套管脱节、肺动脉痉挛等。

心律失常发生率达 30% 以上，主要发生在插管过程中 Swan-Ganz 导管机械刺激引起以及在使用用热稀释法测量心输出量时由于冰水化学刺激而发生心律失常。多为偶发或阵发性室性心律失常。可出现持续性右束支传导阻滞，偶可致室颤、心搏骤停。防治方面应注意插管手法轻柔，切记暴力。导管顶端进入右心房后即可将气囊充气，需要注意的是在置放 Swan-Ganz 导管前应预先准备好相应的监测和抢救装备。如果病人原有完全性左束支传导阻滞，应事先安装临时起搏器或选用带有起搏功能的改良型的 Swan-Ganz 导管，如果出现心律失常应立即将导管退出少许，心律失常一般可以消失。如果室性心律失常仍然存在，可经静脉给予利多卡因 1～2 mg/kg。导管打结现象偶有发生，也可和心内结构（如乳头肌、腱索）或是同心脏起搏器等打结，导管也可能进入肾静脉或腔静脉的其他分支发生嵌顿，一般在导管进入适宜深度未出现预期波形时，不可再过多的置放导管，此时需退管重新置放，在"X"线直视下进行操作可以有效地防止导管的打结。退管困难时，可注入冷盐水 10 mL；退管时必须将气囊排空。

3. 保留导管时的并发症

保留导管时的并发症主要有：气囊破裂导致异常波形、用热稀释法测量心输出量时发生心动过缓、心脏瓣膜损伤、导管折断、导管内血栓形成、心内膜炎、肺动脉穿孔、肺栓塞、全身性感染、导管与心脏嵌顿等。

正常严格按照 Swan-Ganz 导管护理不容易发生感染并发症，在日常保留导管过程中，需严格执行无菌护理原则，每天穿刺点需消毒及更换敷贴，同时行肝素水冲洗导管官腔。需要注意的是在行肺动脉楔压测量时，套囊充气成人不超过 1.2～1.5 mL、儿童不超过 0.8 mL，同时在测量完成后需抽空套囊。

　　导管内血栓形成多见于高凝状态，充血性心力衰竭、导管放置时间长时。处理措施可用注射器抽出血凝块，再用少量液体轻轻冲洗。如果不易吸出回血时应拔除导管。肺栓塞是由于导管持续嵌顿肺小动脉或在测量嵌压时间过长，导管内血栓形成后强行冲洗等原因造成的。处理包括球囊不充气时持续出现肺动脉楔压压力波形时应少许撤回导管，重新定位，必要时可行胸片检查评估导管位置；每次测定肺动脉楔压压力时间应＜15 s。

第三节　肺动脉漂浮导管的未来展望

　　Swan-Ganz 导管可提供很多血流动力学参数，是肺动脉高压、心输出量检测的"金标准"。但其终归是一种监测手段，只能用于指导临床治疗，所以不可避免的对其临床应用及其效果持有怀疑态度。目前关于肺动脉导管临床应用主要分为支持与反对两种观点，持反对观点的主要认为：放置 Swan-Ganz 导管导致患者的相关并发症风险增加；更加微创的方法也可获得 Swan-Ganz 导管相似的数据；增加了患者的治疗费用；其测量准确性存在一定的误差；一些初学者不能正确地理解与应用 Swan-Ganz 导管所获取的数据；目前尚缺乏大样本的强力证据证明 Swan-Ganz 导管能有效改善患者的预后。支持者则认为 Swan-Ganz 导管风险来源于中心静脉置管而不是 Swan-Ganz 导管，严格在超声引导下进行操作可将风险降低至接近于零；尽管目前存在更加微创的方法也可获得 Swan-Ganz 导管相似的数据，但对于肺动脉压、肺毛细血管楔压、混合静脉氧饱和度尚无替代者；费用方面，其费用较危重患者整体住院费用是很低的；Swan-Ganz 导管相关知识的教育可以减少测量误差；关于 Swan-Ganz 导管改善预后，需要指出其本身是中监测工具，评估其治疗效果需与特定的背景治疗相结合，否则无任何意义。

　　但目前的这些争论似乎都忽略了一点，即血流动力学监测的有用性是相对的，无论监测设备多准确，使用多安全简便，如果与其相关的治疗方案本身不能改善预后的话，任何一项监测设备本身是不能改善预后的。因此，我们不应该问"Swan-Ganz 导管是否能改善患者预后？"而应该问"根据肺动脉导管获取的特异性参数制订的治疗方案能否改善患者预后？"此外，应证实治疗方案本身可以改善预后，如果用或不用 Swan-Ganz 导管患者预后均无差异的话，那么这些实验结果可能仅仅反映了一个事实，即该治疗方案无效。

　　尽管对其是否能改善预后存在争议，但明确的是在过去的 30 多年中，Swan-Ganz 导管的临床应用极大地丰富了医学界对心脏功能与血流动力学的理解，提升了临床医生评估心肺系统功能、理解了血流动力学治疗的意义，并且推动了危重症患者管理的进步。最后需要强调的是没有一个监测工具是完美的，最最重要的是操作和使用它的人，是否正确运用并解读它所提示的信息。如果医生还没有透彻了解和驾驭这些参数信息，那么怎么能得出一个结论说这个监测工具不好呢？

参考文献

[1] 刘大为. 临床血流动力学 30 年 [J]. 协和医学杂志, 2019, 10(5)：433-437.

[2] Chatterjee K. The Swan-Ganz catheters：past, present, and future. A viewpoint[J]. Circulation, 2009, 119(1)：147-152.

[3] Swan H J, Ganz W, Forrester J, et al. Catheterization of the heart in man with use of a flow-directed balloon-tipped catheter[J]. N Engl J Med, 1970, 283(9)：447-451.

[4] Killip T, Kimball J T. Treatment of myocardial infarction in a coronary care unit：a two year experience with 250 patients[J]. Am J Cardiol, 1967, 20(4)：457-464.

[5] Dalen J E. The pulmonary artery catheter：friend, foe or accomplice? [J]. JAMA, 2001, 286(3)：348-350.

[6] Rose H, Venn R. Recently published papers：dying Swans and other stories[J]. Crit Care, 2006, 10(4)：152.

[7] 曾宪庭, Lalli S M. 肺动脉测压（Swan-Ganz 导管）国外医学[J]. 护理学分册, 1980, 1：8-16.

[8] 刘雅各, 赵相印. 经锁骨左下静脉穿刺插入 Swan-Ganz 导管[J]. 北京第二医学院学报, 1980, 12(4)：350.

[9] 费云捷, 叶季铭. Swan-Ganz 导管引起完全性房室传导阻滞一例[J]. 中华心血管病杂志, 1985, 13(2)：114.

[10] 刘荣国, 张毅, 李立环. 放置 Swan-Ganz 导管致右心耳穿孔一例[J]. 中华医学杂志, 2005, 85(42)：3004.

[11] 中华医学会心血管病学分会肺血管病学组. 中华心血管病杂志编辑委员会中国肺高血压诊断和治疗指南 2018 [J]. 中华心血管病杂志, 2018, 46(12)：933-964.

[12] Rich J D, Shah S J, Swamy R S, et al. Inaccuracy of Doppler echocardiographic estimates of pulmonary artery pressures in patients with pulmonary hypertension：implications for clinical practice[J]. Chest, 2011, 139(5)：988-993.

[13] D'Alto M, Romeo E, Argiento P, et al. Accuracy and precision of echocardiography versus right heart catheterization for the assessment of pulmonary hypertension[J]. Int J Cardiol, 2013, 168(4)：4058-4062.

[14] Jing Z C, Xu X Q, Han Z Y, et al. Registry and survival study in chinese patients with idiopathic and familial pulmonary arterial hypertension[J]. Chest, 2007, 132(2)：373-379.

[15] Opitz C F, Hoeper M M, Gibbs J S, et al. Pre-capillary, combined, and post-capillary pulmonary hypertension：a pathophysiological continuum[J]. J Am Coll Cardiol, 2016, 68(4)：368-378.

[16] Kobe J, Mishra N, Arya V K, et al. Cardiac output monitoring：technology and choice

[J]. Ann Card Anaesth，2019，22(1)：6-17.

[17] Reshetnik A，Gjolli J，Van der Giet M，et al. Non-invasive oscillometry-based estimation of cardiac output：can we use it in clinical practice [J]? Front Physiol，2021，12：704425.

[18] Robin E，Costecalde M，Lebuffe G，et al. Clinical relevance of data from the pulmonary artery catheter [J]. Crit Care，2006，10：3.

[19] Pinsky M R，Vincent J L. Let us use the pulmonary artery catheter correctly and only when we need it [J]. Crit Care Med，2005，33(5)：1119-1122.

[20] Wittayachamnankul B，Chentanakij B，Sruamsiri K，et al. The role of central venous oxygen saturation，blood lactate，and central venous-to-arterial carbon dioxide partial pressure difference as a goal and prognosis of sepsis treatment [J]. J Crit Care，2016，36：223-229.

[21] Braun J P，Schroeder T，Buehner S，et al. Small-dose epoprostenol decreases systemic oxygen consumption and splanchnic oxygen extraction during normothermic cardiopulmonary bypass [J]. Anesth Analg，2006，102：17-24.

第七章 脉搏指示连续心输出量血流动力学监测技术

脉搏指示连续心输出量(PiCCO)即脉搏指示剂连续心输出量监测,是一项微创血流动力学监测技术,该方法将经肺热稀释技术与动脉搏动曲线分析技术相结合,采用成熟的热稀释法测量单次心输出量,通过分析动脉压力波形下的曲线面积来获得连续心输出量,同时可以提供容量反应性和肺水等指标,使危重病人的血流动力学监测更加准确和全面,从而可以对患者进行更有效的容量管理和药物治疗。

第一节 PiCCO 的基本原理和监测方法

一、PiCCO 的基本原理

PiCCO 技术的工作原理有两种:经肺热稀释法(TPTD)和脉搏轮廓分析法(PiCCO)。

1. 经肺热稀释法

PiCCO 中单一温度热稀释心排血量技术是根据温度-染料双指示剂稀释心排血量测定技术发展而来,经肺热稀释法和肺漂浮动脉导管一样,都是通过 Stewart-Hamilton 公式得出的心输出量。临床研究显示,PiCCO 经肺热稀释法测得的心输出量和肺动脉漂浮导管有良好的一致性。

2. 脉搏轮廓分析法

Wesseling 于 1983 年提出心搏量与主动脉压力曲线的收缩面积成正比,压力依赖于顺应性及其系统阻力,并做了压力、心率、年龄等影响因素校正后,该法逐渐得到广泛认可,并应用于临床。动脉脉搏压力收缩压的曲线下面积,即是每搏量(SV),再乘以心率(HR)即可获得持续的心输出量(CO)。动脉压力波形和曲线下面积不仅仅受到每搏量的影响,还受到每个患者个体不同血管顺应性的影响。因此,脉搏轮廓分析法测得的心输出量与真实心输出量之间,还需要一个准确的校准因子。经肺热稀释法为脉搏轮廓分析法提供了这个校准因子。研究证明 PiCCO 的脉搏轮廓分析法有效可靠，已在重症患者中广泛使用。

二、PiCCO 的监测方法

PiCCO 监测仪测定时需要在颈内静脉或锁骨下静脉放置中心静脉导管，用于注射冰水，在患者的大动脉（如股动脉）置入 PiCCO 专用监测导管并与监护仪连接，以获得动脉波形及压力并监测血液温度。根据机器使用说明推荐，测量时经中心静脉导管注入 15 mL 温度<8 ℃ 的生理盐水；计算机根据 PiCCO 导管采集的信号，可以将整个热稀释过程描记出热稀释曲线，并自动对该曲线波形进行分析，得出一些静态血流动力学基本参数；对 PiCCO 导管测得的股动脉压力波形进行分析，结合热稀释法得到的校准因子，经专利算法计算出连续的血流动力学参数（见图 7.1）。

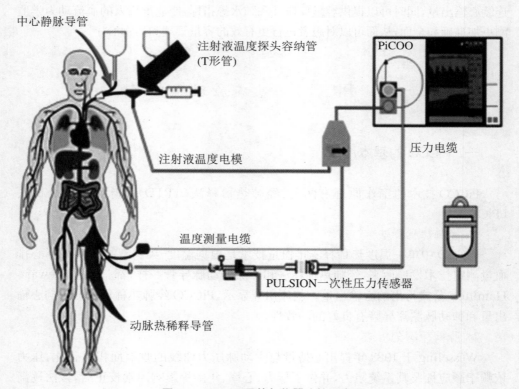

中心静脉导管

注射液温度探头容纳管
(T形管)

PiCOO

压力电缆

注射液温度电模

温度测量电缆

PULSION一次性压力传感器

动脉热稀释导管

图 7.1　PiCCO 导管与仪器连接示意图

Sakka 等对 PiCCO 和 Swan-Ganz 监测导管进行相关性分析，显示两种方法的心输出量、心指数（CI）、每搏量、外周血管阻力（SVR）具有很好的相关性，其中心输出量、心指数的相关系数在 0.860 以上。PiCCO 技术创伤小，受呼吸的影响小，获

推荐取三次快速注射冰生理盐水测得的平均值。在这种情况下,PiCCO能检测到的最小心输出量改变是12%,与肺动脉导管相似。

第二节　PiCCO血流动力学参数的意义

PiCCO将经肺热稀释技术与动脉搏动曲线分析技术相结合,运用这两种技术可以得到两套参数,这些参数可以有效地指导临床进行血流动力学监测和容量管理(图7.2)。

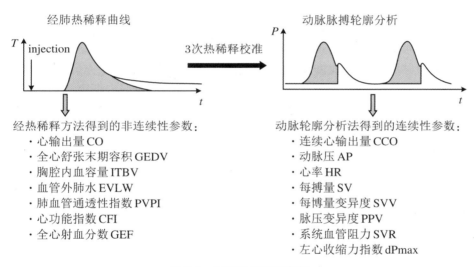

经肺热稀释曲线　　　　　　　　　　　　　　动脉脉搏轮廓分析

3次热稀释校准

经热稀释方法得到的非连续性参数:
- 心输出量 CO
- 全心舒张末期容积 GEDV
- 胸腔内血容量 ITBV
- 血管外肺水 EVLW
- 肺血管通透性指数 PVPI
- 心功能指数 CFI
- 全心射血分数 GEF

动脉轮廓分析法得到的连续性参数:
- 连续心输出量 CCO
- 动脉压 AP
- 心率 HR
- 每搏量 SV
- 每博量变异度 SVV
- 脉压变异度 PPV
- 系统血管阻力 SVR
- 左心收缩力指数 dPmax

图 7.2　PiCCO 测量的参数

一、心输出量/心指数

心输出量是指心脏1 min内泵出的血液量,是临床上了解循环功能最重要的基本指标,可反映整个循环系统的功能状况。心指数是单位体表面积的心输出量值,正常值为3~5 L/min·m²。一般注射一次冰水即可显示出两者的精确数值,临床上通常通过连续三次注射冰水,取三次数值的平均值以减少误差,监测仪系统会根据三次平均值对动脉波形进行分析计算和校正,并对相关参数进行连续监测。病情无特殊变化时每6~8 h校正一次即可。当患者病情发生明显变化时(如:容量复苏、使用了血管活性药物及大血管阻断或者开放后),需要随时校正热稀释曲线,以获得更准确的连续心输出量。

二、胸腔内总血容量(ITBV)

胸腔内总血容量是反映循环血容量的有效参数,由左、右心室舒张末期容量和肺血容量组成,因而与心腔充盈量密切相关。胸腔内总血容量可作为心脏前负荷的灵敏度指示器,是较肺毛细血管楔压(PCWP)和中心静脉压(CVP)更好的心脏前负荷指标。正常值为 $850 \sim 1000$ mL/m²,作为反应心脏前负荷的指标,小于低值提示前负荷不足,大于高值提示前负荷超过正常值。

三、心脏舒张末总容量指数(GEDI)

全心舒张末期容量指数是指心脏舒张末期四个腔室内血液的总和与体表面积的比值。注射冰盐水后,冰盐水会经过右心→肺→左心,最后到达股动脉被监测到。在这个过程中,机器会分析血温随时间的变化,从而测量出心脏完全充盈的状态下,心脏四个腔室内的总容量,即全心舒张末期容量指数。全心舒张末期容量指数直接反映循环容量状态,是心脏前负荷良好的指标。全心舒张末期容量指数监测不受机械通气、胸腔压力和心室顺应性的影响,可以更准确地反映前负荷。传统上以采用较难监测的肺小动脉楔入压或者左心室舒张末期压作为前负荷指标,事实上这些压力指标并不总是能正确反映容量状态。大量实验和研究表明,全心舒张末期容量指数在反映心脏前负荷方面,不但敏感性和特异性优于常规使用的心脏充盈压力中心静脉压和肺毛细血管楔压,而且也优于右心室舒张末期容量。其正常值为 $680 \sim 800$ mL/m²,小于低值提示前负荷不足,大于高值提示前负荷超过正常值。

四、血管外肺水指数(EVLWI)

肺的含水量是由肺血的含水量和血管外肺水量组成。血管外肺水(EVLW)指的是胸腔内分布于肺血管以外的液体,该液体由血管滤出进入组织间隙,由肺毛细血管内静水压、肺间质静水压、肺毛细血管内胶体渗透压和肺间质胶体渗透压所决定。任何原因引起的肺毛细血管滤出过多或液体排出受阻都会使血管外肺水增加,导致肺水肿。血管外肺水指数正常值为 $3.0 \sim 7.0$ mL/kg,大于 7 时一般提示肺水过多,肺水肿发生风险增加。超过正常 2 倍的血管外肺水就会影响气体弥散和肺的功能,出现肺水肿的症状与体征。血管外肺水指数已被提议作为一种诊断工具,既可衡量临床和影像学检查不易发现的亚临床肺水肿,并能通过分析血管外肺水与肺血容量(PBV)的比值,进一步区分肺水肿的原因。血管外肺水指数是监测脓毒症、急性呼吸窘迫综合征(ARDS)和心力衰竭的肺水肿和通透性的有用指标。血管外肺水指数增加与高死亡率相关,并与急性呼吸窘迫综合征的严重程度相关。此外,血管外肺水指数在休克、胸腔外科学、多发性创伤、神经危重症和其他疾病中有潜在的预后相关性。

五、肺血管通透性指数(PVPI)

左心衰、肺炎、败血症、中毒、烧伤等都可使肺的液体含量增加,增多的液体转到间质或肺泡腔,可以是由于血管滤过压和血管表面积增加(左心衰,液体容量超荷),抑或是由于肺血管对血浆蛋白通透性增加(内毒素,肺炎,败血症,中毒,烧伤等)所致,漏出的蛋白吸引更多的水,静水压和通透性增加,都会助长血管外肺水的增加。当肺血管通透性增加已经引起肺水肿时,血管外肺水床边数据能定量通透性损伤程度,肺血管通透性指数是指血管外肺水同胸内血容量之比(EVLW/ITBV)。肺血管通透性指数正常值为 1.0~3.0。血管外肺水升高提示肺水肿的存在,结合肺血管通透性指数,可以帮助判断肺水肿的类型。如果血管外肺水升高明显,而胸腔内总血容量正常,肺血管通透性指数会明显升高,表明是肺血管通透性增加(急性呼吸窘迫综合征等)引起的肺水肿;如果血管外肺水升高明显,同时胸腔内总血容量也明显升高,肺血管通透性指数在正常范围,表明是静水压升高(如左心衰、补液过量等)引起的肺水肿。正确判断肺水肿成因对于临床治疗具有重要意义。

六、每搏量变异度(SVV)

机械通气的患者胸腔内压力随呼吸周期而变化,胸腔内压力的变化进而影响回心血量和每搏量的变化,在容量不足的患者,这种变化更为显著。每搏量变异度分析的就是由于机械通气的影响导致的左室泵血增加或减少的状态。每搏量变异度指的是一定时间内,最大每搏量(SV_{max})与最小每搏量(SV_{min})的差值与每搏量平均值(SV_{mean})的比值,计算公式为 $SVV = (SV_{max} - SV_{min})/SV_{mean} \times 100\%$,其中 $SV_{mean} = (SV_{max} + SV_{min})/2$(图 7.3)。不同方法或系统测得的每搏量变异度有所不同,PiCCO测得的每搏量变异度正常值≤10%,当 SVV>10%,一般提示容量不足,补充液体后每搏量变异度变小则认为对容量补充有反应。为了避免自主不规则呼吸引起心搏量周期性改变的不稳定,每搏量变异度的测定需要患者充分镇静,呼吸机容量控制性通

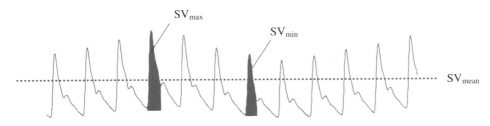

图 7.3　每搏量变异度的计算原理

气。达到以上条件,每搏量变异度就能比中心静脉压、全心舒张末期容量等静态指标更能反映容量反应性,每搏量变异度具有更高的敏感性和特异性。

在临床医疗实践中,每搏量变异度的应有也有其局限性:① 每搏量变异度不能用于自主呼吸的患者;② 不能用于严重心律失常的患者;③ 每搏量变异度产生机制源于机械通气对回心血量的影响,当潮气量过小时(小于 8 mL/kg)对胸腔内回心血量影响较小,此时不能以每搏量变异度的变化评价液体治疗的效果;④ 不同的监测系统进行动脉搏形计算方法不同,得出的每搏量变异度不同。因此,不能仅仅依靠 SVV 预测液体治疗的效果,还要根据患者的病情以及其他血流动力学参数做出综合判断。

七、外周血管阻力指数(SVRI)

外周血管阻力是左心室后负荷的重要指标。外围血管阻力指数正常值为 1200 ~2000 dyn·s·cm^{-5}·m^2,体循环中小动脉病变,或因神经体液等因素所致的血管收缩与舒张状态,均可影响结果。外周血管阻力指数明显降低时,血流阻力降低,血流量增多,但同时也意味着在毛细血管红细胞的流速增大,即红细胞无法充分释放氧气,导致组织缺氧;外周血管阻力指数明显升高时,阻力血管口径减小,血流量就减少,但会导致单位时间通过毛细血管的红细胞数量减少,组织获得的氧气减少。因此在外周血管阻力明显改变的病理状态下,只有将其调整在正常范围内,才能保证有效的微循环氧供。

八、左心收缩指数(dPmax)

左心室收缩产生的能量传输到整个动脉系统,在动脉波形上形成一个陡然升高的上升波形,成为动脉波形升支。动脉波形升支的上升速度和幅度反映了心脏收缩能力和循环的容量状态。心脏射血时,血压会突然上升,对血压上升的加速度进行分析,得到加速度的最大值即是 dPmax。d 代表数学符号导数,P 是压力,max 代表最大,即动脉压力曲线上最大的斜率(ΔPmax/Δt),收缩力越大则斜率越大。

在临床中,dPmax 可以用于评估左心收缩的情况、调整正性肌力药的种类及剂量。

九、全心射血分数(GEF)

全心射血分数是指一次心搏中心脏四个腔室射出的血量之和与全心舒张末期容量的比值,GEF = 4×SV/GEDV,正常值是 25% ~35%。当其低于正常值时,说明病人发生心功能不全,但要判断是左心衰还是右心衰,则需要结合左心收缩指数。如果全心射血分数和左心收缩指数同时降低 则考虑是左心衰 但也不除外病人同时有右心衰。此时建议借助心脏超声帮助临床明确诊断。

十、心功能指数(CFI)

心功能指数是评价治疗效果的一个参数,CFI = CI/GEDI,正常值是 4.5~6.5 L/min。全心射血分数反映的是一次回心血量和排出血量的比值,而心功能指数反映的是一段时间的回心血量和排出血量的比值。发生心衰的病人在给予正性肌力药物治疗后心功能指数测量值有所攀升,说明强心药物选择是正确的。如果参数没有变化或者反而降低,则考虑病人的前负荷容量问题并没有解决。

PiCCO 测定的参数较多,临床上需要正确判断分析这些指标的意义,才能合理地应用这些指标指导诊断和治疗。总体思路是以心输出量达标为目标。如心输出量不达标,依据容量参数判断容量是否达标,容量不足则补充容量;如容量达标后如心输出量仍不达标,血管外肺水正常,考虑使用血管活性药物增加心输出量;如血管外肺水超出正常值,则应采取利尿治疗,使容量回归正常水平。每个患者的具体情况不同,应该采取个体化的个体化评估和治疗方案。设备制造商提供了一个 PiCCO 指导血流动力学管理决策树供临床工作者参考(图 7.4)。

第三节　PiCCO 使用适应证和禁忌证

一、PiCCO 使用适应证

临床上需要进行心血管功能和循环容量状态监测的病人,诸如严重创伤、呼吸循环功能严重受损、重大手术、严重烧伤以及需要中心静脉和动脉插管监测的病人,均可使用 PiCCO:

① 休克;
② 急性呼吸窘迫综合征;
③ 急性心功能不全;
④ 肺动脉高压;
⑤ 心脏及腹部、骨科大手术;
⑥ 严重创伤;
⑦ 脏器移植手术。

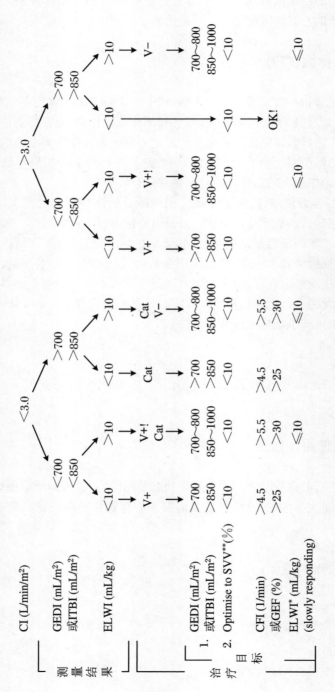

图7.4 PiCCO指导血流动力学管理决策树

V+=增加容量 (!=慎重) V-=减少容量 Cat=儿茶酚胺/心血管药物

二、PiCCO 使用禁忌证

有些为相对禁忌证,如股动脉插管受限的可考虑腋动脉或其他大动脉,下列有些情况下 PiCCO 测定的值差异较大,可靠性变差,故也列入其中。

① 穿刺部位感染;

② 严重出血性疾病;

③ 动脉狭窄,肢体有栓塞史;

④ 肺叶切除,肺栓塞,胸内巨大占位性病变;

⑤ 体外循环期间;

⑥ 体温或血压短时间变差过大;

⑦ 严重心律失常;

⑧ 严重气胸,心肺压缩性疾患;

⑨ 心腔内肿瘤;

⑩ 心内分流。

第三节　PiCCO 的临床应用

PiCCO 监测适用于危重患者的血流动力学监测和治疗,与传统的漂浮导管等监测技术相比,该项技术的主要优势如下:

① 使用方便,不需要应用漂浮导管,只用一根中心静脉和动脉通道,就能提供多种参数如心指数、外周血管阻力、每搏量变异度、外周血管阻力指数、胸腔内血容量、血管外肺水、肺血管通透性指数等同时反映患者循环功能情况和肺水肿的情况。

② 将单次心排血量测定与连续心输出量监测相结合,便于临床能及时客观地将多种血流动力学数据进行比较和综合判断。

③ 血管外肺水比肺动脉楔压在监测肺水肿的发生与量化方面具有独特优势。

④ PiCCO 操作简单,损伤小,避免了肺动脉漂浮导管的损伤与危险。根据 PiCCO 监测数据指导补液和血管活性药物的使用,可改善患者血流动力学状态,维持重要器官血液灌注,防止发生肺水肿等并发症,缩短住院时间,改善患者预后。

一、在心血管内科病人中的应用

心力衰竭是一种复杂的临床综合征,是指由于心脏的收缩功能和(或)舒张功能发生障碍,不能将静脉回心血量充分排出心脏,导致静脉系统血液淤积,动脉系统血液灌注不足,从而引起心脏循环障碍症候群,此种障碍症候群集中表现为肺淤血、腔静脉淤血。心力衰竭并不是一个独立的疾病,而是心脏疾病发展的终末阶段。对于处于复杂血流动力学状态患者而言,准确了解病情变化时的血流动力学参数能更好地进行治疗,可避免盲目使用利尿剂及过度限制液体摄入量所导致的不良后果。

PiCCO 监测对于心血管疾病的诊断和治疗具有非常重要的指导作用,能够早期发现肺水肿及帮助鉴别肺水肿成因。同时存在心力衰竭及感染性休克的患者在临床上很常见。心力衰竭的患者与感染性休克的患者相比,在具有较低的肺血管通透性指数,同时反应心肌收缩功能的左心收缩指数和心功能指数也相对较低,但在感染性休克时患者,仅有血管舒张功能受损的患者,心功能指数可能无明显降低。联合使用血管外肺水指数和肺通透性指数肺血管通透性指数可以用于鉴别心源性和非心源性呼吸困难。心源性呼吸困难的患者除了血管外肺水指数增加外,心肌收缩功能的指标亦降低。

心力衰竭患者的治疗重点是采用个体化的治疗策略,降低心脏前后负荷,重建组织与血管之间的液体平衡,改善心脏功能。心力衰竭的患者需要精确的液体管理,射血分数保留的心力衰竭患者虽然心脏的收缩功能尚可,但由于舒张功能受损,心室充盈受限,当容量负荷增加时,也会出现肺淤血。所以,心脏泵衰竭的患者主要的血流动力学矛盾,是找到合适的前负荷水平,既能尽量保证足够的心输出量,保证重要脏器灌注,又能使肺淤血的程度维持在可接受的水平。即使对于容量相对不足的患者,由于存在心脏泵衰竭,容量的补充并不能得到与之相匹配心输出量增加,反而可能加重肺水肿。PiCCO 监测容量监测胸腔内总血容量、以及舒张末总容量指数和血管外肺水指数是非常有效的液体治疗的指标,维持前负荷在正常水平,使血管外肺水指数接近于正常的高限是合适的。PiCCO 参数指导下通过优化血流动力学参数以及对液体复苏、正性肌力药物和血管加压药物的给药反应来实现个体化治疗。反映心脏收缩功能的指标(左心收缩指数、全心射血分数、心功能指数)在判断有无心力衰竭、左心衰、右心衰以及评价强心药物的治疗效果方面具有指导意义。

二、在感染性休克患者中的应用

感染引发机体复杂的反应,包括抗炎和促炎反应、内皮功能障碍、血管舒张和毛细血管通透性增加,最终导致器官衰竭和死亡。因此,除了紧急抗菌治疗外,还需要适当的初始复苏。脓毒性休克时,全身血管扩张和血管通透性增加导致有效循环容量减少,从而导致绝对或相对的低血容量状态。初始复苏的主要措施之一就是容量的管理,以恢复血管内容量,增加心输出量和减轻器官功能障碍。然而,积极的液体治疗可能会导致过度毛细血管渗漏和肺水肿，诱发肺换气功能障碍和右心衰竭。现在比较明确的是液体过负荷与危重病人死亡率增加有关。临床医生必须不断评估液体反应性，以避免这种问题的出现。在 PiCCO 监测可以直观的评估容量状态和心输出量变化，从而进行合理的液体治疗。

感染性休克合并急性肺损伤存活患者的液体正平衡为感染性休克患者死亡的独立危险因素。对感染性休克患者达到 24 h 目标导向治疗后，采取限制性液体管理可降低病死率及多器官功能障碍的发生率，改善患者预后。近年来，多项国外多中心研究发现以血管外肺水指数、肺血管通透性指数、心指数、外周血管阻力指数、全心舒张末期容量指数指导感染性休克患者液体治疗和血管活性药物的使用，更能保持合理的容量水平，更有利于降低肺水肿发生率，改善氧合，缩短机械通气时间及降低病死率，改善预后。在感染性休克患者撤离呼吸机过程中，通过监测胸腔内血容量指数和血管外肺水指数，实施限制性液体管理，可显著增加呼吸机脱机成功率。

超过半数的感染性休克患者在疾病的任何阶段都可能出现左室收缩功能障碍，并伴有低左室射血分数和心输出量。PiCCO 监测下能早期发现可能发生的心功能障碍，判断低血压原因，应用多巴酚丁胺强心等的治疗措施增加心脏做功，提高心输出量。

三、在急性呼吸窘迫综合征(ARDS)患者中的应用

急性呼吸窘迫综合征是指肺内、外严重疾病导致以肺毛细血管弥漫性损伤、通透性增强为基础，以肺水肿、透明膜形成和肺不张为主要病理变化，以进行性呼吸窘迫和难治性低氧血症为临床特征的急性呼吸衰竭综合征。急性呼吸窘迫综合征是急性肺损伤发展到后期的典型表现。该病起病急骤，发展迅猛，预后极差，死亡率高达 50% 以上。

氧合指数(PaO_2/FiO_2)是反应急性呼吸窘迫综合征严重程度的指标。血管外肺水与氧合指数呈显著负相关，与 PEEP 呈显著正相关，血管外肺水增加是急性呼吸窘迫综合征肺泡不张的原因之一。早期识别肺水肿在急性呼吸窘迫综合征患者的诊疗有重要意义。肺水肿的存在和严重程度通常根据体检、病史、实验室检查和胸片检查结果进行评估。然而，包括胸部 X 光在内的这些参数的解释易受观察者主观因素的影响。血管外肺水能够直接反应肺内血管外肺内液体的多少。同时还可作为急性呼吸窘迫综合征患者的诊疗量化指标评价其病理生理改变。炎症介质引起肺毛细血管内皮损伤以致肺毛细血管通透性改变，肺血管通透性指数可直接反映肺毛细血管的通透性，肺血管通透性指数与肺损伤严重程度呈正相关，肺血管通透性指数越高，肺损伤越严重，该参数较其他传统参数判断肺水肿的程度及预后更准确，更具优越性。血管外肺水可用于预测急性呼吸窘迫综合征患者的发病及

预后,特异度为 66.7%,灵敏度为 94.1%,回顾性研究指出,肺血管通透性指数诊断急性呼吸窘迫综合征的灵敏度为 85%,特异度为 100%。Kushimoto 等对不同病因导致的呼吸困难患者进行研究发现,肺血管通透性指数在 2.60～2.85 时诊断急性呼吸窘迫综合征的特异度高达 95%,肺血管通透性指数<1.7 时可作为排除急性呼吸窘迫综合征的依据。因此,肺血管通透性指数是评价肺部病理生理过程的重要参数之一,其价值在临床实践中逐渐得到了肯定和重视。专家共识建议将血管外肺水指数和肺血管通透性指数作为急性呼吸窘迫综合征患者的早期诊断治疗和判断预后的指标。

四、在严重烧伤患者中应用

烧伤后机体迅速发生体液渗出。体液渗出的速度,一般以伤后 6～12 h 内最快,持续 24～36 h,严重烧伤可延至 48 h 以上。在较小面积的浅度烧伤,体液渗出主要表现为局部的组织水肿,一般对有效循环血量无明显影响。当烧伤面积较大(一般指 Ⅱ°、Ⅲ°烧伤面积成人在 15%,小儿在 5% 以上者),尤其是抢救不及时或不当,人体不足以代偿迅速发生的体液丧失时,则循环血量明显下降,导致血流动力与流变学改变,进而发生休克。因此在较大面积烧伤,此期又称为休克期。体液渗出主要因毛细血管通透性增加所致。烧伤后立即释放的多种血管活性物质,如组胺、5-HT、激肽、前列腺素类、儿茶酚胺、氧自由基、内皮素、肿瘤坏死因子、血小板活化因子、白三烯、溶酶体酶等,是引起烧伤后微循环变化和毛细血管通透性增加的重要因素。此外,近年来发现,严重烧伤早期迅即发生的心肌损害,也是休克发生和发展的重要因素之一。在较大面积烧伤,防治休克是此期的关键。烧伤后 36～72 h,毛细血管的完整性可重建,从间质间隙中进行液体重吸收,减少对输液的需要。

严重烧伤休克期血流动力学呈"低排高阻",即心指数低于正常值和外周血管阻力指数明显高于正常值。回吸收期血流动力学呈"高排低阻",即心指数持续升高,甚至超出正常值上限;外周血管阻力指数进行性降低,甚至低于正常值下限。烧伤后若未及时给予有效的治疗及监测评估,机体极易发生血流动力学紊乱,影响患者预后。

《烧伤休克防治全国专家共识(2020 版)》指出,烧伤休克患者可采用 PiCCO 技术或放置漂浮导管行血流动力学监测。中心静脉压低于正常下限(0.49 kPa)时,应加快补液。若血压低,而中心静脉压反而升高,应减慢输液速度,防止心力衰竭和肺水肿。监测肺动脉压、肺动脉楔压、心输出量、心指数、左心室做功指数、右心室做功指数、周围血管阻力、肺血管阻力和血管外肺水量,可较精确地指导休克的治疗。采用 PiCCO 技术监测患者心指数、全心舒张末期容量、胸腔内血容量和每搏量变异度有助于指导严重烧伤患者的容量管理,避免补液过少或补液过多;联合应用肺血管通透性指数、血管外肺水指数和胸腔内血容量等参数,有助于预测过多补液导致肺水肿发生的风险。

五、在外科手术患者围术期应用

随着医疗技术的不断进步,越来越多的高龄和危重症病患者接受手术治疗,越来越多的患者接受心胸外科、器官移植等重大手术。这些患者往往合并多种基础疾病,存在不同程度的脏器功能不全,如何维持患者围术期血流动力学平稳就变得尤为重要。血流动力学监测是围术期判断患者状态,指导麻醉及液体管理,改善患者预后的重要依据。

(一)在心血管外科手术患者中的应用

接受心血管手术的心脏病患者,往往合并有严重的心血管功能障碍,加上麻醉药物对心血管功能的影响,这部分患者的麻醉诱导期血流动力学的管理非常重要,应用 PiCCO 进行血流动力学监测,根据心肌收缩力、前负荷、后负荷的变化情况,采取有针对性的干预措施,及时纠正不利的病理生理改变,可以使患者更安全地度过麻醉诱导期。在非体外循环下冠状动脉旁路移植术中血流动力学改变多样化,血管活性药物的反应性个体差异大,而根据 PiCCO 提供的心血管系统容量、压力、心收缩力等监测数据,指导调整血管活性药物,并调节适宜于心脏恢复的前后负荷,维持血流动力学稳定,改善组织灌注不足,并且血管外肺水指数的变化早于患者血气的改变,利于早期发现肺水肿的发生。

心脏术后患者由于原有疾病和心肌损伤,术后血流动力学的脆弱状态仍会持续一段时间。应用 PiCCO 对心脏直视术后患者血流动力学参数进行监测,能更有效地查找血流动力学不稳定的原因,为临床医生及时判断病情、制订治疗方案提供可靠的依据,降低术后并发症发生率及死亡率,提高手术成功率。

(二)在肝移植手术中的应用

肝移植手术仍然是唯一能保证终末期肝病患者长期存活的治疗手段。肝移植手术操作复杂、手术时间长、创伤大,同时肝移植手术历经无肝前期、无肝期、新肝期,术中急剧的血流动力学变化,给麻醉医师带来了巨大挑战。大部分接受肝移植手术的患者术前合并低蛋白血症、腹水、门脉高压等合并症,且摄入不足,同时这些患者为高血容量状态,术前可能同时存在肝肾综合征、肝肺综合征、肝脑综合征等。对于这类患者,传统的容量监测指标准确性变差,血压、中心静脉压、肺毛细血管楔压等指标也并不精准。为保证重要脏器灌注,客观评估机体容量状态,临床上要综合观察患者围术期监测指标的变化,包括有创动脉血压、心率、血氧饱和度,另外也要持续行中心静脉压、肺毛细血管楔压监测,院内有条件时可以采用 PiCCO 和血管外肺水监测,根据血管外肺水值进行容量治疗。

部分肝移植患者可能存在有效循环血容量不足的情况,尤其是无肝前期手术出血多。因此,麻醉医师首先要充分了解患者的基础疾病,在 PiCCO 指导下,输注红细胞、血浆、白蛋白等维持有效的循环血容量。在无肝期,肝动脉、门静脉包括一些腔静脉处于部分或者全部的阻断状态,甚至带来高达 50%~60%回心血量的骤减,在这种状态下,有效回心血量减少就会产生急剧的血流动力学变化。同时,患者术前可能存在心脏功能不全,血管调节能力下降,大量输液可能导致患者发生心血管意外事件以及并发症。因而在阻断期间,不能一味地过度大量补液,建议在 PiCCO 参数指导下使用血管活性药物来维系患者的血流动力学稳定。

在无肝期血流阻断期间,组织乏氧代谢,产生酸性代谢产物、毒性介质或其他电解质水平紊乱。一旦血流开放,进入新肝期,大量血管扩张物质进入血管,将会引起患者血压迅速下降。此类患者虽然在新肝期是高血容量状态,但是有效容量低,很多液体聚集在第三间隙,甚至组织间隙中已经发生水钠潴留,但是之后随着血流开放,第三间隙液体会逐渐归还至血管中,因此新肝期液体管理也是主张适度限制性补液,无需过度补液。过多的液体摄入,会加重心脏负担,导致肝脏淤血,影响新肝功能,血管外肺水增加的也可能损伤肺的交换功能,延长术后机械通气时间,影响预后。

肝移植手术的不同阶段血流动力学的状态不同,调控的目标也不同,PiCCO 参数全面,能全面反映容量血管阻力和心肌收缩力以及血管外肺水情况,对整个肝移植围术期的血流动力管理有着较好的指导作用。

(三) 在肺移植手术中的应用

对于晚期肺部疾患,肺移植手术仍然被认为是最有效的治疗方法。患者原有的肺动脉高压、右心功能不全、术中机械通气、肺血管的阻断和开放、缺血再灌注损伤等多种因素的影响,使得肺移植术中血流动力学和液体的管理面临极大的挑战。及时、准确、动态的血流动力学监测很关键。依据 PiCCO 监测获得的血流动力学参数,可以帮助鉴别低血压原因,指导循环容量的管理,评价心脏功能和血管活性药支持效果,保证重要脏器灌注,尤其是对血管外肺水的监测,能够及时发现或避免肺水肿的发生,有助于移植肺功能的恢复。

(四) 在其他手术中的应用

随着人口老龄化程度地不断加深,老年高龄手术患者的比例逐年增加,此类患者除了老龄化伴随的生理功能下降外,还可能多合并有多种基础疾病,本身就存在严重的心血管疾病和不稳定的血流动力学状态。这部分患者在接受髋关节置换、食管、胃肠道等复杂大手术时,血流动力学调控和容量的管理也是围手术期管理的重点和难点。在 PiCCO 指导下,采用目标导向液体治疗,合理的应用血管活性药

物,是保证患者围术期安全,改善预后的重要措施。在创伤休克的患者中应用
PiCCO 有助于指导液体复苏和心血管活性药物的选择,亦能提高创伤休克患者的
救治率。

本 章 小 结

PiCCO 的应用为危重患者的容量管理提供更加客观的数据,使临床医生能更
容易和准确地掌握患者的病情变化,较大程度摆脱主要依靠经验的容量管理模式,
实现危重病人的容量管理客观化、数据化、实时化,指导危重病人的救治和手术患
者的血流动力学管理。但其也存在着不足。因为需要进行动脉和静脉置管,临床
应用时需考虑患者出凝血功能和穿刺部位局部皮肤和血管情况,避免穿刺和导管
留置产生的血肿、血栓等相关并发症。严重心律失常或主动脉球囊反搏使用中的
病人,其动脉压力曲线显著改变,脉搏轮廓分析法得到的参数变得不准确,但采用
热稀释法得到的参数仍然是准确的。

任何一种血流动力学监测技术都不是完美的,任何一种监测方法所获得的数
值也不是绝对正确的,PiCCO 的指标也不总是能正确地反映血流动力学状态,因
而在临床应用过程中,应综合患者症状、体征或者其他监测手段,正确地解读各参
数的临床意义。

参考文献

[1] Scheeren T W L, Ramsay M A E. New Developments in Hemodynamic monitoring[J].
J Cardiothorac Vasc Anesth, 2019,33(Suppl 1):S67-S72.

[2] Hernández G, Ospina-Tascón G A, Damiani L P, et al. Effect of a resuscitation strate-
gy targeting peripheral perfusion status vs serum lactate levels on 28-day mortality a-
mong patients with septic shock: the ANDROMEDA-SHOCK randomized clinical trial
[J]. JAMA, 2019, 321:654-664.

[3] Herner A, Heilmaier M, Mayr U, et al. Comparison of cardiac function index derived
from femoral and jugular indicator injection for transpulmonary thermodilution with the
PiCCO-device: a prospective observational study[J]. PLoS One,2018,13(7):e0200740.

[4] Pan G, Fan X, Bian J, et al. Application and significance of PiCCO monitoring tech-
nique combined with troponin I detection in fluid resuscitation of elderly patients with
septic myocardial dysfunction[J]. American Journal of Translational Research, 2021,
13(6):6846-6854.

[5] 中国老年医学学会烧创伤分会.烧伤休克防治全国专家共识(2020 版)[J].中华烧伤杂

　　　　　　志,2020,36(9):786-792

［6］　中华医学会器官移植学分会围手术期管理学组.成人肝移植围手术期麻醉管理专家共识
　　　　（2021 版）［J］.中华器官移植杂志,2021,42(6):329-335.

［7］　Beurton A,Teboul J L,Monnet X. Transpulmonary thermodilution techniques in the
　　　　haemodynamically unstable patient［J］. Curr Opin Crit Care,2019,25(3):273-279.

［8］　Salden R L T N,van Bommel R J A,Pauw R G. Camel shape in transpulmonary ther-
　　　　modilution monitoring［J］. Intensive Care Med,2019,45(11):1653-1654.

［9］　Gavelli F,Castello L M,Avanzi G C. Management of sepsis and septic shock in the e-
　　　　mergency department［J］. Intern Emerg Med,2021,16(6):1649-1661.

［10］　Vetrugno L,Bignami E,Barbariol F,et al. Cardiac output measurement in liver trans-
　　　　plantation patients using pulmonary and transpulmonary thermodilution:a comparative
　　　　study［J］. J Clin Monit Comput. 2019,33(2):223-231

第八章 LiDCO 监测的临床应用

随着科学技术的不断进步,血流动力学监测技术也得到快速发展,从间断提供简单参数的有创监测,发展到连续、多参数、微创或无创的血流动力学监测。从而,为临床诊断与治疗提供了有利帮助。

目前,连续血流动力学监测 LiDCO 系统被临床广泛应用。它由 LiDCO™plus 和 LiDCOrapid 两种不同监测模式组成,通过微创或无创的方法,连续监测,提供血流动力学参数。本章对 LiDCO 系统原理、临床应用进展进行详细叙述。

第一节 LiDCO 监测的临床应用历史

LiDCO 公司成立于 1991 年,位于英国伦敦,着力开发微创血流动力学监测设备。1999 年第一代血流动力学设备 LiDCO™plus 在英国上市,2016 年第二代产品 LiDCOrapid 获得国家食品药品监督管理总局(China food and drug administration,CFDA)批准,在中国上市。

第二节 监测原理及方法

一、血流动力学监测原理

1. 压力波形分析法

德国生物学家奥托·富兰克(Otto Frank)通过长期心脏生理的研究,发现主动脉脉搏压力与每搏量密切相关,首次提出了通过动脉波形估算心输出量的方法。以前,人们都认为心室射血是瞬间完成的。而实际上,心室射血是在一段时间内完成的,开始于主动脉瓣开放,结束于主动脉瓣关闭。因此,射血所产生的血压会受心室顺应性和动脉阻力等因素影响。为了解决这个问题,富兰克用"Windkessel 模型(弹性腔模型)"来拟合血液循环路径。但是,随后的研究还是存在极大的困难。虽然,我们知道脉压与每搏量之间、血压与容量之间存在比例关系,但需要校准,得到它们之间的具体校准参数。而当时的技术不能得到校准所需要的数据。直到1948 年才收集到足够的数据来解决这个问题。

　　2. 脉搏轮廓分析法

　　随着上述问题的解决,才使得从简单脉搏压力测量转向测量心脏收缩期部分。这种方法通常被称之为脉搏轮廓分析法,是许多现代仍在使用的监测系统的理论基础。

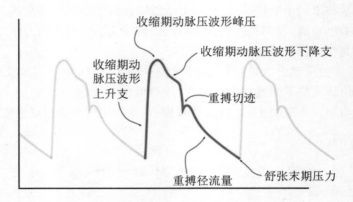

图 8.1　Windkessel 模型与脉搏轮廓分析法

　　Frank 所拟合的 Windkessel 模型是基于对大动脉的弹性或顺应性的观察,其作用方式与当时消防车中使用的气动气室类似,这是构成该模型的第一个元素。第二个元素是指小的外周动脉及小动脉的阻力,这两者共同构成了 Frank 的二元模型。在这个模型中,主动脉压力在舒张期有一个特异性的指数式衰减。根据舒张期的压力波形和顺应性的单独估算,可以计算出阻力,然后通过平均动脉压除以阻力,计算出心输出量。二元模型存在一个问题,即阻力计算得再精确,顺应性的估算却不能准确。

　　随着科学技术的进步和新的监测技术的出现,发现血压与容量之间的有可能存在某种相关性,而且随着傅里叶分析被广泛使用,可以把导致算法不准确的个别血压波形分离出来。三元和四元模型被应用到解释包括动脉系统的波传播特征现象,比如反射波。三元模型引入了动脉阻抗,这是一种类似于电阻的振荡现象。这种如同电阻一样振荡的建模会在低频范围内产生误差,所以引入第四元来解决这个问题,其代表总的动脉惯性。

　　利用这些模型,可以通过不同的方式计算出心输出量。目前的技术采用的方法是利用曲线下面积(AUC)或收缩期面积计算,通常被称之为脉搏轮廓分析法。计算的面积是指从压力波起始点到主动脉瓣关闭点的积分,PiCCO 系统就是应用这个方法的一个例子,其使用经肺热稀释法进行校准。

3. 脉搏能量分析法

根据 Frank 最初的研究,每搏量可以从主动脉传来的脉搏压力监测中确定数值。在实际操作中,脉搏压力数值是由一个外周系统的动脉压力传感器采集的,但是从主动脉到外周动脉的过程中,采集的动脉波形出现了不同程度的变化,这意味着外周动脉脉压可能与主动脉波形不太一致。作为 Windkessel 模型法的另一种代替计算法,脉搏能量分析法通过不使用脉搏波形来排除收缩期面积分析产生的相关误差,而是使用来自每搏量的净功率。LiDCO™plus 系统就是通过上述方法,利用质量或功率守恒作为工作原理。在使用校正因子和后续定标后,可以找到一个功率与血流量之间的线性关系。这是一个非形态学方法的案例,这种方法理论上的优势在于可以使用外周血管位置测量血压,这使得外周血压波形对监测数值的影响变得不那么重要。

运用非形态学方法测量每搏量数值的另一种方法是计算动脉血压的标准差,然后添加通过多元多项式获取的校正因子来表示顺应性和阻力。血压-时间波形图中的变量都会被显示出来,如偏度和峰度。偏度,一个表示不对称程度的参数,可以反映血管张力的变化,比如,压力波形上升快而下降慢。峰度,一个表示波形尖度或平坦度的参数,与大血管的顺应性有关,高峰度出现在波峰中,而低峰度可能出现在下降的主波,如在新生儿的血液循环中。基于此原理,FloTrac 系统可以在无需校准的情况下进行监测,而无需使用经肺热稀释法所要求放置的中心静脉管路。

二、LiDCO 监测原理、方法

1. LiDCO™plus

测量原理:LiDCO™plus 是微创连续血流动力学监测方法,结合了 PulseCO™ 和 LiDCO 两个部分。PulseCO™ 通过分析动脉压力波形,实时连续监测心输出量(CO)和每搏量变异度(SVV)等指标。LiDCO 利用锂稀释法,经中心静脉或外周静脉注射少量氯化锂指示剂,通过动脉端锂指示剂敏感器绘制出浓度—时间稀释曲线,计算单次心输出量,以心输出量值校正 PulseCO™。PulseCO™ 至少 8 h 才需校正 1 次,且校正方法简单。LiDCO™plus 是两者的结合,通过间断静脉注射锂指示剂,实现连续血流动力学监测。一项对比锂稀释法和热稀释法测量心输出量的研究,指出 LiDCO™plus 监测结果更准确和便捷。

2. LiDCOrapid

LiDCOrapid 有两种方式获取患者数据:① 直接使用病人监护仪采集的连续动脉血压数据(微创);② 连续无创血压监测(CNAP)系统采集血压数据(无创)。

测量原理:① 微创的方法是采取有创连续监测血压的方式,获得输出的血流动力学指标。患者进行桡动脉穿刺置管后,连接传感器至 LiDCO 监测仪,得到动脉压力信号,通过计算将压力信号转换成标准的体积波形,随后自动关联标准体积波形,生成一个心动周期的有效心搏净值。之后按照物理学上能量转换的原理将每搏射血量功率转换成电能记录下来,即可得到每搏量。因为压力 = 流速 × 阻力,所以测量得到血压和心输出量后,可以计算出外周血管阻力。② 无创指套测量方法,是类似于无创袖带测量血压的方法。用食指及中指双指套确定两手指动脉直径,通过红外光测量每次动脉搏动期间动脉直径的变化。通过信号转换,模拟动脉波形,计算连续心输出量、每搏量等指标。

不同于 LiDCO™plus 用锂指示剂校正心输出量,LiDCOrapid 只需用无创袖带血压校正心输出量,可用于清醒和机械通气患者。

第三节　操　　作

LiDCO 有两种方式获取患者数据:一种是直接使用病人监护仪采集的连续血压数据(微创),另一种是无创的血压模块方法(连续无创血压监测系统)。

1. LiDCOrapid(微创)的操作流程

① 打开电源开关。

② 连接 LiDCO 仪器和监护仪,获取监护仪上连续动脉信号。或者,用 LiDCO 专用线连接动脉换能器,直接获取动脉信号。

③ 选择"R"键,蓝色变成绿色,按中间白色"√"键确认。

④ 完善患者信息,确认监测开始。

2. 无创指套测量

① 开机,选择 Rapid(R)和 CNAP(C),按按中间白色"√"键确认。

② 选择 NIBP。

③ 选择适合患者的 LiDCOrapid 双指套传感器,分别套在患者左手食指与中指上。根据监测仪的指示输入当前时间,袖带血压测得的收缩压、舒张压、平均压。双指套交替测量间隔为 20 min。

第四节　参　数　解　读

LiDCO 将获得的动脉压力信号,通过物理学原理,将其转换成功率并计算每搏量;结合心率,可以得出心输出量($CO = SV \times HR$);再根据动脉血压等于心输出量与阻力的乘积,可以计算出外周阻力。进而,得到一系列相关血流动力学数值。

LiDCO 系统提供多种参数,分为基础参数、心功能参数、外周阻力参数、容量参数及氧输送参数。

一、基础参数

基础参数直接获得,不需转换,包括收缩压、舒张压、平均动脉压、心率、心率变异性(表 8.1)。这些参数属常见参数,不详细介绍。主要介绍一下心率变异性。

表 8.1　基础参数

分类	名称	英文缩写	正常范围
基础参数	收缩压	Sys	$90\sim140$ mmHg
	舒张压	Dia	$60\sim90$ mmHg
	平均动脉压	MAP	$70\sim105$ mmHg
	心率	HR	$60\sim100$ beat/min
	心率变异性	HRV	$<10\%$
心功能参数	每搏量	SV	$60\sim100$ mL/beat
	每搏指数	SVI	$33\sim47$ mL/(beat·m^2)
	心输出量	CO	$4\sim8$ L/min
	心指数	CI	$2.5\sim4.0$ L/(min·m^2)
外周血管阻力参数	外周血管阻力	SVR	$600\sim1800$ dyn/cm^5
	外周血管阻力指数	SVRI	$500\sim1500$ dyn/cm^7
容量参数	每搏量变异度	SVV	$<13\%$
	脉搏压变异度	PPV	$<13\%$
	每搏量增加率	ΔSV	$<10\%$
氧输送参数	氧输送	DO$_2$	$250\sim380$ mL/min
	氧输送指数	DO$_2$I	$550\sim650$ mL/(min·m^2)

心率变异性(HRV)

定义:指逐次心跳周期差异的变化情况,是由两个相邻的 R-R 间期时间长短决定的。

临床意义:其含有神经体液因素对心血管系统调节的信息,从而判断其对心血管等疾病的病情及预防,是预测心脏性猝死和心律失常性事件的一个有价值的指标。如心力衰竭时心率变异性降低,可能是交感活性增强、副交感活性减弱的原因。

二、心功能参数

心脏功能包括左、右心室收缩、舒张功能。左心室收缩，心脏射血，满足机体血供需要。临床常用左心收缩功能反应患者心功能状态。

1. 每搏量

定义：指一次心脏搏动，从一侧心室射出的血量。正常情况下，左、右心室的搏出的血量大致相等。搏出量等于心室舒张末期容量与收缩末期容量之差。

临床意义：心功能参数，直接反映心脏每次搏动的射血量。每搏量的大小主要与患者体内血容量、心收缩能力和外周血管阻力等相关。临床医师会根据患者临床表现和其他相关指标，综合判断患者的心功能状况。

2. 每搏指数

定义：指心脏每搏量与体表面积（BSA）的比值，单位为 $mL/beat \cdot m^2$。

临床意义：与每搏量比较，每搏指数表示单位体表面积的每搏量，从而排除患者胖瘦不一的影响，将体重大小不一的患者进行直接比较，有利于直观反映心脏射血的状况。参数正常值参考范围较恒定，为 $33 \sim 47\ mL/beat \cdot m^2$。

3. 心输出量

定义：指每分钟从一侧心室射出的血液总量，等于每搏量与心率的乘积。左、右心室心输出量基本相同，正常值为 $4 \sim 8\ L/min$。

临床意义：反映机体心脏泵血能力，是心功能的重要指标之一。低于正常值可以考虑患者存在心功能不全，或低心排综合征等。对于心脏高排低阻的患者，心输出量值可以高于正常。监测并动态评估患者心输出量的变化，可以指导临床围术期液体治疗及一些心血管疾病的处理。

4. 心指数

定义：指心输出量与体表面积的比值，单位为 $L/(min \cdot m^{-2})$，正常值范围为 $2.5 \sim 4.0\ L/(min \cdot m^{-2})$。

临床意义：与每搏指数类似，心指数能较好地比较不同个体之间心脏射血的能力。心指数值可根据机体不同的生理状况、年龄阶段而变化。如患者处于运动、激动和怀孕期间，心指数较静息时增加。而儿童时期心指数高于成年人，一般 10 岁左右心指数最大，随后逐渐下降。如果患者心指数小于 $2.2\ L/(min \cdot m^{-2})$，临床医生应考虑患者是否存在心力衰竭。

三、外周阻力参数

1. 外周血管阻力

定义：指体循环过程中血液流动所受到的阻力，主要指小动脉和微动脉中产生的阻力。包括循环过程中血流和血管壁之间的摩擦阻力和血液内部的摩擦阻力。其大小与血流黏滞度、血管弹性及血管长度、半径等相关，正常值范围为 600～1800 dyn/cm^5

临床意义：SVR = 8$\eta L/(\pi r^4)$，式中 η 为血液黏度，L 为血管长度，r^4 为血管半径的 4 次方。机体血液黏度、血管长度变化基本固定，而血管半径可随状态不同变化，4 次方的影响更大，所以血管半径是影响 SVR 的最主要因素。由于 SVR 一般不能直接测量，我们根据"BP = CO × SVR"的原理，估测 SVR，SVR = BP/CO，其反映了体循环血流阻力和后负荷大小。缩血管药物引起阻力血管半径缩小，增加外周血管阻力，进而升高血压；与此同时，也增加心脏后负荷，加重了心脏的负担。

2. 外周血管阻力指数

定义：外周血管阻力（SVR）与体表面积（BSA）的比值，SVRI = SVR/BSA。正常值范围为 500～1500 dyn/cm^7。

临床意义：与外周血管阻力相比，外周血管阻力指数排除了个体胖瘦的影响，便于不同个体间外周循环阻力的比较，可以用于评估血管活性药物效果等问题。

四、容量参数

1. 每搏量变异度

定义：指一个呼吸周期中心脏每搏量最大值与最小值间的差异程度，通常用最大值、最小值之间差值与每搏量平均值之比值的百分数来表示。

临床意义：首先，我们简单了解一下每搏量变异度产生的原因。机械通气吸气相，胸膜腔内压增高，肺静脉血挤压进入左心系统，即刻导致左室搏出量增加；而同时，腔静脉回流减少，右心前负荷减少，右室搏出量将降低，进入肺循环血量减少，继而出现呼气相延迟性每搏量下降。因此，心脏每搏量呈现出周期性的变化。这种呼吸运动诱发的心脏每搏量的改变，是心肺交互作用的结果。其差异在前负荷不足时更为明显。因此，临床多用来评估患者的容量状态。

2. 脉搏压变异度

定义：指一个呼吸周期内动脉血压最大值与最小值之间的变异程度。

临床意义：其产生原因、临床意义与每搏量变异度，也是机械通气时心肺交互作用的结果，临床评估患者容量状态，观察输液反应性。

3. 每搏量增加率

定义：比较不同时间点每搏量变化的程度。

临床意义：多用来评估被动抬腿试验或液体治疗前后每搏量的变化情况。可用在非机械通气下，不依靠心肺相互作用，不受心律失常的干扰，临床应用较每搏量变异度、脉搏压变异度更为普遍。

五、氧输送参数

1. 氧输送

定义：指每分钟心脏通过血液循环，向外周组织输送的氧量，其数值大小受动脉血氧饱和度（SaO_2）、血红蛋白（Hb）和心输出量三方面影响，DO_2（mL/min）＝$1.34 \times SaO_2 \times Hb \times CO \times 10$，正常值范围为 $250\sim380$ mL/min。

临床意义：反映心脏向外周组织输送氧的情况，临床结合氧耗，评估组织氧利用情况。

2. 氧输送指数（DO_2I）

定义：指氧输送与体表面积的比值。

临床意义：评价不同个体之间心脏向外周循环输送的氧量。

第五节　　LiDCO 与其他监测设备的比较

目前血流动力学监测设备很多，肺动脉导管（PAC）能直接监测到数据，被公认为金标准。但其创伤性大，操作要求高，临床难以广泛应用。脉搏指数连续心输出量（PiCCO）联合动脉波形监测和热稀释技术监测血流动力学，需要在大动脉置入专用导管获取动脉波形，同时还需要中心静脉置管，创伤也相对较大，因为需要专用耗材，经济成本高。术中经食道超声心动图（TEE）能获得准确的血流动力学指标，相对创伤小，但对设备要求高，操作人员专业性强，相对限制了临床应用。微创监测 FloTrac/Vigileo 和 LiDCO 是目前两个较热门的监测血流动力学的设备，通过桡动脉波形的转换得到血流动力学的指标。从原理上比较，前者动脉波形描记，后者通过动脉波形功率转化，受干扰性小。经济成本前者相对高一些。

LiDCO 监测创伤小、无需耗材，术中仅需要进行动脉穿刺置管。其优势更在于其将动脉波形通过算法转化为功率，从而测量结果不受动脉波形的干扰所影响，对于心律失常患者术中也能得到准确的血流动力学相关测量值，临床应用更广泛。同时，评价患者液体状态时，与 FloTrac/Vigileo 相比，无需做抬腿实验，操作更简单。在机械通气和非机械通气的情况下，直接参考每搏量的变化评估病人对液体的反应。使用血管活性药物时监测数值准确性不受影响。但 Lidco™ plus 需要应用锂指示剂，锂所以影响锂代谢的相关因素也会影响到监测的准确性。同时，钠离子对仪器的锂探头识别锂有一定的干扰作用，如碳酸氢钠、部分肌松剂会影响监测结果，所以在使用锂剂校准前，避免用这些药物。

第六节 临 床 应 用

一、适应范围

凡需要心脏功能、容量状态监测的患者,都可进行 LiDCO 监测。

二、测量结果的可靠性和准确性

为了探讨测量值的可靠性、准确性,研究者做了多项研究,在冠脉搭桥术、肝移植手术、心脏手术术后、重度子痫前期患者产后,比较了通过 LiDCO 与热稀释技术获得的心输出量,结果表明两者之间有很好的相关性。Hadian M 还对 LiDCO、PiCCO、FloTrac 和 PAC 进行了交叉比较。结果表明,与其他微创设备相比,LiDCO 的错误率最低。在非体外循环冠脉旁路移植术(OPCAB)患者中,当液体激发后,比较 PAC 热稀释、LiDCOplus 和 TEE 获得的血流动力学参数,LiDCOplus 显示出评估血管内容量的高灵敏度。然而,Yamashita 等人在非体外循环冠状动脉搭桥期间,将 LiDCO 与 PAC 热稀释技术相比,显示出较差的相关性和较大的心输出量偏差。他们得出结论,心输出量可能不适合非体外循环心脏手术患者。

在考虑 LiDCO 系统测量结果的可靠性与准确性时,要考虑到锂剂的参与。由于 LiDCO™plus 利用锂稀释法监测心输出量,显然,凡能影响锂剂的因素,都将影响到监测结果。比如,接受锂治疗。有研究证明,非去极化肌肉药阿曲库铵和罗库溴铵可与锂指示剂发生反应,使其在体内产生损耗,使得监测结果的不准确。因此,使用锂离子校正心输出量的时机应避开非去极化肌肉药使用后的 45 min 内。另外,在主动脉瓣返流、严重心律失常和严重外周血管收缩的患者,LiDCO™plus 系统的准确性可能会受到影响。

相比 LiDCO™plus 系统,LiDCOrapid 不需要指示剂校正心输出量,因此就不会受到药物干扰,影响监测指标的准确性。但也遇到问题,无创指套法获得动脉波形,会因为挤压、移位等原因,影响动脉波形,导致测量值可靠性降低。所以,在帕金森病、术后躁动、寒战等原因引起肢体剧烈活动的患者中应用 LiDCOrapid 指套法获取心输出量,需谨慎考虑。同时,手指动脉直径比常规用于获得动脉波形的桡动脉或肱动脉直径小,严重低体温或使用大量升压药都会对其产生影响,导致血管收缩,降低测量值的准确性。所以,我们应根据患者情况评估测量指标的可靠性。

三、目标导向液体治疗

液体治疗一直是临床诊疗工作的重要部分,恰当的液体治疗有助于增加患者重要脏器的灌注、减少并发症,改善预后。以往,输液的多少更多依赖于临床医生对血压、心率、出入量等简单数据的经验性判断,没有客观性指标,差异性大。随着先进的血流动力学监测设备的临床应用,目标导向液体治疗(GDFT)概念被提出、认可。它是根据患者的血流动力学监测指标的实时变化情况,调整液体出入量、血管活性药物及强心药物来保障机体脏器灌注。主要的方法有液体冲击和液体反应法。其中,每搏量变异度和脉搏压变异度是预测机械通气患者液体反应的指标。其反应心脏前负荷,由心肺相互作用产生。

每搏量变异度的产生与呼吸运动时对于心脏泵血功能的影响有关。在手术麻醉时,患者处于机械通气状态。吸气相时,胸膜腔内压增高,肺静脉血挤压进入左心系统,即刻导致左室搏出量增加;而同时,腔静脉回流减少,右心前负荷减少,右室搏出量将降低,进入肺循环血量减少,继而出现呼气相延迟性每搏量下降。这种因为呼吸引起的周期性变化程度,又与心脏左心室前负荷状态,即其处于 Frank-Starling 曲线的不同时段相关,从而指导补液。

通过 LiDCO™plus 测得的每搏量变异度能够很好地预测液体反应,早在 2001 年,就有研究将 LiDCO™plus 应用在脑外科手术中指导液体治疗,指出其每搏量变异度阈值是 9.5%,敏感度为 79%,特异度为 93%。研究结果认为借助 LiDCO™plus 测得的相关血流动力学指标,如每搏量变异度,可以很好地指导液体治疗,使血流动力学更加稳定,从而显著降低危重症患者的病死率。有学者将 LiDCOrapid 应用于妇科阴式手术,指导术中液体治疗,LiDCOrapid 测得的脉搏压变异度、每搏量变异度诊断阈值分别为 12%、11%,结论认为其能较好地预测液体反应。LiDCO 系统能否指导老年患者围术期液体治疗呢?临床也有一些研究,有研究证明在老年患者腹部手术中应用 LiDCOrapid 监测,所获得的血流动力学指标具有良好的准确性,数据表明 LiDCOrapid 测得老年患者脉搏压变异度、每搏量变异度诊断阈值分别为 8.5%、9.5%,ROC 曲线的 AUC 均为 0.719。虽然,这些血流动力学数据与 Flotrac/Vigileo 监测获得的值相比,有一定差异,但变化趋势是一致的,两种监测手段获得的数据具有良好的相关性。因此,LiDCO 系统可以用于监测和指导老年患者液体治疗。

四、危重症患者及复杂手术中的应用

对于危重症及实施复杂手术的患者,围术期轻微的刺激都会引起血流动力学的剧烈波动,甚至危及生命,带来高风险和高病死率。因此,合理选择应用连续血

流动力学监测设备很重要。在肝移植手术围术期液体管理中,临床医生考虑患者术前常合并凝血功能异常,且多处于"高排低阻"状态,大多数患者需要应用血管活性药维持血流动力学平稳。Costa 等在肝移植术后 48 h 对 23 例患者通过 LiDCO™plus 进行血流动力学监测,结果认为其监测获得的血流动力学指标,对此类患者液体管理有临床指导意义。在心脏手术中,Mora 等对比 30 例患者通过不同监测设备获得的 220 对心输出量数据,结果显示 LiDCO™plus 监测能为心脏术后患者提供血流动力学指标,指导目标导向液体治疗,改善患者预后。有学者将 LiDCOrapid 与 FloTrac/Vigileo 监测用在心脏不停跳冠脉搭桥手术中,研究对比两组数据,结果提示两组数据之间无统计学差异。在心脏手术患者中,部分患者用到主动脉球囊反搏技术改善心输出量。其工作原理是以球囊的膨胀或收缩改变主动脉内压力,提升舒张压和增加冠脉血流,达到改善心肌灌注作用。人们对这一类患者 LiDCO 监测值的准确性提出质疑。有研究认为,使用球囊反搏技术影响 LiDCO™plus 的监测值,不能指导临床工作。在另一项前瞻性研究中,研究者对 51 例应用了主动脉球囊反搏的患者进行 LiDCO™plus 血流动力学监测,研究认为其能较准确反映患者的容量状态,指导液体治疗。

1. 重症监护室(ICU)

此类患者病情危重,循环状态极不稳定,准确地判断患者所处的循环状态,对下一步的治疗有极其重要的指导作用。ICU 医师在患者处于 ICU 期间,应用 LiDCO 系统指导液体治疗,能降低患者病死率。有研究比较了 ICU 患者通过 LiDCOrapid 指环间接测得的平均动脉压、收缩压值与动脉穿刺置管直接的测量值,两者具有良好的一致性。

2. 老年患者

对于老年患者这一特殊群体,连续血流动力学监测更为重要,尤其是合并心肺基础疾病的老年人。有一项临床研究,在 128 例老年患者髋关节骨折手术中用 LiDCOrapid 监测指导术中液体治疗者,结果显示,其减少了 30% 平均住院时间,同时减少 50% 术后并发症。

3. 高危孕产妇

保持围产期血流动力学稳定是麻醉管理的关键点,尤其合并妊高征的高危产妇。国内研究表明,将 LiDCOrapid 监测使用于 52 例合并妊娠高血压综合征的剖宫产产妇,指导术中补液,结果证明 LiDCOrapid 监测组产妇、新生儿预后良好。对于妊娠合并心功能不全的患者行剖宫产手术,术中使用 LiDCOrapid 监测血流动力学,也减少了术中发生低血压或容量超负荷,改善患者预后。

本 章 小 结

　　综上所述,LiDCO 作为一种连续血流动力学监测设备,具有微创、操作简单、可靠性准确性高、费用低的优势。但临床医生应熟悉每一种设备的特点,合理选择设备;了解对设备结果准确性影响的相关因素,正确评估结果的可靠性,从而指导围术期急危重患者的血流动力学治疗,更好地发挥监测设备的作用。

　　最后强调一点,再先进的设备也只能为临床提供一些不会说话的数据,如何应用这些数据,还是要取决于使用它的医生们。

参考文献

［1］ Bennett-Guerrero E, Welsby I, Dunn T J, et al. The use of a postoperative morbidity survey to evaluta patients with prolonged hospitalization after routine, moderate-risk, e-lective surgery[J]. Anesth Analg, 1999, 89:514-519.

［2］ Linton R, Band D, O'Brien T, et al. Lithium dilution cardiac output measurement: a comparison with thermodilution[J]. Crit Care Med, 1997;25(11):1796-1800.

［3］ Pearse R M, Ikram K, Barry J. Equipment review: an appraisal of the LiDCO plus method of measuring cardiac output[J]. Crit Care, 2004;8(3):190-195.

［4］ Buhre W, Weyland A, Kazmaier S, et al. Comparison of cardiac out-put assessed by pulse-contour analysis and thermodilution in patients undergoing minimally invasive direct coronary artery bypass grafting[J]. J Cardiothorac Vasc Anesth, 1999, 13: 437-440.

［5］ Dyer R A, Piercy J L, Reed A R, et al. Comparison between pulse waveform analysis and thermodilution cardiac output determination in patients with severe preeclampsia [J]. Br J Anaesth, 2011;106(1):77-81.

［6］ Berkenstadt H, Margalit N, Hadani M, et al. Stroke volume variation as a predictor of fluid responsiveness in patients undergoing brain surgery[J]. Anesth Analg, 2001, 92: 984-989.

［7］ Pearse R M, Ikram K, Barry J, et al. Equipment review: an appraisal of the LiDCO™ plus method of measuring cardiac output[J]. Crit Care, 2004, 8:190-195.

［8］ Menger J, Mora B, Skhirtladze K, et al. Accuracy of continuous cardiac output measurement with the LiDCOplus system during intra-aortic counterpulsation after cardiac surgery[J]. J Cardiothorac Vasc Anesth, 2016, 30:592-598.

［9］ Mora B, Ince I, Birkenberg B, et al. Validation of cardiac output measurement with the LiDCO™ pulse contour system in patients with impaired left ventricular function after cardiacsurgery[J]. Anaesthesia，2011，66：675-681.

[10] Montenij L J，de Waal Eric E C，Buhre W F. Arterial waveform analysis in anesthesia and critical care[J]. Curr Opin Anesthesiol，2011,24：651-656.

[11] Hopster K，Ambrisko T D，Stahl J，et al. Influence of xylazine on the function of the LiDCO sensor in isoflurane anaesthetized horses[J]. Vet Anaesth Analg，2015，42：142-149.

[12] O'Loughlin E，Ward M，Crossley A，et al. Evaluation of the utility of the Vigileo FloTrac(TM)，LiDCO(TM)，USCOM and CardioQ(TM) to detect hypovolaemia in conscious volunteers：a proof of concept study[J]. Anaesthesia，2015，70：142-149.

[13] Sangkum L，Liu G L，Yu L，et al. Minimally invasive or noninvasive cardiac output measurement：an update[J]. J Anesth，2016，30：461-480.

[14] McCoy J V，Hollenberg S M，Dellinger R P，et al. Continuous cardiac index monitoring：a prospective observational study of agreement between a pulmonary artery catheter and a calibrated minimally invasive technique[J]. Resuscitation，2009，80（8）：893-897.

[15] 沈浩，王龙，张宏. 连续血流动力学监测 LiDCO 系统的临床研究进展[J]. 北京医学，2019,41(8)：723-725.

[16] Pugsley J，Lerner A B. Cardiac output monitoring：is there a gold standard and how do the newer technologies compare？[J]. Semin Cardiothorac Vasc Anesth，2010，14：274-282.

[17] Moppett I K，Rowlands M，Mannings A，et al. LiDCO-based fluid management in patients undergoing hip fracture surgery under spinal anaesthesia：a randomized trial and systematic review[J]. Br J Anaesth，2015，114：444-459.

[18] Asamoto M，Orii R，Otsuji M，et al. Reliability of cardiac output measurements using LiDCOrapid™ and FloTrac/Vigileo™ across broad ranges of cardiac output values[J]. J Clin Monit Comput，2017，31：709-716.

[19] Wagner J Y，Negulescu I，Schöfthaler M，et al. Continuous noninvasive arterial pressure measurement using the volume clamp method：an evaluation of the CNAP device in intensive care unit patients[J]. J Clin Monit Comput，2015，29：807-813.

[20] Reuter D A，Huang C，Edrich T，et al. Cardiac output monitoring using indicator-dilution techniques：basics，limits，and perspectives. Anesth Analg. 2010,110(3)：799-811.

第九章　经胸心脏超声的临床应用

超声心动图的本质是利用超声波获得心脏图像,声音可以在固体、水、空气中传播,每种声音有自己的强度与频率,在不同介质中传播速度也不尽相同。超声波为频率>20 kHz 的声音,人耳是无法识别的,声波的波长越短,频率与分辨率越高,穿透力越低。因此在心脏超声检查时,根据不同患者选择合适的分辨率。超声探头含有压电晶体,当电场激发时快速振动产生超声波,超声波沿着介质传导,当遇到不同介质时会产生折射与反射,反射回去的超声波在碰到压电晶体时会产生电信号,根据超声波的往返时间和传播速度即可算出超声探头与反射界面之间的距离。不同的界面因为声阻不同产生的反射强弱不等,这就是二维超声心动图成像的基本原理。

第一节　超声心动图检查中常用的成像方法

一、二维超声心动图

二维超声心动图探头产生的声束进入胸壁后呈扇形扫描,根据探头的部位和角度不同,可得到不同层次和方位的切面图,又叫切面超声心动图。此法能在透声窗较窄的情况下,避开胸骨和肋骨的阻挡,比较充分地显示心脏和大血管的不同切面的解剖结构,初步判断组织的结构和功能,实时显示心腔、瓣膜、血管的情况,是M 型超声心动图和多普勒超声心动图检查的基础。

二、M 型超声心动图

M 型超声心动图是将心脏和血管随时间运动的变化情况用曲线形式表达的方式,对于记录组织运动有高度敏感性,它提供了一个随时间变化的图像和回声强度的信息,可显示运动中组织的变化,常用于测量心脏与大血管的内径,评价心脏功能和瓣膜活动及运动情况。

三、多普勒超声心动图

多普勒超声心动图的原理是声源或者观察者的位置变化引起声音频率的变化,血液中有很多红细胞,它能反射和散射超声波,可以认为是微小的声源。探头置于肋间隙不动而发射超声波,红细胞在心脏或者大血管流动时,红细胞散射的声频发生改变,红细胞朝向探头运动时,反射的声频加快,红细胞背离探头运动时,反射的声频减慢。这种红细胞与探头做反向运动时所产生声频的差值称为多普勒频移。通过计算多普勒频移就可以测量出血流的速度。多普勒超声心动图可以测量血流的速度、方向、血流的性质,从而提供心脏和血管的血流动力学信息,多普勒超声心动图是目前能实时、无创显示血流信息最可靠的影像学检查技术。多普勒类型包括彩色多普勒、频谱多普勒、组织多普勒,频谱多普勒又分为脉冲多普勒和连续多普勒。

1. 彩色多普勒

彩色多普勒是采用彩色编码的方法直观地显示心腔内或大血管内血流的方向、速度和范围的一种血流显像技术,是一种重要的定性检查方法。通常背离探头的血流标记为蓝色,朝向探头的血流标记为红色。流速越高,彩色越鲜艳(图9.1)。

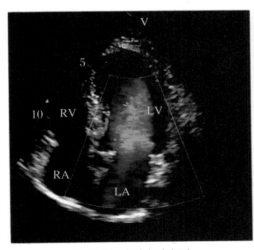 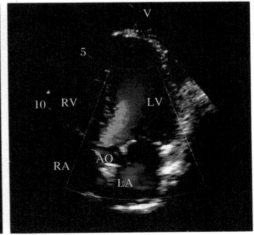

(a) 二尖瓣血液朝向探头　　　　　　　　(b) 主动脉瓣血流背离探头

图 9.1　彩色多普勒

图片来源于轻松掌握超声心动图-五进阶学习法(李春伶)

2. 脉冲多普勒

采用单晶体发射信号,然后在预设的时间延迟进行接收。由于时间延迟限制了取样速度,可精确测量的最大速度有限,通常不超过 2m/s。

3. 连续多普勒

使用两个超声晶片,一个连续发射超声波信号,一个连续接收反射信号。该技术可以测量高速血流,但其精确定位能力有限。

4. 组织多普勒

传统的多普勒成像以血流运动为观测目标,其最大限度地保留了血流运动的频移信号而滤除了运动较慢的心肌组织频移信号。组织多普勒采用相同的原理,但其滤除高速运动的血流信号而保留了低速的心肌组织运动信号。目前临床使用组织多普勒测量左心室二尖瓣环的运动速度,以帮助判断左心室收缩和舒张功能。

第二节　超声心动图检查的适应证

超声心动图检查的适应证如下:

① 评价左心室功能:收缩或者舒张功能、术前心功能评估。

② 检查心肌梗死并发症,如室间隔缺损、乳头肌功能不全、心脏破裂、室壁瘤、血栓等。

③ 检查心腔大小。

④ 评价瓣膜功能。

⑤ 发热病人怀疑心内膜炎。

⑥ 怀疑心肌炎。

⑦ 心包疾病或者心包积液。

⑧ 怀疑心脏肿物。

⑨ 心律失常,如房颤、室性心动过速的病因追查。

⑩ 评价右心系统。

⑪ 评价先天性心脏病。

⑫ 卒中或者 TIA 患者排除心源性栓子。

第三节　二维超声心动图的标准切面

二维超声心动图是微创技术，且成像比较清晰，是目前主要的检查方法。我们通过改变超声探头的位置和超声束扫描的方向获得心脏、大血管的声像图，从而对其结构、运动、功能进行评价。常见经胸超声心动图标准切面见表 9-1。

表 9-1　超声心动图常用标准切面

切面名称	探头位置	探头方向	切面水平
胸骨旁左心室长轴切面	胸骨左缘 3、4 肋间	指向右肩	左心、右心室
胸骨旁大动脉短轴切面	胸骨左缘 3、4 肋间	旋转 90°指向左肩	主动脉根部
胸骨旁二尖瓣短轴切面	胸骨左缘 3、4 肋间	向心尖倾斜	左心室基底段
胸骨旁乳头肌短轴切面	胸骨左缘 3、4 肋间	向心尖倾斜	左心室中间段
胸骨旁心尖短轴切面	胸骨左缘 3、4 肋间	继续向心尖倾斜	左心室心尖段
心尖四腔心切面	心尖搏动处	指向左肩	心脏四腔心
心尖五腔心切面	心尖搏动处	顺时针旋转 15°～20°	心脏四腔心、主动脉根部、左室流出道
心尖二腔心切面	心尖搏动处	逆时针旋转 30°	左心室、左心房
心尖左心室长轴切面	心尖搏动处	继续逆转	左心、右心室
剑突下四腔心切面	剑突下	指向左上	心脏四腔心
胸骨上凹切面	胸骨上凹	指向左下	主动脉弓

一、胸骨旁左心室长轴切面

胸骨旁左心室长轴切面（PLAVOLV）：受检者左侧 45°卧位，探头置于胸骨左缘二、三或三、四肋间，探头 MARK 点指向患者右肩，声束沿室间隔方向垂直下切，便可获得清晰的左心室长轴切面。

主要结构：右室前壁、右室腔、室间隔、左室腔、左室后壁、左房、二尖瓣、主动脉根部、主动脉瓣等（图 9.2）。

临床意义如下：

① 观察主动脉根部有无增宽，主动脉内膜有无剥离，有无管壁增厚，管腔扩大、狭窄，主动脉窦有无扩张、破口。

② 观察左心房是否扩张，左心房内有无血栓、肿瘤、隔膜，二尖瓣前叶根部与

主动脉后壁的纤维连续是否正常,二尖瓣的运动幅度及开口大小,有无脱垂及腱索断裂,是否增厚钙化,有无赘生物等。

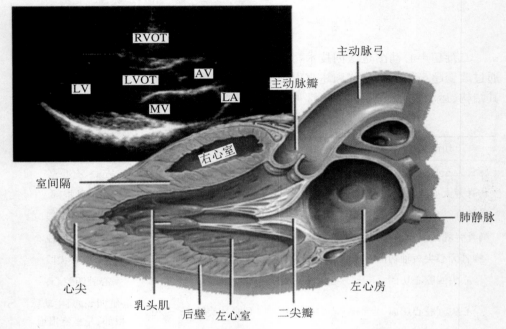

图 9.2　胸骨旁左心室长轴切面图与解剖示意图的对比
(AV 主动脉瓣,RV 右心室,LA 左心房,LV 左心室,
图片来源于轻松掌握超声心动图-五进阶学习法,李春伶)

③ 观察右心室前壁有无心包积液,观察右心室、左心室的心腔大小,有无扩张,测量左室后壁的厚度,测量左心室内径及大小,计算容量与心腔排血功能;观察室间隔有无肌性隆起导致左室流出道狭窄。

④ 室间隔:测量室间隔厚度及运动幅度,室间隔有无连续中断。

⑤ 观察主动脉瓣的运动幅度及开口大小,有无脱垂,是否增厚钙化,有无赘生物等,可测量主动脉瓣环、窦部、升主动脉内径。

⑥ 注意心室壁各区运动情况,有无节段性运动失常。

⑦ 观察心腔内有无异常占位。

二、胸骨旁短轴切面

胸骨旁短轴切面(PSAV):在胸骨旁左心室长轴切面的基础上,探头顺时针旋转90°,探头 MARK 点指向患者左肩。轻微调整探头位置及倾斜角度,可依次获得左侧胸骨旁的 5 个短轴切面:① 大动脉短轴切面;② 肺动脉长轴切面;③ 左心室短轴二尖瓣水平切面；④ 左心室短轴乳头肌水平切面；⑤ 左心室短轴心尖水平切面。

　　主要结构：① 大动脉短轴切面主要显示的解剖结构为主动脉根部、主动脉瓣、主动脉窦部、左心房、右心房、房间隔、三尖瓣、右心室流出道、肺动脉瓣（图 9.3）。② 肺动脉长轴切面的主要结构为右心室流出道、肺动脉瓣、肺动脉主干及分支（图 9.4）。③ 左心室短轴二尖瓣水平切面的主要结构为右心室、左心室、二尖瓣前叶、后叶（图 9.5）。④ 左心室短轴乳头肌水平切面的主要结构为右心室、左心室、前外侧乳头肌、后内侧乳头肌（图 9.6）。⑤ 左心室短轴心尖水平切面显示右心室、左心室心尖部各室壁（图 9.7）。

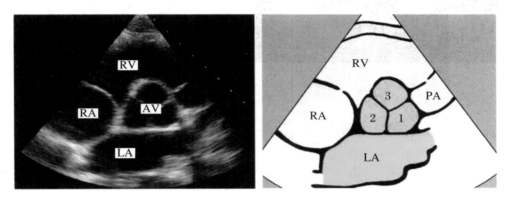

图 9.3　胸骨旁短轴切面

（大动脉短轴切面，RA = 右心房，RV = 右心室，LA = 左心房，PA = 肺动脉。

图片来源于轻松掌握超声心动图-五进阶学习法，李春伶）

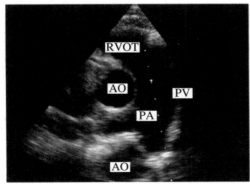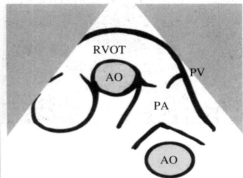

图 9.4　胸骨旁短轴切面

（肺动脉长轴切面，RVOT = 右室流出道，PA = 肺动脉，PV = 肺静脉，AO = 主动脉。

图片来源于轻松掌握超声心动图-五进阶学习法，李春伶）

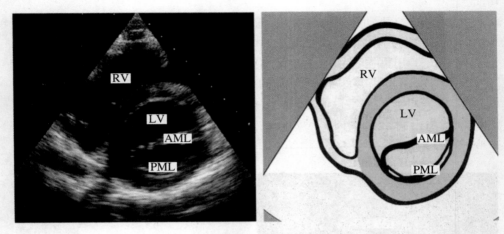

图9.5　胸骨旁短轴切面

（左心室短轴二尖瓣水平切面，RV＝右心室，LV＝左心室，AML＝二尖瓣前叶，PML＝二尖瓣后叶。

图片来源于轻松掌握超声心动图-五进阶学习法，李春伶）

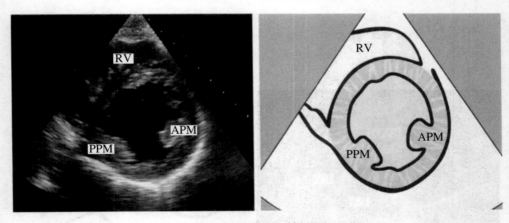

图9.6　胸骨旁短轴切面

（左心室短轴乳头肌水平切面，RV＝右心室，APM＝前乳头肌，PPM＝后乳头肌。

图片来源于轻松掌握超声心动图-五进阶学习法，李春伶）

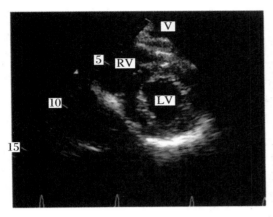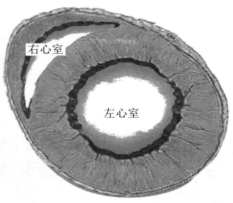

图 9.7　胸骨旁短轴切面

（左心室短轴心尖水平切面，RV = 右心室，LV = 左心室。
图片来源于轻松掌握超声心动图-五进阶学习法，李春伶）

临床意义如下：

① 观察主动脉、主肺动脉的空间关系。观察主动脉根部有无增宽，主动脉瓣有无钙化，有无二瓣畸形及关闭不全。

② 观察有无室缺。测量主肺动脉及左右肺动脉内径，评价肺动脉有无狭窄及扩张。观察肺动脉瓣有无狭窄、反流。

③ 观察左右冠状动脉开口有无异常。

④ 观察右心房大小及三尖瓣有无病变。

⑤ 观察右心室、左心室的心腔大小，测量右心室流出道内径及前壁厚度，评价有无狭窄、扩大及增厚，室间隔有无肌性隆起，二尖瓣的运动幅度及开口大小，二尖瓣瓣叶有无增厚及狭窄。

⑥ 测量左右心室的前后径及左右径，评价心室大小，观察心室室壁厚度及心室腔形态。

⑦ 观察室壁运动和乳头肌数目，间接判断心腔容量与心肌收缩功能。

⑧ 注意心尖心室壁各区运动情况，有无节段性运动失常。

⑨ 观察心腔内有无异常占位。

三、心尖切面

心尖切面（AV）：也是经胸超声心动图的基本切面之一，超声探头放置于心尖搏动处，超声束指向右侧胸锁关节，MARK 点指向三点钟方向，不同角度所获得的切面也有区别：① 心尖四腔心切面；② 心尖五腔心切面；③ 心尖二腔心切面；④ 心尖长轴切面。

1. 心尖四腔心切面

　　主要显示的解剖结构为左右心房、左右心室、二尖瓣、三尖瓣、房间隔、室间隔，在 4 个心腔连接处可见心脏十字点，由房间隔、室间隔、二尖瓣、三尖瓣相交而成。在室间隔两侧，二尖瓣前叶附着点高于三尖瓣隔瓣附着点；且房间隔和室间隔不在一条直线上，因此心内膜垫严重发育异常时，十字点将是一个较大的空缺，使四个心腔相通，且涉及二尖瓣、三尖瓣（图 9.8）。

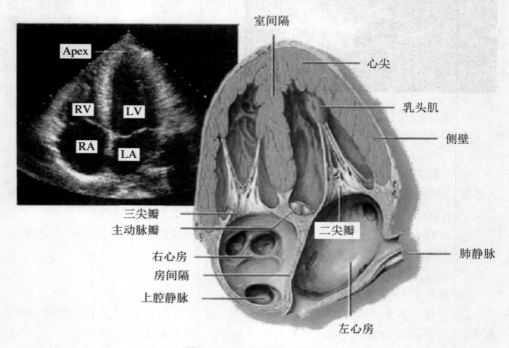

图 9.8　心尖四腔心切面

（RA＝右心房，LA＝左心房，RV＝右心室，LV＝左心室。
图片来源于轻松掌握超声心动图-五进阶学习法，李春伶）

2. 心尖五腔心切面

　　在心尖四腔心的基础上将探头顺时针旋转 15°～20°，可获得心尖五腔心切面。心尖五腔心在心尖四腔心的基础上还显示左室流出道、主动脉瓣、主动脉根部（图9.9）。

3. 心尖二腔心切面

　　在心尖四腔心切面的基础上，将超声探头逆时针旋转 30°，可获得二腔心切面，主要显示的解剖结构为左心房、左心室、二尖瓣前叶、二尖瓣后叶（图 9.10）。

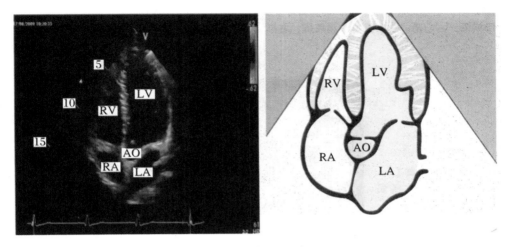

图 9.9　心尖五腔心切面

（RA＝右心房，LA＝左心房，RV＝右心室，LV＝左心室，AO＝主动脉。

图片来源于轻松掌握超声心动图-五进阶学习法，李春伶）

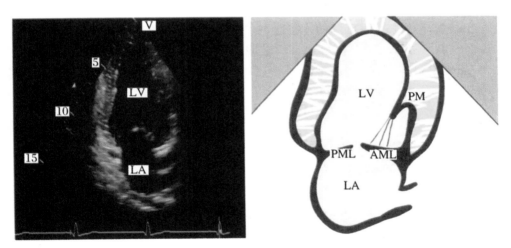

图 9.10　心尖二腔心切面

（LA＝左心房，LV＝左心室，AML＝二尖瓣前叶，PML＝二尖瓣后叶。

图片来源于轻松掌握超声心动图-五进阶学习法，李春伶）

4. 心尖长轴切面

在心尖二腔心切面的基础上继续逆时针旋转，超声束基本纵向扫描心脏，可显示此切面。心尖长轴切面主要显示的解剖结构为左心房、左心室、二尖瓣、主动脉瓣、左室流出道、主动脉根部（图 9.11）。

临床意义如下：

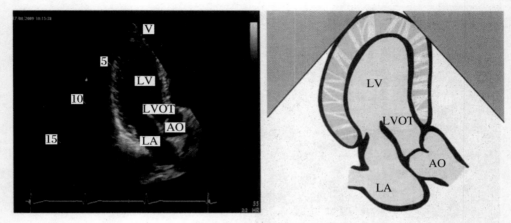

图 9.11 心尖长轴切面

（LA＝左心房，LV＝左心室，AO＝主动脉，LOVT＝左室流出道。

图片来源于轻松掌握超声心动图-五进阶学习法，李春伶）

① 观察各房室腔的大小与形态，测量各心腔的左右径与直径，测量前向血流流速、反流血流流速、左室流出道流速。

② 探查房间隔与室间隔的连续性，并注意观察缺损的类型及直径。

③ 观察二尖瓣、三尖瓣、主动脉瓣的形态、厚度、活动度、开口大小有无异常。

④ 观察瓣叶附着位置是否正常，对合是否整齐，有无赘生物、脱垂、穿孔等病理情况。

⑤ 观察室壁的厚度及运动情况，有无节段性运动异常或膨出。

⑥ 心腔内有无异常占位。

四、剑突下四腔心切面

剑突下四腔心切面（SFCV）：超声探头放置于剑突下，指向左肩部方向，与胸骨旁左心长轴切面基本垂直。主要显示的解剖结构为左右心房、左右心室、房间隔、室间隔、二尖瓣、三尖瓣等（图 9.12）。该切面与房间隔近似垂直，不易出现回声失落，是观察房间隔缺损、心包积液的重要切面；对于麻醉医生而言，该切面对患者术中心脏功能评估也至关重要，是少数不需要左侧卧位的切面之一。

临床意义如下：

① 观察各心腔的位置、形态、内径等。

② 观察房室瓣的位置、结构、活动度、开口大小。

③ 探查房间隔与室间隔的连续性，特别有助于房间隔缺损的诊断。

④ 对诊断少量心包积液有较好的临床价值，特别是肝下缘与右房室之间的心包积液。

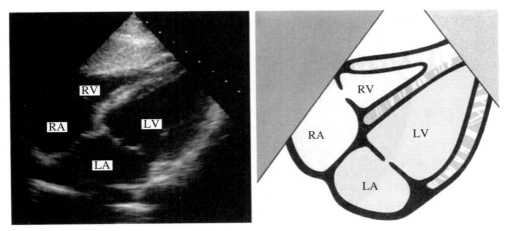

图 9.12　剑突下四腔心切面
（RA = 右心房，RV = 右心室，LA = 左心房，LV = 左心室。
图片来源于轻松掌握超声心动图-五进阶学习法，李春伶）

五、剑突下下腔静脉长轴切面

剑突下下腔静脉长轴切面（SIVCLAV）：在剑突下四腔心切面的基础上，逆时针缓慢旋转探头，使 MARK 点指向患者胸骨上窝，即可显示与右心房相连的管腔结构，直至管腔结构最长显示时，为下腔静脉。主要显示的解剖结构为肝静脉、下腔静脉、右心房，有时尚可见房间隔（图 9.13）。

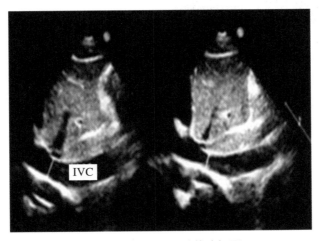

图 9.13　剑突下下腔静脉切面
（IVC = 下腔静脉）

临床意义如下：

① 观察下腔静脉及肝静脉有无扩张及搏动现象，测量下腔静脉内径，估算右心房压力。

② 观察有无下腔静脉闭塞。

③ 观察右房壁与膈肌间有无心包积液。

④ 快速评估循环血容量参考切面之一。

六、胸骨上窝切面

胸骨上窝切面（SV）：是显示主动脉弓最常用的切面。将超声探头放置于胸骨上窝，MARK 点指向左耳，超声束指向左下，主要显示的解剖结构为升主动脉、主动脉弓及分支、降主动脉、右肺动脉等（图 9.14）。

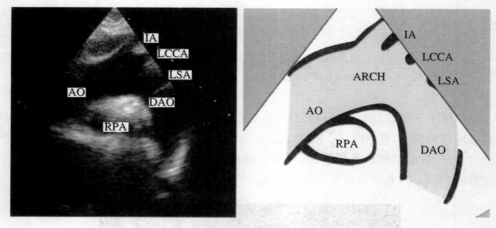

图 9.14　胸骨上窝切面

（AO＝升主动脉，LA＝头臂干，LCCA＝左颈总动脉，LSA＝左锁骨下动脉，DAO＝降主动脉，
RPA＝右肺动脉。图片来源于轻松掌握超声心动图-五进阶学习法，李春伶）

临床意义如下：

① 确定主动脉各节段的宽度，有无缩窄或者主动脉夹层形成。

② 确定主动脉弓的走向、方位、有无畸形。

③ 探查有无动脉导管未闭。

④ 探查主动脉弓左旁有无异常通道，排除左位上腔静脉和肺静脉畸形引流。

第四节 超声心动图对心腔功能的评估及正常值

一、左心室收缩功能评估

不同种类的超声心动图可用来评估左心室整体收缩功能,以下两种方法临床较多使用。

1. M型超声心动图

M型超声测量心功能时,取样线定于二尖瓣尖与腱索之间,与左心室长轴垂直,取得标准室间隔与左心室后壁曲线,分别测量舒张期和收缩末期左心室内径及室间隔、左心室后壁的厚度,计算软件可以自动计算左心室收缩功能参数(图9.15)。M型超声测量左心室内径受取样线的影响,有时难以测到准确的内径。对于心脏明显增大或者有节段性运动紊乱的患者,则需采用二维或多普勒血流法测定左心室收缩功能。

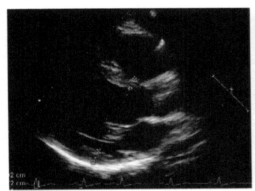 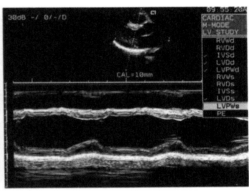

(a) M型超声心动图的取样线   (b) 室间隔到左室后壁的M型曲线

图 9.15　M型超声心动图

2. 多普勒超声心动图

血流通过某一截面的面积乘以血流速度,为血流通过这一截面的流率,如果把血流流速对时间进行积分,即可得出某一特定时间内的血流量。临床上常用左心室流出道的面积作为测算血流量的截面,乘以主动脉瓣血流的速度时间积分(VTI)即可以得出左心室的每搏量。$SV = \pi(D/2)^2 \times VTI$,D 为主动脉瓣环的内径(图9.16)。

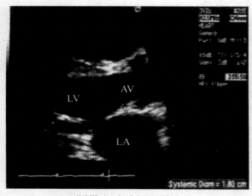
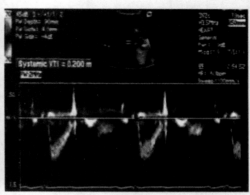

(a) 测量主动脉瓣环的内径　　　　　　(b) 通过主动脉瓣血流频谱计算VTI

图 9.16　多普勒超声心动图

二、左心室舒张功能评估

左心室舒张功能评估包括左心室主动松弛功能和被动充盈功能,分别与舒张早期和舒张中、晚期心室的舒张密切相关。目前常用的评估左心室舒张功能的方法有四种,以下主要介绍利用二尖瓣舒张期血流频谱测定。二尖瓣血流频谱判定指标如下:

E 峰:舒张早期血流峰值速度,代表左心室主动充盈;

A 峰:舒张中晚期血流峰值速度,代表左心室舒张晚期由于左心房收缩左心室被动充盈;

DT:E 峰减速时间;

IVRT:等容舒张时间。

1. 舒张充盈类型与常用指标

正常年轻人心肌松弛和左心室弹性回缩快速有力,左心室充盈大部分在舒张早期完成;随着年龄增大,心肌松弛速率有所下降,导致舒张早期左心室充盈减少而舒张晚期左心房收缩代偿增加;因此随着年龄增大,E 峰有下降、A 峰有升高趋势,60 岁左右 E 峰和 A 峰相近,而 60 岁以上 E/A<1,在评价左心室充盈二尖瓣血流频谱时,必须充分考虑年龄因素的影响。

① 正常舒张充盈:正常舒张充盈类型表现为:1<E/A<2,DT 为 160~240 ms,IVRT 为 70~90 ms。超声检查无显著解剖和功能异常。

② 异常舒张充盈-松弛障碍型:左心室主动松弛功能减低时,舒张期左心室内压力高于正常值,左心室充盈压降低,左心房收缩压增高,以维持正常的每搏量,故 E 峰降低,A 峰增高,E/A<1,DT 延长。

③ 异常舒张充盈-假性正常:左心室僵硬度增加,左心室舒张末压力进一步增高,E 峰升高,E/A>1,DT 延长。

④ 异常舒张充盈-限制性充盈障碍:左心房压力明显升高,抵消了左心室松弛减弱对充盈的影响,故早期充盈显著地超过正常水平,E/A>2,常见于严重的舒张功能不全。

2. 心房功能

左心室舒张早期,左心房充当通道作用,输送肺静脉血液进入左心室;左心室舒张晚期,左心房心肌主动收缩充当泵作用;左心室收缩期,左心房充当回心血量的储存器,此时肺静脉血流汇入左心房。当左心室顺应性降低时,左心房的泵功能可以代偿由于左心室顺应性降低造成的左心室早期回流量减少,心房颤动或者心室起搏的患者,由于左心房自主收缩功能丧失,心输出量将减少 15%～20%。

① 左心房的大小:左心房功能减低可以出现左心房扩大。二维超声一般在胸骨旁长轴切面测量左心房的前后径,在四腔心切面测量左心房的左右径、上下径。

② 左心房的容量:假设左心房为椭圆形,左心房容量 $= 4/3\pi \times D_1/2 \times D_2/2 \times D_3/2$($D_1$、$D_2$、$D_3$ 分别为左心房的前后径、左右径、上下径)。由于受几何形态的影响,二维超声测量左心房容量准确性欠佳,目前常用三维超声测量左心房容量。

③ 左心房压的测量:左心房压(LAP)是左心房充盈过程中的一个重要指标。测量方法使用二尖瓣反流的连续多普勒频谱计算 LAP,$LAP = SBP - 4V^2$(SBP 为收缩期血压,$4V^2$ 为二尖瓣反流时的压力差)。

正常成人心脏超声心动图检查正常值如表 9.2 所示。

表 9.2　正常成人心脏超声心动图检查正常值参考

1. 多普勒检查

二尖瓣血流频谱	E 峰　0.5～1.3 m/s(>1.5 有意义)
	A 峰　0.3～1.0 m/s
	E 峰 DT　150～200 ms
	E 峰 IVRT　50～100 ms
主动脉瓣血流频谱	AV　0.8～1.7 m/s(>2.0 有意义)
肺动脉瓣血流频谱	PV　0.6～1.5 m/s(>1.8 有意义)
三尖瓣血流频谱	E 峰　0.4～0.9 m/s(>1.1 有意义)
	A 峰　0.3～0.8 m/s
左心室流出道	LVOT　0.6～1.2 m/s(>1.5 有意义)
上腔静脉	SVC　0.3～1.1 m/s
下腔静脉	IVC　0.3～1.0 m/s
升主动脉	AAO　1.0～1.7 m/s(>2.0 有意义)
降主动脉	DAO　<2.0 m/s

2. 心脏大小	
舒张末期左心室内径	男性:45~55 mm
	女性:35~50 mm
舒张末期室间隔厚度	男性:9~11 mm
	女性:7~10 mm
舒张末左心室后壁厚度	男性:8~12 mm
	女性:7~11 mm
主动脉内径	男性:23~33 mm
	女性:23~31 mm
左心房前后径	男性:30~40 mm
	女性:27~38 mm
右心房内径	29~45 mm
右心室内径	33~43 mm
3. 心脏泵功能	
每搏量	35~90 mL
每分输出量	3~6 L/min
射血分数(EF)	50%~75%
缩短分数(FS)	25%~45%
4. 大血管内径	
主动脉根部	男性:23~36 mm
	女性:21~30 mm
肺动脉干	22.7+3.8 mm
下腔静脉	吸气　11.34+3.94 mm
	呼气 18.75+3.92 mm

第五节　超声心动图的临床应用

　　麻醉医生在围麻醉期间,经常遇到一些紧急的心血管意外事件,包括血压的骤降、过敏反应、心搏骤停等,紧急事件处理非常棘手关乎患者生命,而床旁的经胸心脏超声可以做到快速诊断,为进一步治疗指明方向。

一、经胸心脏超声诊断心包积液

分别在胸骨旁左心室长轴切面、胸骨旁短轴切面、心尖四腔心切面、剑突下四腔心切面观察心包腔液性暗区的位置、范围、厚度,是否有心房壁舒张期塌陷。液性暗区可以出现在心腔的前壁、后壁或者侧壁,因此要多切面诊断确定心包积液位置。心包积液<100 mL 为少量积液,液性暗区的宽度一般<10 mm。心包积液100~500 mL 为中量,液性暗区的宽度一般<20 mm。>500 mL 为大量心包积液,液性暗区宽度>20 mm。M 型超声心动图有较好的轴线分解,对少量的心包积液更敏感,因此也可以对积液进行定量分析。

二、经胸心脏超声诊断急性肺动脉栓塞

围麻醉期的肺栓塞一般包括下肢静脉血栓、气体、脂肪、羊水或者癌栓等。如果栓子较大,胸骨旁短轴切面的肺动脉长轴切面中,可以在肺动脉主干或左右肺动脉观察到强回声团块或者条索状回声影。而一些小到中度的肺栓塞可能看不到明显的团块影,我们可以利用经胸心脏超声观察肺栓塞的间断征象。① 由于右心室壁纤薄,当出现急性肺栓塞时,右心室收缩末期和舒张末期明显扩张,室间隔左移,右心室/左心室>0.5。② 右心室壁运动减弱或不协调。③ 肺栓塞一般会出现急性三尖瓣返流,可能通过计算三尖瓣的返流压差估算肺动脉压力。④ 在剑突下下腔静脉切面测量下腔静脉(IVC)宽度,当下腔静脉宽度>2.1 cm 时,提示右心负荷过重。

三、经胸心脏超声容量监测

围麻醉期容量监测是麻醉医生的主要工作内容之一,经胸心脏超声可以更无创、更快速诊断容量状态。① 机械通气时,在剑突下下腔静脉切面测量下腔静脉宽度,当下腔静脉宽度>2.1 cm 时,提示右心负荷过重。当下腔静脉宽度<1.5 cm 时,提示容量不足。② 胸骨旁短轴切面的乳头肌切面观察到左心室收缩末期乳头肌"接吻征",提示容量不足。③ 在胸骨旁左心室长轴切面测量左心室舒张末期的前后径或者心尖四腔心切面左心室舒张末期的上下径、左右径来判断容量状态。④ M 型超声心动图测量下腔静脉呼吸变异度。下腔静脉呼吸变异度 = $(IVC_{max} - IVC_{min})/IVC_{min}$,当下腔静脉呼吸变异度>18%提示容量不足。

四、经胸心脏超声诊断 Ⅰ 型主动脉夹层

经胸骨旁左心室长轴切面可观察到主动脉窦部增宽,动脉管腔内见漂浮内膜,并将主动脉管腔分为真腔与假腔。彩色多普勒下,真腔内血流速度快,颜色鲜艳。假腔内血流瘀滞,颜色暗淡。胸骨上凹主动脉弓长轴切面也可观察到类似影像。

五、经胸心脏超声诊断急性心肌梗死

经胸心脏超声可以更快速诊断早期心肌梗死。超声波可以对急性心肌梗死的心内膜运动及心室壁的回声等情况进行清晰的描述。频谱多普勒和 M 型超声心动图均可观测到各标准切面的心室壁异常运动。当心肌梗死时,心室壁会出现节段性运动能力下降或消失、室壁厚度变薄。严重时会出现急性心肌梗死的并发症,包括室壁瘤、乳头肌断裂、室间隔缺损等。

六、经胸心脏超声诊断急性心脏结构改变

虽然很少见,但是围麻醉期可能突发腱索断裂导致二尖瓣脱垂或者肥厚性梗阻性心脏病的 SAM 征。在胸骨旁左心室长轴切面可以观察到二尖瓣与腱索之间无连接,二尖瓣前后叶的对合关系消失,二尖瓣出现偏心性返流,腱索则漂浮在左心室内。而 SAM 征则是二尖瓣前叶收缩期前向运动从而卡入左室流出道,此影像也可在胸骨旁左心室长轴切面观察到。

第六节　血　管　超　声

一、外周血管解剖

血管超声是用超声图像来显示血管结构及管腔大小有无病变的一种无创检查方法,是患者血管情况评估最常用的检查方法。

外周血管包括动脉、静脉、毛细血管。动脉由心室发出,是运输血液离心的管道,在行程中不断分支,形成大动脉、中动脉、小动脉。动脉由于承受较大的压力,管壁较厚,管腔断面呈圆形。动脉壁由内膜、中膜和外膜组成。内膜较薄,为一层内皮细胞,外膜为结缔组织。大动脉的中膜富含弹性纤维,当心脏收缩射血时大动脉管壁扩张,当心室收缩时,管壁弹性回缩,推动血液继续向前流动。中动脉、小动

脉在神经支配下收缩或舒张,从而影响局部血流量与收缩阻力。静脉是运输血液回心的管道。小静脉起于毛细血管网,行程中逐渐汇成中静脉、大静脉最后注入心房。静脉因所承受压力小,故管壁薄、管腔大、弹性小、血容量大。静脉的数目较动脉多,由于走行的部位不同,头颈、躯干、四肢的静脉有深浅之分,深静脉与同行的动脉伴行。浅静脉走形于皮下组织,静脉间的吻合较丰富。毛细血管是连接动静脉末梢的血管,管径小、管壁薄,主要由一层内皮细胞和基膜构成,具有一定的通透性。血液在毛细血管网中流速较慢,毛细血管网是血液与组织液进行物质交换的场所。

二、颈部血管解剖

1. 颈总动脉

双侧颈总动脉起源不对称,右侧起自头臂干,左侧起自主动脉弓,双侧颈总动脉均经胸锁关节后方上行入颈部,被颈动脉鞘包绕。颈总动脉走形于胸锁乳突肌前缘和气管之间,通常在甲状软骨上源水平分为颈内动脉和颈外动脉。颈总动脉分叉处膨大部分为颈动脉窦,为压力感受器所在;分叉处颈动脉后壁有圆形小体,为化学感受器。颈总动脉一般无分支,少数在终末部发出甲状腺上动脉。

2. 颈内动脉

颈内动脉在甲状软骨上缘水平从颈总动脉分出后,位于颈外动脉的后外侧,其上行又逐渐转为颈外动脉的内侧,颈内动脉在颈外段无分支。

3. 颈外动脉

颈外动脉从颈总动脉分出后,沿颈内动脉的前内侧上行,之后走形于颈内动脉的前外侧。颈外动脉发出多个分支,包括甲状腺上动脉、舌动脉、面动脉、上颌动脉、枕动脉等。

4. 颈内静脉

颈内静脉是颈部最大的静脉,下降走形于颈动脉鞘内,起始在颈内动脉后方,继而转至其外侧,并沿颈总动脉外侧下降,在胸锁关节后方与锁骨下静脉汇合成头臂静脉,其汇合处为静脉角。

三、扫查时注意事项、要点和技巧

颈部血管超声扫查时受检者采用仰卧位头后仰,头转向对侧。颈部血管位置较表浅,通常选用的探头频率为5～13 MHz。根据受检者体形胖瘦,尽量选择高频探头,以便获得较清晰的图像,当采用彩色或者频谱多普勒技术检查时,可适当降低探头频率,使血流信号显示更充分。

四、颈部血管超声检查方法

颈部血管检查切面主要包括横切面、纵切面、斜切面。纵切面只显示血管两个壁的情况，例如前壁和后壁；横切面可以显示整个管壁的情况。需要由近及远连续缓慢扫查，根据病情可以适当旋转探头。颈动脉位置比较表浅，扫查时先从颈根部开始，滑动探头，依次向上检查颈总动脉、颈内动脉和颈外动脉。当探头移至甲状软骨上缘水平时，有时统一切面可显示三条血管。大多数受检者的颈外动脉位于颈内动脉的前内侧，横切面更容易显示颈内、颈外动脉的位置关系。颈内静脉扫查部位类似于颈内动脉，探头轻轻向外滑动即可显示颈内静脉。与颈总动脉比较鉴别，颈内静脉的内径随呼吸变化，探头稍加压管腔被压瘪，血流方向与颈总动脉相反（图9.17）。

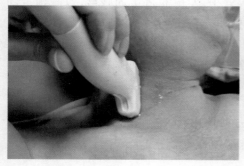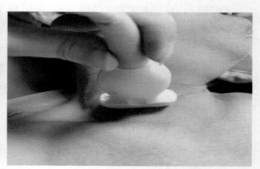

（a）纵切面　　　　　　　　　　　　　　　（b）横切面

图 9.17　颈部血管检查切面

五、正常颈动脉超声表现

1. 二维超声

正常颈动脉管壁分三层，内膜、外膜回声强，中膜低回声，颈动脉腔呈无回声暗区。正常颈总动脉、颈外动脉、颈内动脉内径大小顺序：颈总动脉＞颈内动脉＞颈外动脉。

2. 彩色多普勒超声

正常颈动脉彩色血流束充满管腔，随着采样框倾斜方向不同，呈现单一红色或者蓝色层流（图9.18）。

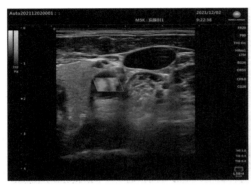 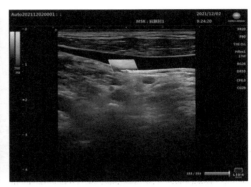

(a) 颈动脉横切面　　　　　　　　　(b) 颈动脉纵切面

图 9.18　颈部血管彩色多普勒超声

3. 频谱多普勒

颈总动脉血流速度频谱形态收缩期呈双峰,第一峰＞第二峰,整个舒张期均有与收缩期方向相同的血流。正常颈动脉血流随年龄增长而降低。

临床意义如下:

① 观察颈动脉血管走行,有无血管移位、受压等先天畸形或继发改变。

② 观察血管内膜是否连续、平整,管壁或内膜是否增厚,是否有动脉硬化斑块,斑块位置、回声,是否有狭窄及夹层。

③ 测量颈动脉内径。

④ 彩色多普勒模式下观察颈部血管血流信号充盈情况、血流方向、有无湍流。血管短轴切面可以测量和计算内径狭窄百分比和面积狭窄百分比。

⑤ 频谱多普勒模式下测量各种血流速度参数,例如最大血流速度(V_{max})、最低血流速度(V_{min})、平均血流速度(MV)、阻力指数(RI)、搏动指数(PI)等。

血管超声以颈动脉、颈静脉为例,余不赘述。

六、临床应用

与麻醉医生关系最密切的血管主要为桡动脉、颈内静脉。超声引导下确定所需要穿刺的血管后,进一步调整深度以及使目标血管成像位于屏幕中央位置。

平面外法:超声束与目标血管垂直,对穿刺部位进行局部麻醉后,以 45°～60° 插入穿刺针,推动针尖的过程中,确保其一直在目标血管上方,穿刺针进入血管腔后,检查有无血液回流,调整穿刺针至水平,将套管继续向前推进,撤出针芯。

平面内法:超声束与目标血管平行,在屏幕中央可见目标血管长轴及最大直径(图 9.19),以 15°～30° 进针,使针尖与血管长轴保持平行向前推进,直至针尖进入血管腔并见回血,调整穿刺针至水平,将套管继续向前推进,撤出针芯。

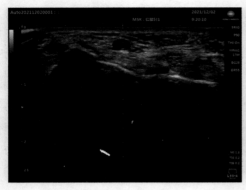 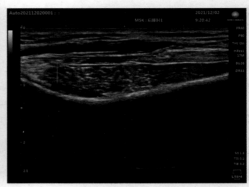

　　　　(a) 桡动脉横切面　　　　　　　　　　　　(b) 桡动脉纵切面

图 9.19　桡动脉超声

参考文献

［1］　李春伶,侯海军.轻松掌握超声心动图-五进阶学习法［M］.人民军医出版社,2015.

［2］　赵晓琴.术中经食道超声心动图的应用［M］.北京大学医学出版社,2013.

［3］　李爽,李亚平.床旁超声心动图在心血管急重症中的应用价值分析.中国现代药物应用,
　　　　2021,15(16)：28-30.

［4］　刘延玲,熊鉴然.临床超声心动图学［M］.3 版.科学出版社,2014.

［5］　刘丽文.血管超声:从基础到临床实践［M］.科学出版社,2020.

第十章　围术期经食管心脏超声血流动力学监测

围术期经食管超声心动图（TEE）检查不仅可以评价心脏的形态，还可以评价心脏功能，可以定位、定性，同时还可以定时、定量，为围术期诊疗方案提供有力的依据，保证了手术麻醉的安全、有效，因此合理应用标准化的 TEE 操作流程获取患者的心血管形态和功能特征，如：血容量监测，局部以及整体的左心功能、右心功能评价，观察瓣膜形态，成人常见的先天性心脏病的诊断以及心功能改变等；用病理生理学模型和循证医学证据解释，结合临床经验和诊疗规范用于诊疗决策，能有效地监测循环事件，如：骨科、泌尿外科手术过程中的肺动脉栓塞，开颅手术中的气体栓塞，胸部外伤中的心包压塞等，为围术期诊疗决策提供有效帮助。

为了规范应用围术期 TEE 切面的使用与血流动力学检测，国家卫生健康委办公厅于 2019 年 12 月 16 日颁布了《国家卫生健康委办公厅关于印发麻醉科医疗服务能力建设指南（试行）的通知》，明确了 TEE 在麻醉科医疗服务能力建设中的地位。为此，规范麻醉科医师的 TEE 检查，以更好地发挥 TEE 在围术期监测中的优势。

第一节　TEE 检查前评估

TEE 检查前的评估内容如下：

① 询问病史心、肺专科病史、消化道病史，基础疾病史。

② 查体心、肺专科体征，心功能分级，口、咽部专科体征。

③ 实验室检查心肌酶、凝血功能、输血免疫全套。

④ 评估病情麻醉、外科操作引起术中血流动力学不稳定的风险。

⑤ 是否具备行术中 TEE 检查的条件。

⑥ 机械通气的重症患者行 TEE 检查需要随时关注通气情况。

第二节　TEE 检查的适应证

TEE 检查的适应证如下：

① 术中出现难以控制的低血压、低血氧、低二氧化碳分压，且难以纠正。

② 术中对血流动力学监测，观察前负荷容量、心肌收缩、舒张功能、后负荷。

③ 体肺循环功能障碍，如休克类型的鉴别诊断。

④ 心源性梗塞诊断中的直接以及间接征象。

⑤ 急诊手术各类胸痛如主动脉夹层、肺动脉栓塞、心肌梗死的鉴别诊断。

⑥ 创伤急诊手术麻醉，需要排除心脏大血管的并发症，如心脏破裂、主动脉破裂等。

⑦ 心脏房室瓣功能检查。

⑧ 经胸超声图像显像困难。

第三节　TEE 检查的禁忌证

TEE 检查的禁忌证如下：

① 绝对禁忌证：患者拒绝、活动性上消化道出血、食管占位性病变、食管梗阻或狭窄、食管裂孔疝、食管手术后不久、食管撕裂和穿孔、食管憩室、先天性食管畸形、咽部脓肿、咽部占位性病变。

② 相对禁忌证：食管静脉曲张、凝血功能障碍、纵隔放疗史、颈椎疾病、咽部脓肿、咽部占位性病变。相对禁忌证需要比较 TEE 检查的收益和相对禁忌证的风险决定是否行 TEE 监测。

第四节　患者的准备

患者要做如下准备：

① 签署知情同意书。

② 麻醉状态下可选择仰卧位和侧卧位。

③ 检查并清除患者口腔及食管内异物。

④ 将气管导管固定于患者嘴角一边,便于探头置入。

⑤ 可在放置探头前胃管负压吸引,以免干扰 TEE 超声图像。

⑥ 放置食管探头 5 min 后,检查有无活动性出血,再放置鼻咽部温度探头。

⑦ 围术期 TEE 检查时,注意不要影响患者的通气。

⑧ 清醒的患者可行口咽部局部麻醉,在侧卧位下置入探头。

⑨ 除超声心动监测外,还要密切观察心电图、血压、血氧饱和度、呼末二氧化碳等监测指标,以便及时发现异常状况。

第五节 TEE 探头的安全使用

TEE 探头的安全使用方法如下:

① 常规检查探头连接情况,表面是否完整,选择合适的检查模式。

② 已消毒的探头前端换能器面涂上超声耦合剂。

③ 用右手持探头,轻提下颌打开咽腔,将探头轻柔地送至咽后壁,若遇到阻力,稍将探头前屈,通过后,可将探头稍旋转,通过观察颈部两侧梨状窝的对应部位,使用恰当的手法,同时结合喉镜辅助,将 TEE 探头轻柔推送过食管开口。

④ 切忌使用暴力,若尝试 3 次以上未能成功放置,或发现活动性出血,应立即放弃使用 TEE 检查

⑤ 成人 TEE 探头最低安全体重为 30 kg,儿童 TEE 探头要求最低安全体重为 5 kg,新生儿 TEE 探头则可用于体重低于 5 kg 的患儿。

⑥ 在检查过程中要随时关注是否有出血情况,及时发现和处理相关症状。

⑦ 退出时遇到阻力,首先需要确认探头卡锁是否固定,需解锁后调直探头,方可重新退出,全麻状态下应尽量保护患者。

⑧ 对血液传播性疾病的患者必须用透声性能良好的探头套隔离 TEE 探头。

第六节 TEE 检查的操控及术语

TEE 图像总的原则是:图像的近场显示的是探头接触患者的位置,改变探头的位置就是改变 TEE 图像在人体空间内的位置。TEE 探头呈长管状,探头运动受消化道的限制,整体运动只有 8 种,分别是:推进、后退;左转、右转;前屈、后屈;左屈、右屈(图 10.1)。

① 食管探头推向食管远端即向胃的方向称"推进",反之为"后退"。手握探头

转向患者右侧称为"右转",反之为"左转"。

　　② 操作柄大轮将探头前端向前弯曲称之为"前屈",向后称为"后屈"。操作柄小轮将探头顶端向左弯曲称之为"左屈",向右称为"右屈"。

　　③ 食管探头处于静止的状态下,可通过手柄上的上下圆形按键,调节声平面角度从 0°～180°,称为"前旋",反向从 180°～0°,称之为"后旋"。

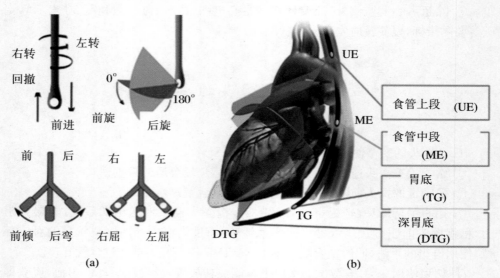

图 10.1　TEE 探头的 8 种运动及操控示意图

第七节　TEE 检查切面的标准化

　　围术期的工作特点决定了 TEE 检查切面必须标准化,1996 年,美国麻醉医师协会(ASA)和美国超声心动图学会(ASE)一起确立了术中 TEE 所需监测的 20 个标准切面,对全世界术中 TEE 推广培训具有里程碑意义。2013 年,美国心血管麻醉医师协会和美国心脏超声协会共同发表声明,将标准切面简化到 11 个(图 10.2),从食管中段四腔心切面开始,通过调整探头在 3 个主要的位置(图 10.3):食管中段水平、经胃水平和食管上段水平。中国麻醉医师术中 TEE 推广培训协作组提出了 TEE-Focus 的概念,适用于急诊麻醉和术中循环监测的 6 个标准切面,包括 4 个心脏的基本切面,和 2 个大血管的基本切面:① 左心室长轴切面;② 右心室流入流出道切面;③ 经胃底心室短轴切面;④ 食管中段四腔心切面;⑤ 降主动脉短轴切面;⑥ 升主动脉长轴切面。

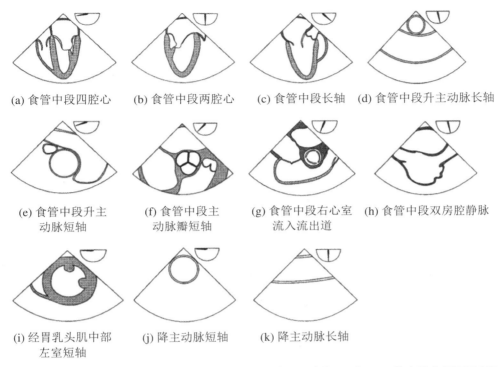

(a) 食管中段四腔心　　(b) 食管中段两腔心　　(c) 食管中段长轴　　(d) 食管中段升主动脉长轴

(e) 食管中段升主
动脉短轴

(f) 食管中段主
动脉瓣短轴

(g) 食管中段右心室
流入流出道

(h) 食管中段双房腔静脉

(i) 经胃乳头肌中部
左室短轴

(j) 降主动脉短轴

(k) 降主动脉长轴

图 10.2　美国超声心动图学和美国麻醉医师学生推荐的围术期 11 个 TEE 基本检查切面示意图
TEE 探头的多平面角度由切面图右上角的符号近似表示

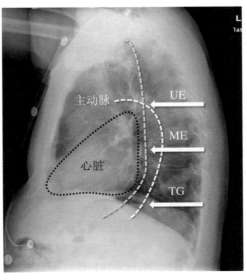

图 10.3　胸部侧面 X 线
箭头指示 TEE 探头在食管上段(UE)食管中段(ME)和经胃(TG)水平

第八节　11个标准切面的获取

一、食管中段四腔心切面(ME Four-Chamber View)

置入 TEE 探头距门齿 30～35 cm 深度,紧邻左心房后侧,探头角度调整至 0°,可获得食管中段四腔心切面图(图 10.4),或左或右转动探头,将二尖瓣和左心室置于扇形显示图像中心,然后调节探头深度,确保左心室心尖可见。调整 TEE 探头的多平面角度至 10°～20°,至主动脉瓣或者左室流出道消失,而三尖瓣瓣环得到最大程度呈现。由于心尖稍低于左心房切面,因此 TEE 探头应稍后屈才可将二尖瓣、左心室和心尖置于同一切面图像。该切面可以观察到的结构包括:左心房、房间隔、右心房、二尖瓣、三尖瓣、左心室、右心室和室间隔。此外,本切面还可见二尖瓣前后叶、三尖瓣隔叶和后叶。可以获得的诊断信息包括:各腔的容量与功能,二尖瓣和三尖瓣功能,左右心室全心收缩功能状况和左心室前侧壁和下壁间隔壁状况。在四腔心模式图(图 10.5)中,可明确心脏各心肌节段所对应的冠状动脉血流灌注。

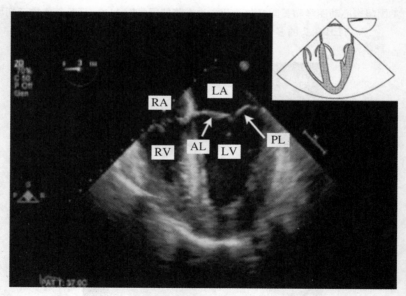

图 10.4　食管中段四腔心切面

AL = MV 前叶;LA = 左心房;LV = 左心室;PL = MV 二尖瓣后叶;RA = 右心房;RV = 右心室

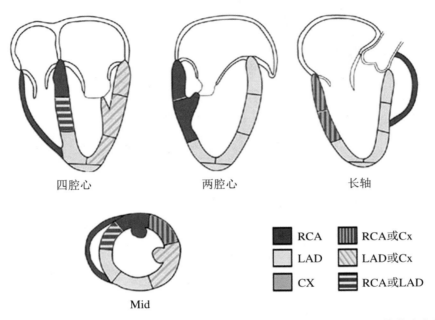

图 10.5　TEE 不同切面所显示的冠状动脉 RCA、LAD 和 LCX 在左心室上的灌注分布

二、食管中段两腔心切面（ME Two-Chamber View）

　　从食管中段四腔心切面旋转探头晶片角度至 90° 左右，直至右心室消失即可得到食管中段两腔心切面图像（图 10.6）。可见结构包括：左心房、二尖瓣、左心室和左心耳。诊断信息包括：左室整体和局部功能，二尖瓣功能以及左室前壁和下壁的局部评估，使用彩色多普勒观察二尖瓣情况，检测是否存在关闭不全或狭窄，该切面还可以观察到冠状静脉窦（短轴），即紧邻左室基底部下壁上端的一个圆形结构。

三、食管中段长轴切面（LAX）

　　从食管中段两腔心切面旋转探头晶片角度至 120° 左右，直至显示左室流出道和主动脉瓣即得到食管中段长轴切面图像（图 10.7）可见结构包括：左房、二尖瓣、左室、左室流出道、主动脉瓣和近端升主动脉。诊断信息包括：左室容量、功能、二尖瓣与主动脉瓣功能、左室流出道是否存在病理改变以及左室壁局部评估。使用彩色多普勒观察二尖瓣、左室流出道和主动脉瓣，检测是否存在关闭不全或狭窄。

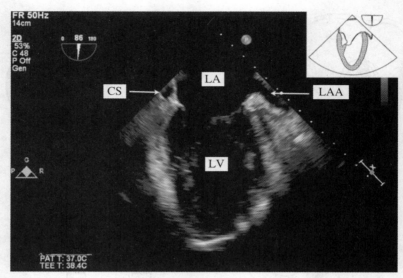

图 10.6　食管中段两腔心切面

CS = 冠状静脉窦；LA = 左房；LAA = 左心耳；LV = 左室

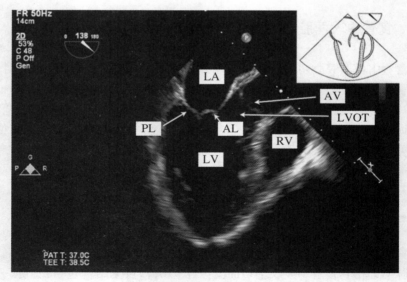

图 10.7　食管中段长轴切面

AL = 二尖瓣前叶；LA = 左房；LV = 左室；PL = 二尖瓣后叶；RV = 右室

四、食管中段升主动脉长轴切面（ME Ascending Aortic LAX）

从食管中段长轴切面回退探头可见升主动脉长轴切面（图10.8），右肺动脉在升主动脉后方紧邻食管，置其于图像中央，左转探头可见主肺动脉长轴以及肺动脉瓣。此时，主肺动脉长轴与声束平行，因而可以用脉冲或者连续多普勒来观察右室流出道或肺动脉瓣。此外，该切面还是观察主肺动脉血栓的较好选择。

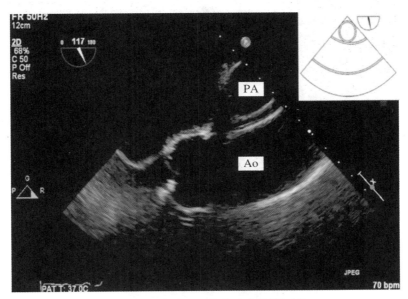

图10.8　食管中段升主动脉长轴切面

PA＝肺动脉；Ao＝主动脉

五、食管中段升主动脉短轴切面（ME Ascending Aortic SAX）

由上述可见主肺动脉，旋转探头晶片角度至20°～40°可见肺动脉二根分叉部、升主动脉短轴图和上腔静脉短轴图，此时即为食管中段升主动脉短轴切面（图10.9），可见结构包括：近端升主动脉、上腔静脉、肺动脉瓣和近端（主）肺动脉。此切面还是观察近端主肺动脉血栓的较好选择。

六、食管中段主动脉瓣短轴切面（ME AV SAX）

由食管中段升主动脉短轴切面前进探头即得食管中段主动脉瓣短轴切面（图10.10）。此时，主动脉瓣瓣叶清楚可见。对于三叶主动脉瓣，左冠瓣应该位于图像右侧后方;无冠瓣紧邻房间隔;右冠瓣紧邻右室流出道。使用彩色多普勒观察主动脉瓣,检测是否存在主动脉瓣返流。

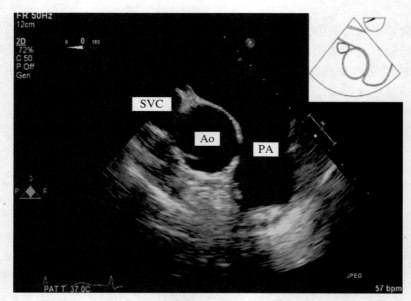

图 10.9　食管中段升主动脉短轴切面
PA = 肺动脉;Ao = 主动脉;SVC = 上腔静脉

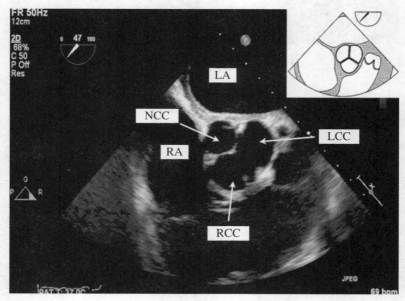

图 10.10　食管中段主动脉瓣短轴切面
LA = 左房;LCC = 左冠瓣;NCC = 无冠瓣;RA = 右房;RCC = 右冠瓣

七、食管中段右心室流入流出道切面(ME RV Inflow-Outflow)

从食管中段升主动脉短轴切面,前进并右转探头,将三尖瓣置于视野中心,旋转探头晶片角度至 60°~90°,直至显示右室流出道和肺动脉瓣,即得食管中段右心室流入流出道切面(图 10.11)。可见结构包括:左房、右房、三尖瓣、右心室、肺动脉瓣和主肺动脉近端。右室游离壁在切面图像左侧,右侧为右室流出道,诊断信息包括:右心室容量与功能、三尖瓣和肺动脉瓣功能。使用彩色多普勒观察三尖瓣和肺动脉瓣,检测是否存在返流与狭窄。如果超声波声束能够对准三尖瓣返流束,可以通过改良伯努利方程(Bernoulli's equation)来估测右心室收缩压力。

$$右心室收缩压 = 4×三尖瓣返流束速度峰值^2 + 中心静脉压力$$

而中心静脉压力可以通过中心静脉置管测定获得。如果该病人不存在肺动脉瓣狭窄(TEE 可以轻易排除),右心室收缩压与肺动脉收缩压相当。如果超声波声束不能对准三尖瓣返流束,可能会导致三尖瓣返流束速度峰值明显低估,进而低估右心室收缩压。

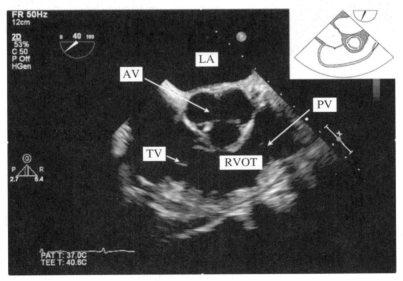

图 10.11 食管中段右心室流入流出道切面
LA=左房;AV=主动脉瓣;PV=肺动脉瓣;RVOT=右室流出道;TV=三尖瓣

八、食管中段双房腔静脉切面(ME Bicaval)

从食管中段右心室流入流出道切面,旋转探头晶片角度至 90°~110°,右转探头即得食管中段双房腔静脉切面(图 10.12)。可见结构:左房、右房、右心耳以及房间隔；如果病人有途径上腔静脉至右房的置管或者起搏器电极线，在本切面也可以观察到。此外，还应观察房间隔的运动状态，因房间隔瘤可伴有房间隔分流。使用彩色多普勒观察房间隔，评估是否存在房间隔缺损，也可给病人施以瓦氏动作（Valsalva maneuver）时注射激活生理盐水进一步评估可能存在的右向左分流。

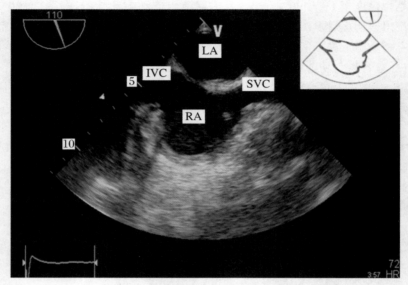

图 10.12　食管中段双房腔静脉切面
IVC＝下腔静脉；LA＝左房；SVC＝上腔静脉；RA＝右房

九、经胃乳头肌中部左室短轴切面(TG Midpapillary SAX)

自食管中段四腔心切面前进探头进胃后，前屈与胃壁紧贴，保持探头晶片角度0°（图 10.13），一般通过两步来调整合适位置。首先，调整探头深度，直至出现中后乳头肌。如果看到二尖瓣腱索，示探头太浅，应继续深入探头；如果看不到乳头肌，示探头过深，应回撤探头。一旦中后乳头肌进入视野，侧前乳头肌可以通过调整探头屈度来优化。其次，在探头深度合适后，应该调整探头屈度来确保可见乳头肌。如果看见二尖瓣腱索，示前屈过度；如果不见任何乳头肌，示增加前屈。经胃乳头肌中部左室短轴切面可以提供极为重要的诊断信息：左室容量、收缩功能和左室壁局部运动功能，这些对于血流动力学不稳定病人处理极为有价值。这是唯一一个TEE切面，同时可以观察到左前降冠状动脉、左回旋支冠状动脉和右冠状动脉所灌注的心肌（图 10.5），这使得该切面在术中监测中应用十分普遍。

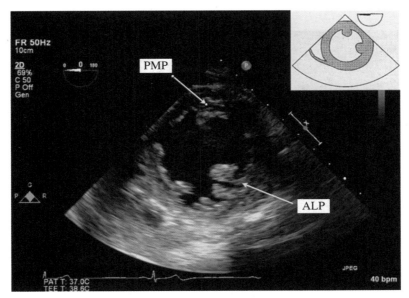

图 10.13　经胃乳头肌中部左室短轴切面

ALP-前侧乳头肌；PMP-中后乳头肌

十、降主动脉短轴切面(Descending Aortic SAX)和降主动脉长轴切面(Descending Aortic LAX)

因在纵隔内胸主动脉紧邻食管，TEE 可以较为容易获得胸段降主动脉图像。从食管中段四腔心切面，向左转动探头即得胸段降主动脉图像。短轴切面在探头晶片角度 0°水平获得(图 10.14)；长轴切面通常在 90°获得(图 10.15)。减小图像深度，可放大主动脉图像，并聚焦于近场区。此外，增加近场增益可优化图像质量。将主动脉置于图像中央区，通过前进或回退探头可以检测整个胸段降主动脉。这两个切面图像可以提供的诊断信息包括：主动脉直径、主动脉粥样硬化程度和主脉夹层等。此外，如果病人出现左侧胸腔积液，该切面可以在远场发现胸水；而右侧胸腔积液，则或许可以通过进一步转动探头去检测右侧胸腔。

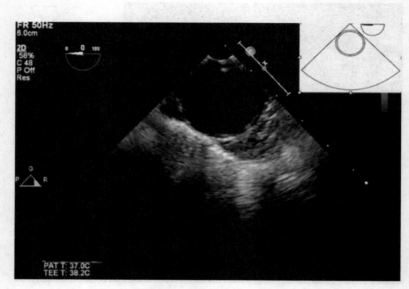

图 10.14　降主动脉短轴切面

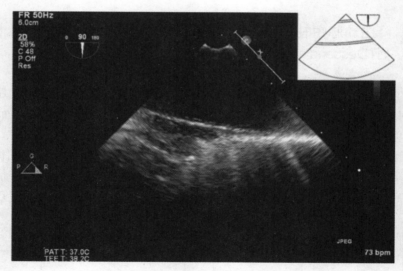

图 10.15　降主动脉长轴切面

第九节　Focus-TEE 观察与测量的基本内容

围术期 TEE 检查时间有限,需要迅速决断,往往来不及做精确的测量,要获得可靠的决策依据必须对标准化切面进行有效的观察与测量。

1. 左心室长轴切面

① 观察左心房大小、房壁厚度、舒缩运动是否正常;② 观察二尖瓣回声及启闭情况;③ 观察左心室流入道;④ 观察左心室大小、室壁厚度、舒缩运动是否正常;⑤ 观察左心室流出道;⑥ 观察主动脉瓣回声及启闭情况;⑦ 观察升主动脉管壁厚度、管腔内是否有异常回声;⑧ 观察各房室腔内血流情况。

2. 右室流入、流出道切面

① 观察右心房大小、房壁厚度、舒缩运动是否正常;② 观察三尖瓣回声及启闭情况;③ 观察右心室流入道;④ 观察右心室大小、室壁厚度、舒缩运动是否正常;⑤ 观察右心室流出道;⑥ 观察肺动脉瓣回声及启闭情况;⑦ 观察肺动脉管壁厚度、管腔内是否有异常回声;⑧ 观察各房室腔内血流情况。

3. 经胃左心室短轴切面

① 左、右心室腔大小、形态;② 左、右心室比例、室间隔形态;③ 室壁厚度和活动幅度;④ 腔内血流是否正常。

4. 食管中段四腔心切面

① 各房室大小、比例;② 室壁的厚度、搏动幅度及连续性;③ 二尖瓣和三尖瓣的形态、回声和启闭功能;④ 腔内血流是否正常。

5. 降主动脉短轴切面

① 降主动脉管腔内径及形态;② 主动脉壁各层厚度及回声;③ 是否存在夹层或假性动脉瘤;④ 腔内血流是否正常。

6. 升主动脉长轴切面

① 升主动脉管腔内径及形态;② 主动脉壁各层厚度及回声,是否存在附壁血栓和粥样斑块;③ 是否存在夹层或假性动脉瘤;④ 腔内血流是否正常。

第十节　围术期 TEE 术中监测内容

围术期 TEE 血流动力学监测,是进行术中监测不可缺少的手段,最重要的是对循环不稳定患者的处理。所有手术中出现的血流动力学异常或气体交换障碍者,都应及时行 TEE 检查,评价内容包括:心室大小、容量状态、心室功能、瓣膜的结构和功能、心包腔及并发症等方面。围术期 TEE 监测的结果是术中处理的重要依据,操作者必须对心脏的解剖、病理生理及外科手术过程有全面的了解,从而对血流动力学不稳定状态作出及时准确的判断,并做病因分析,以指导处理方案。围术期 TEE 主要应用于心脏及主动脉外科手术中,术中监测的主要方面不是某种疾病的诊断。术中出现紧急的、不可缓解的且威胁生命的血流动力学障碍是行 TEE 检查的适应证。此外若出现难以控制的对治疗无反应的血流动力学不稳定状态、低氧血症或持续低血压,以及出现怀疑存在心肌缺血、心功能不全时,也应及时行 TEE 检查。具体评价内容包括以下几个方面。

一、心血管壁、腔参数测量参考值

正常值是描述正常心脏结构和功能的基础,包括各房室腔、动脉内径和血管壁的厚度。通过将测量值与正常参考值(表 10.1)的比较,即可发现心血管的影像学异常。

表 10.1　心血管壁、腔超声测量正常参考值

测量部位	正常参考值	测量部位	正常参考值
AO(根部主动脉)	23~36	RA(右心房)	30~38
LA(左心房)	33~40	RV(右心室)	<25
LVEDA(舒张内径)	45~55(M) 35~50(F)	RVOT(右室流出道)	18~34
LVESA(收缩内径)	25~37(M) 20~35(F)	PA(肺动脉主干)	24~30
IVS(室间隔)	8~11	FS(短轴缩短率)	>25%
LVPW(左室后壁)	8~11	EF(射血分数)	50%~70%

二、局部及整体左心室功能监测

评估左心室整体收缩功能是围术期 TEE 检查最主要的内容,特别是对于严重的血流动力学不稳定及心室功能不确定的患者。虽可使用定量分析的方法,但更常用的是目测法快速判断心脏整体收缩功能,以判断出哪些患者可从增强心肌收缩力的治疗中获益。经胃底二尖瓣及乳头肌水平的左室短轴切面,提供了左心室功能的关键诊断信息。但术中获得实时精确的左心室容量-时间曲线尚不容易,需要用实时三维超声心动图技术、二维和三维图像自动分割技术并结合辛普森计算

方法得到,这种方法用在术中监测时间成本较高。若心室形态正常,仍推荐使用 M 型超声测量左心室舒张末期容量(LVEDD)/左心室收缩末期容量(LVESD)计算(左心室缩短分数(FS) = LVEDD - LVESD/LVEDD)或者左心室中段短轴 2D 切面测量计算(右心室面积变化分数(FAC) = LVEDA - LVESA/LVEDA)。此外,TEE 可以准确而有效地评价左心室舒张功能,包括二尖瓣口血流、肺静脉血流和组织多普勒频谱的测量。有研究报道,对于进行冠状动脉搭桥手术的患者,仅应用二尖瓣环侧壁位点的 e′峰≤10 cm/s 和跨二尖瓣的 E/e′≤8 就可以简单地评价左室舒张功能障碍,并预测远期主要心血管事件的发生。手术会增加出现心肌缺血的风险,故应对术中新发现的节段性室壁运动异常(RWMA)及时准确地判断左心室各节段室壁运动情况。可应用 TEE 标准切面来半定量评估节段性室壁运动情况。节段室壁运动异常多见于心肌缺血,其特征表现为心肌运动的减弱或消失,并以此分级(表 10.2),具体心肌节段运动异常与冠状动脉血供关系参考(图 10.5)。但由于 TEE 检查有一定局限性,且心尖运动易出现伪像,由于心脏左右摆动,对室壁收缩运动的判断易有偏差。另外对于存在传导异常的患者,如左束支阻滞或心室起搏,TEE 则难以区分其所致的心肌收缩不协调。其次,节段室壁运动异常并非心肌缺血所独有,也可见于非缺血性心肌病患者,如心肌顿抑。此外,由于 TEE 无法充分显示心尖,可能造成漏诊异常运动及可能存在的血栓回声。

表 10.2　左室节段性功能半定量评估

状态	运动方向	心腔短轴缩短率	室壁增厚程度	分值
正常	向内	>30%	>30%	1
轻度运动减弱	向内	10%~30%	10%~30%	2
重度运动减弱	向内	0~10%	0~10%	3
无运动	无	0	0	4
反向运动	向外	反向运动	变薄	5

对右室功能的评估,也是围术期 TEE 检查的重要内容。首选切面包括食管中段四腔心和经胃乳头肌中部左室短轴切面,通常应用目测法或定性评估,特别需要与 TEE 基线情况进行对比观察。

① 定性评价。一般右心腔小于左心腔,在四腔心切面心尖不包括右室。此外,右室壁较左心室薄。右心腔大小及右室壁厚度超过左心室,则反映了右室的容量及压力负荷增加。

② 定量评价。定量评估右心功能,如测量射血分数,在三维超声出现之前,是比较困难的。一些定量方法如三尖瓣环收缩期运动幅度(TAPSE)、右心室面积变化分数(FAC)和右室心肌做功指数(MPI)都可以来定量评估右心功能,但是这些方法均有一定局限性。

三、容量监测

围术期血流动力学不稳定的情况可见于术前禁食水、麻醉后血管扩张以及外科术中失血等。

1. 切面选择与评估方法

用来进行容量监测最为常用的超声定量参数是"左室舒张末直径"和"左室舒张末面积"，可在经胃乳头肌中部左室短轴切面观察到，也可通过目测法（eye-balling）来定性评估。应用这些定性和/或定量评估监测到的左室舒张末基础值与实际值的变化关系，可有效评估左室前负荷的急性变化，TEE所测的左室腔大小的变化还可作为动态参数来评估补液的反应性，从而为液体治疗提供指导（即目标导向液体治疗）。

2. TEE提示容量变化

（1）低血容量。低血容量表现为左室腔减小，对于基础心室大小和功能正常的患者，急性低血容量表现为舒缩末期左室内径均缩小的高动力性收缩功能状态，通常可用目测法来快速识别。在经胃乳头肌中部左室短轴切面观察到收缩末期心腔严重减小，是严重低血容量的经典超声表现，前后乳头肌由于高动力向心性运动，贴合形成"室壁亲吻征"。需要注意的是，此时的低血容量实际上是左室前负荷降低，并不能判断是由于血容量绝对不足（禁食水或外科出血所致），还是相对不足（麻醉药、全身性过敏反应或脓毒症导致的血管扩张所致）。因此，需要结合临床具体情况进行综合分析。另外，低血容量患者可能出现下腔静脉（IVC）内径减小（内径＜1.5 cm）伴深吸气（自主用力吸气）时管腔塌陷。虽然该参数能够提供补充数据，但全身麻醉且正压机械通气患者的下腔静脉内径变化的诊断价值较小，而且观察下腔静脉所需要的TEE切面属于非标准切面。

（2）高血容量。低血容量患者在给予补液后，上述现象会得以改善，继续输液后可至容量负荷过重，会导致左室舒缩末期内径及容量显著增加，甚至成球形，结合心率和左室心腔大小的前后变化可以得出高容量的结论。此外，急性血容量过多还可以导致心房增大，三尖瓣反流加重。而对于充血性心力衰竭患者的左心室球形，与健康心脏输液过多所致的椭球形明显不同，尤其是在结合监测到的前后变化趋势做判断时，相应的处理也有不同。高容量所致的心脏增大，控制容量输入是首位的，而心衰所致的心脏增大则以强心为主。

四、心脏瓣膜结构与功能监测

围术期心脏瓣膜的严重返流或狭窄亦会导致患者的血流动力学不稳定，故基础TEE监测还应包括对心脏各瓣膜功能的评估。使用彩色多普勒观察心脏各瓣膜是否存在返流,判断其返流程度及可能的病因,重点鉴别返流程度,同时判断是否存在瓣膜狭窄。相关切面包括:食管中段四腔心、两腔心、长轴、主动脉瓣短轴和右心室流入流出道切面等。手术麻醉期间的负荷状态变化或发生急性心肌缺血,瓣膜病变的程度可能较术前有较大变化,可为术中病情改变提供依据。通常不需要行定量评估,但应通过目测返流束长度和缩流颈宽度来鉴别返流程度,通过目测瓣叶的活动情况和连续多普勒测量来快速评估有无狭窄。

1. 二尖瓣解剖定位

二尖瓣是左房、室之间的血流阀门,二尖瓣的开闭依靠房、室压差的驱动。二尖瓣环是具有动态变化性能的纤维肌性环,呈马鞍形,收缩期瓣环径缩小,朝向心尖运动,舒张期瓣环径扩大,背离心尖运动。二尖瓣有两个瓣叶,前叶约占二尖瓣表面积的三分之二,后叶呈 C 型,盘绕在前叶周围,占二尖瓣周长约三分之一,二者在前外侧和后内侧交界处会合。二尖瓣的前、后叶均可可分为三个小叶,二尖瓣瓣叶左心室面的腱索附着在两组乳头肌上,分别为前外侧乳头肌和后内侧乳头肌。每一组乳头肌发出腱索附着在相邻的前后瓣叶上。TEE 切面可用来评估二尖瓣系统的每一部分,在各个标准切面上可以观察不同小叶的功能状态,各个小叶与标准切面的对应关系如表 10.3 所示。此外,应用经食管实时三维超声心动图评价二尖瓣对以下情况很有帮助:确定病变的部位和范围;确定瓣膜功能异常的机制和程度;与外科医生直接交流超声检查结果,有利于手术计划的制订。另外,实时三维超声有利于判断累及多个小叶的脱垂,对于交界区的病变和瓣叶裂更具有帮助。

表 10.3　不同二维 TEE 切面所显示的二尖瓣小叶分区

TEE 二维切面名称	显示小叶分区
食管中段五腔切面(0°)	A1-P1
食管中段四腔切面(0°)	A3-A2-P2
食管中段交界区切面(60°)	P3-A2-P1
食管中段两腔切面(90°)	P3-A1-A2
食管中段长轴切面(120°～160°)	A2-P2
经胃底短轴切面(0°)	A1-A2-A3,P1-P2-P3

2. 主动脉瓣解剖定位

主动脉瓣是半月形的瓣膜,通常有三个瓣叶,每个半月形瓣叶均以弯曲的方式附着于主动脉壁,基底部附着于左室内、心室-主动脉解剖连接以下,远端附着于窦干结合处。瓦氏窦和窦干结合处是瓣膜装置的组成部分,这些结构中任何一个的显著扩张都会导致主动脉瓣关闭不全。主动脉瓣功能评估依赖于对于整个主动脉瓣复合体的理解,包含主动脉瓣、主动脉根部和左室流出道。由于左室流出道梗阻的发生不仅可能在主动脉瓣水平,也可能是在瓣上或瓣下水平,对这些区域的仔细评估就很重要。二维超声心动图仍是评估主动脉瓣形态的金标准。但是,三维 TEE 能显著改善对瓣膜以及流出道和瓣环形态的评估,三维 TEE 测得的主动脉瓣环面积很接近计算机断层扫描的结果。评估主动脉根部也是评估主动脉瓣形态和功能的重要组成部分,因为主动脉根部的扩张可能与主动脉瓣的异常有关。可以选择合适的切面,结合频谱多普勒的结果用来与左室流出道或瓣环直径一起计算左心室每搏量(SV)。通过主动脉瓣的峰值血流速度的测量则是用连续波多普勒声束穿过左室流出道及瓣叶,或是穿过其他彩色多普勒观察到的高速血流或湍流束。由于声窗的限制,跨主动脉瓣峰值流速相比 TTE 仍可能低估。

五、心内异常分流

卵圆孔未闭(PFO)或房间隔缺损(ASD),可因存在右向左分流而导致无法解释的低氧或栓塞,为评估其存在反常栓塞的风险,麻醉后采用 TEE 检查,以发现是否存在房水平或其他心内分流;室间隔缺损(VSD)有时也可造成血流动力学不稳定。故对不明原因的低氧血症或循环不稳定患者,应进行 TEE 检查,寻找心内有无异常分流。相关切面包括:食管中段双房心和四腔心切面等。如果麻醉后 TEE 检查发现房水平分流,应提醒手术医师避免此类患者采用坐位手术,以免出现可能的反常栓塞。因为 TEE 的高敏感性,对于血流动力学无影响的微气泡,TEE 亦能识别,及早发现微气泡产生的栓塞,可以及时提醒手术医师做出相应处理,从而避免造成临床不良后果。

六、肺栓塞

手术会增加肺栓塞的风险,因此围术期 TEE 检查应警惕肺栓塞的发生,通过二维超声直接观察栓子回声来诊断肺栓塞的敏感度不高,除非栓子回声较大,且位于主肺动脉近端。对于术中可能出现的大面积肺栓塞,几乎不能行肺动脉 CT 血管造影(CTA)检查,但 TEE 快捷方便,且并不影响手术过程。相关切面包括:食管中段升主动脉短轴、右心室流入流出道和主动脉瓣短轴切面等。对于有显著血流动力学改变的肺栓塞诊断,TEE 敏感性较高,阳性征象包括右室增大、非典型右室游离壁运动异常和新发的严重三尖瓣反流等。

七、指导术中排气

心脏各类手术,在体外循环转流期间及停止以后,心腔内如残留气体过多,可导致冠状动脉栓塞,引起循环严重不稳定。TEE 可用于指导术中排气,避免或减少术后气体栓塞并发症的发生。

八、测量计算循环参数

TEE 作为漂浮导管等有创监测检查的补充,也可用于测量计算血流动力学参数。容量测算包括:每搏量;心输出量(CO);肺循环/体循环血流量比(Qp/Qs);反流量和反流分数等。压差测量包括:峰值压差、平均压差、肺动脉收缩压、肺动脉平均压、肺动脉舒张压、右心室收缩压、左心房压、左心室舒张末期压力等。

九、围术期 TEE 在非心脏手术中的应用

高危患者在行非心脏手术时,TEE 可为麻醉医师和手术医师提供患者心功能,并监测循环状态。当患者出现已知或可疑的心血管疾病时,均应行围术期 TEE 检查。当手术过程中出现无法纠正的持续性循环不稳定时,亦应及时行 TEE 检查,排除可能的心血管因素。接受肝、肺移植手术的患者,由于移植过程中血容量改变、酸碱平衡紊乱造成肺血管压力的急性变化,增加了出现右心衰竭及低血压的风险,故应使用 TEE 检查快速了解心脏功能和容量变化。神经外科的坐位穿颅术,术中常发生空气栓塞,但多数情况下右心中出现的空气栓子很小,几乎没有临床影响,但若出现巨大的栓子,或通过未闭卵圆孔的右向左分流而发生反常栓塞,则会出现严重的后果,围术期 TEE 检查对其早期诊断非常重要。

十、围术期 TEE 在重症监护室中的应用

患者在心脏或非心脏手术后的早期,有时会经历一些与手术操作相关或不相关的病理过程。此时,如果术后 TTE 检查不可行,则 TEE 检查对于识别和排除外循环系统异常具有重要价值。TEE 有助于发现术后心肌缺血、心功能不全、低血容量状态、心内异常血流、心包积液或心包填塞等,以利术后处理。TEE 的动态观察还可用于监测血管活性药物及呼吸机设置调整之后血流动力学变化。围术期 TEE 监测可以提供多个方面的诊断信息,一些偶然的阳性发现有可能对手术过程和转归起到至关重要的影响。检查者须对血流动力学不稳定作出及时准确的判断及病因分析,从而有效指导治疗,降低围术期死亡率。

第十一节　TEE 的并发症及其防治

遵循上述使用指征并规范操作,TEE 作为一项安全有效的术中有创评估手

段,出现致死性并发症的概率较少。据相关文献报道,术中 TEE 并发症发生率约占 0.2%,包括食管黏膜损伤(0.06%)、咽部及上消化道出血及血肿(0.03%)、牙齿损伤(0.03%)、气管导管移位(0.03%)、食管穿孔(0.01%)、术后咽部疼痛或吞咽障碍(0.01%)等。要求操作者严格遵循标准流程,置入过程不可粗暴,对于放置困难的患者,可在喉镜直视下放置,也可选择使用小儿 TEE 探头,以减少机械性损伤。咬口器可用于保护患者牙齿、牙龈及避免食管探头损伤。探头操作时要检查卡锁是否打开,避免探头固定时移动所造成的损伤。使用时间过长会至探头温度过高,应及时停用降温。

本 章 小 结

术中 TEE 评估要根据临床需求和教学目标来制定操作规范,并持续改进,在临床教学以及科研工作中,各学科间的合作是术中 TEE 检查的新特点,需要有超声学会、麻醉学会以及心脏学会在内的三个学科之间的合作,TEE 临床推广与各学会的专科准入制度的结合。围术期经 TEE 检查要在临床中实现规范化、标准化,基本的基本思路是:通过特定的 TEE 超声表现,将病理生理个体化标准同时结合治疗经验以及循证医学证据进行术中诊疗决策,降低围术期风险。

对于非心脏专科麻醉医师,超声快速评估心功能可安全管理危重病人和复杂手术的围术期并发症的发生,对心血管专科麻醉医师和 ICU 医师,TEE 在围术期能提供有关心脏及大血管结构与功能的实时动态信息,有助于为手术团队提供更进一步的术前诊断,发现新的形态及功能异常,调整手术过程中急危重症的决策,评估预测手术风险、随访手术效果。

参考文献

[1] Cahalan M K, et al. Practice guidelines for perioperative transesophageal echocardiography[J]. Anesthesiology, 1996, 84(4): 986-1006.

[2] Cahalan M K, Abel M, Goldman M, et al. American Society of Echocardiography and Society of Cardiovascular Anesthesiologists Task Force guidelines for training in perioperative echocardiography[J]. Anesth Analg, 2002, 94(6): 1384-1388.

[3] Cheitlin M D, Armstrong W F, Aurigemma G P, et al. ACC/AHA/ASE 2003 guideline update for the clinical application of echocardiography: summary article[J]. Circulation, 2003, 108: 1146-1162.

[4] Mathew J P, Glas K, Troianos C A, et al. American Society of Echocardiography/Society of Cardiovascular Anesthesiologists recommendations and guidelines for continuous

quality improvement in perioperative echocardiography[J]. J Am Soc Echocardiogr, 2006, 19(11): 1303-1313.

[5] Song H, Peng Y G, Liu J. Innovative transesophageal echocardiography training and competency assessment for Chinese anesthesiologists: role of transesophageal echocardiography simulation training[J]. Curr Opin Anaesthesiol, 2012, 25(6): 686-691.

[6] Hahn R T, Abraham T, Adams M S, et al. Guidelines for performing a comprehensive trans-esophageal echocardiographic examination: recommendations from the American Society of Echocardiography and the Society of Cardiovascular Anesthesiologists[J]. Anesth Analg, 2014, 118(1):21-68.

[7] Smith Z A, Wood D. Emergency focussed assessment with sonography in trauma (FAST) and haemodynamic stability[J]. Emergency Medicine,2013,31(4).

[8] Gelb A W, Morriss W W, Johnson W, et al. World Health Organization-World Federation of Societies of Anaesthesiologists (WHO-WFSA) international standards for a safe practice of anesthesia[J]. Can J Anaesth,2018,65(6): 698-708.

[9] 于布为,王国林,邓小明,等.2017版中国麻醉学指南与专家共识.北京:人民卫生出版社,2017: 4-9.

[10] Shillcutt S K, Bick J S. Echo didactics: a comparison of basic transthoracic and transesophageal echocardiography views in the perioperative setting[J]. Anesth Analg, 2013,116(6): 1231-1236.

[11] 国家卫生健康委员会.关于印发麻醉科医疗服务能力建设指南(试行)的通知.http://www.nhc.gov.cn/yzygj/s3594q/201912/7b8bee1f538e459081c5b3d4d9b8ce1a.shtml.

[12] Wang S, Wei J, Yuan S, et al. Intraoperative transesophageal echocardiography during cardiovascular surgery in China.J Cardiothorac Vasc Anesth,2019,33(5): 1343-1350.

[13] Shanewise J S,Cheung A T,Aronson S,et al.ASE/SCA guidelines for performing a comprehensive intraoperative multiplane transesophageal echocardiography examination: recommendations of the American Society of Echocardiography Council for Intraop-erative Echocardiography and the Society of Cardiovascular Anesthesiologists Task Force for Certification in Perioperative Transesophageal Echocardiography[J].J Am Soc Echocardiogr,1999,12(10): 884-900.

[14] Reeves S T,Finley A C,Skubas N J,et al. Basic perioperative transesophageal echocardiography examination: a consensus state-ment of the American Society of Echocardiography and the Society of Cardiovascular Anesthesiologists[J].J Am Soc Echocardiogr, 2013,26(5): 443-456.

[15] Purza R,Ghosh S,Walker C,et al.Transesophageal echocardiography complications in adult cardiac surgery: a retrospective cohort study. Ann Thorac Surg,2017,103(3): 795-802.

[16] American Society of Anesthesiologists and Society of Cardiovascular Anesthesiologists Task Force on Transesophageal Echocardiography. Practice guidelines for perioperative transesophageal echocardiography. An updated report by the a American Society of Anesthesiologists and the Society of Cardiovascular Anesthesiologists Task Force on

Transesophageal Echocardiography[J]. Anesthesiology,2010,112(5)：1084-1096.

[17]   HahnR T,Abraham T,Adams M S,et al. Guidelines for performing a comprehensive transesophageal echocardiographic examination：recommendations from the American Society of Echocardiography and the Society of Cardiovascular Anesthesiologists[J]. J Am Soc Echocardiogr,2013,26(9)：921-964.

[18]   马小静,王伟鹏,王晟,等.围手术期经食管超声心动图监测操作的专家共识(2014)[M]// 中华医学会麻醉学分会. 2014 版中国麻醉学指南与专家共识.北京:人民卫生出版社, 2014：28-54.

[19]   经食管超声心动图临床应用中国专家共识专家组.经食管超声心动图临床应用中国专家 共识[J].中国循环杂志,2018,33(1):11-23.

[20]   中国重症超声研究组,尹万红,王小亭,等.中国重症经食管超声临床应用专家共识 (2019)[J].中华内科杂志,2019,58(12):869-882.

[21]   Porter T R,Shillcutt S K,Adams M S,et al. Guidelines for the use of echocardiography as a monitor for therapeutic intervention in adults：a report from the American Society of Echocardiography[J].J Am Soc Echocardiogr,2015,28(1):40-56.

[22]   Jelic T,Baimel M,Chenkin J. Bedside identification of massive pulmonary embolism with point-of-care transesophageal echocardiography[J].J Emerg Med,2017,53(5)：722- 725.

[23]   Faberowski L W,Black S,Mickle J P. Incidence of venous air embolism during craniecto- my for craniosynostosis repair[J]. Anesthesiology,2000,92(1):20-23.

[24]   王甜,朱斌.卵圆孔未闭的围手术期危害与防治[J].中国医学科学院学报,2015,37(4)： 470-474.

[25]   Fair J,Mallin M,Mallemat H,et al. Transesophageal echocardiography：guidelines for point-of-care applications in cardiac arrest resuscitation[J]. Ann Emerg Med,2018,71 (2)：201-207.

[26]   赵丽云,徐铭军,朱斌,等.经食管超声心动图在非心脏手术中应用专家共识(2020 版) [J].临床麻醉学杂志,2020,36(10):1025-1030.

第三篇

临床应用

第十一章 休克病人的血流动力学治疗

　　当前很多的书籍和文章都对休克进行了阐述,但休克的定义仍然有些混乱。诚然,休克是一种危及生命的急性循环系统功能衰竭,即机体不能将足够的氧气运输到组织器官,从而引起细胞氧利用障碍,即氧耗处于氧输送依赖阶段,并伴乳酸水平升高。休克应被发现和立即治疗,以防止进展为不可逆的器官衰竭。随着对休克认识的不断进步,原有的休克病因分类方法显得明显不足;同时不同病因导致的休克可表现为相同或相近的血流动力学改变。因此,对休克按照临床、血流动力学、生物化学的表现进行分类显得十分必要。

　　目前按照血流动力学变化,公认的四种主要类型的休克为:低血容量性、心源性、梗阻性和分布性休克,尽管每种类型的休克之间可能存在一定程度的重叠。急性循环衰竭最常见的表现是低血压,但低血压并非诊断休克的必备条件,因为机体的生理代偿机制可以通过血管收缩维持血压在正常范围,但组织灌注和氧合情况可能已经出现显著降低,此时可表现为中心静脉血氧饱和度($ScvO_2$)下降和乳酸水平升高。所以诊断休克时,合并动脉低血压(定义为收缩压<90 mmHg,或平均动脉压<65 mmHg,或较基线下降≥40 mmHg)并非必要条件,尽管休克时常常合并低血压。

　　明确引起休克的主要机制(低血容量性、心源性、梗阻性或分布性)非常重要。对于多数休克患者而言,根据病史(创伤、感染或胸痛等)以及临床评估(皮肤灌注、颈静脉充盈程度)即可确定休克类型。但当临床检查不能明确诊断休克类型时,推荐行进一步血流动力学评估。

第一节　休克的血流动力学监测

　　对休克患者进行血流动力学监测,有三个主要原因:① 确定休克类型;② 选择最合适的治疗方法;③ 评估治疗反应。在大多数休克患者中,需要有创血压测量来测量连续动脉压和血气样本。对于大多数休克患者而言,平均动脉血压(MAP)

的目标值至少应维持在 65 mmHg,对于有高血压病史的患者,维持更高的平均动脉压可降低急性肾损伤的风险;中心静脉导管(CVC)通常用于中心静脉压测量、中心静脉血氧饱和度测量以及血管升压药和/或心肌收缩力治疗。心输出量(CO)、心功能和前负荷的评估对于确定休克类型至关重要,可以使用不同的技术和不同的监测设备获得。

在过去的二十几年里,由于人们对使用可替代肺动脉插管(PAC)的微创设备越来越感兴趣,血流动力学监测技术有了巨大的发展。与肺动脉插管相比,一些新的微创技术提供了与前负荷相关的静态容量参数和与流量相关的胸腔内血容量(ITBV)参数;心输出量和每搏量,是与器官功能相关的参数;心输出量、血管外肺水(EVLW)、肺血管通透性指数(PVPi),每搏量变异度(SVV)和脉搏压变异度(PPV)是与液体反应性相关的动态(功能)参数。

超声心动图能够实时提供有关心脏功能和结构的重要信息,它有助于区分不同类型的休克,并可用于评估前负荷、液体反应性和心脏收缩舒张功能。它是休克患者初始血流动力学评估的黄金标准,应作为侵入性监测患者的补充工具。

建议仅对初次治疗无效的休克患者进行常规心输出量测量,因为需要以非常准确的方式评估对液体或心肌收缩力的反应。以前的方法主要基于心脏充盈压和心输出量的测量,但这些参数在不同类型的休克或两种以上的休克中,不能总是很好地区分。

然而,对于初次复苏无反应的患者,应使用更先进的血流动力学技术,如 PAC 或经肺热稀释(TPTD)来确定休克类型。肺动脉插管不仅可以通过经肺热稀释计算心输出量,还可以测量右心和肺动脉内的压力值,这对于患有肺动脉高压、ARDS 或右心室衰竭的休克患者尤其有用。TPTD 技术包括 PiCCO 技术和 EV1000/容量技术。两种方法都由 TPTD 法进行初始标定,然后,通过插入外周动脉的带热敏电阻的导管,利用脉冲分析,测量每搏量。两种校准脉冲技术测量的每搏量、心指数和心输出量值与 PAC 获得的值一致。此外,TPTD 本身还提供了其他关键的体积参数和器官功能参数。血管外肺水对于脓毒性休克、ARDS 和心源性肺水肿患者的正确液体治疗至关重要。新的指南建议,使用动态监测指标每搏量变异度、脉搏压变异度,有助于鉴别前负荷对于血流动力学指标的影响,对于无自主呼吸且为窦性心律的机械通气患者,能够准确预测液体复苏治疗的反应。

如今,有证据表明低血容量和高血容量都是有害的。同时,给休克患者输注液体的唯一原因是试图改善患者的灌注,即显著增加每搏量或心输出量(>10%~15%)。许多研究已经证明,基于静态参数的液体复苏方法缺乏科学依据。总之,如果问题是液体复苏,使用动态参数进行功能性血流动力学监测将是正确的选择,无严重肺动脉高压或严重右心室衰竭。在机械通气患者和自主呼吸患者中,可以使用其他类型的动力学参数,即被动抬腿动作(PLR)期间获得的参数:直接测量每搏量或心输出量变化,或测量替代物,如降主动脉血流变化。在自主呼吸患者中,除 PLR 技术外,吸气期间右心房压力(RAP)至少降低 1 mmHg,也可以准确预测液体给药的共同反应。

在过去十年中,超声心动图已被证明是有创血流动力学监测极好的替代方法,超声心动图在全麻期间协助患者进行血流动力学管理的有效性及其在围术期诊断中的可靠性已得到充分证实。此外,许多科学家认为 TEE 提供的下腔静脉湿陷指数似乎是"体积反应性最可靠的指标"。不幸的是,传统 TEE 具有相对侵入性,缺乏连续性和所需的长训练周期,限制了 TEE 作为血流动力学监测工具的使用。

一种新的监测技术用于连续和同时测量患者床边的乳酸和葡萄糖,最近被引入临床使用。乳酸是无效灌注和休克的最重要标志,并建议在所有怀疑休克的病例以及已经记录的休克状态中,连续测量血乳酸水平。对高乳酸血症患者的早期管理,可显著缩短败血症患者的住院时间和死亡率。一种乳酸优化策略,以及针对烧伤患者的心指数、胸腔内血容量、血管外肺水和平均动脉压,被证明可以避免不必要的液体给药,同时提供足够的组织灌注。

第二节　休克的血流动力学分型

心输出量、心功能和前负荷的评估在试图确定休克类型时是必不可少的,可以使用各种技术获得。超声心动图可以快速表明休克的类型,现在被提议作为一线评估模式。然而,这种情况可能随着时间的推移而演变,并重复进行超声心动图检查评估并不总是可行的。因此,超声心动图与其他技术的结合通常是必要的。在非严重的休克发作中,基于临床评估和超声心动图的初步治疗能迅速见效,可能不需要先进的血流动力学监测。在严重休克和情况复杂的情况下,先进的血流动力学监测有助于确定造成血流动力学紊乱的主要因素,以及应侧重于何种治疗。连续或半连续测量心输出量和/或混合静脉血氧饱和度特别有用。

当需要进行血流动力学评估时,超声心动图是最初评估休克类型的首选方法,而不是更具侵入性的技术。不要使用单一的变量来诊断和/或处理休克。对于复杂患者,可以额外使用肺动脉导管或经肺热稀释来确定休克类型。

一、低血容量性休克

低血容量性休克是外科休克最常见的一种类型。低血容量性休克是由于血管内容量减少(即前负荷减少),从而降低心输出量和血压。其氧代谢特征为:心输出量减少使全身氧供减少,而交感神经兴奋又导致全身氧耗明显增加,结果全身氧供和氧需严重失衡,导致组织缺血缺氧。其血流动力学特点为:中心静脉压下降、肺动脉嵌顿压下降、心输出量减少、心率加快和外周血管阻力(SVR)增高。低血容量休克可分为失血性休克和非失血性休克。这种区别在临床上通常是明显的,并影响治疗策略。

(一)失血性休克

失血是静脉回流减少导致休克的最常见原因。失血性休克最重要的原因包括外伤、消化道出血、动脉瘤破裂,以及较少见的术后出血。在失血的患者中,液体从组织间向血管内流动以恢复血容量,血红蛋白浓度因血液稀释而降低。因此,失血后,血管内、血管外、细胞外的液体都减少了。动脉压降低通过压力感受器介导增加交感神经系统活性,表现为动静脉收缩和直接心肌兴奋。静脉收缩对于维持静脉血液回心从而维持心输出量尤其重要。动脉收缩起初是为在心输出量降低时维持正常动脉血压,由于脑和冠状动脉收缩不明显,对维持心脑灌注有益。但对其他器官,如肾脏,交感神经介导的血管收缩将严重减少血流灌注。交感神经兴奋的心脏表现是心率加快和心肌收缩力增强。

失血模型实验表明,血液和晶体相比,仅用血液复苏的动物死亡率更高。因此,失血的病人应该先用晶体液复苏,然后再用血液。创伤引起的凝血功能障碍通常发生在创伤后几分钟内,并与死亡率增加相关。应避免使用大剂量晶体液复苏,因为这会加重创伤患者的凝血功能,导致出血增多。一些研究表明凝血功能的逐步增加与给予晶体液的体积有关。治疗创伤性凝血功能障碍的主要策略是增加凝血功能的容量替代。目前的共识是,在复苏之初就应该注射新鲜冷冻血浆(FFP)和血小板,同时输血红细胞。目标血红蛋白应约为 70 g/L。此外,"容许性低血压"(平均动脉压为 50~55 mmHg),直到手术、线圈栓塞或内窥镜控制出血完成。

(二)非失血性低血容量性休克

在无出血情况下循环血浆丢失也会引起与失血症状相似的休克。如严重烧伤可引起足以导致休克的血浆丢失。由于血浆丢失导致的低血容量性休克与失血性休克临床表现相同,只是选择性血浆丢失增加了血液黏滞性,加重了血流淤滞。非失血性低血容量性休克也许是最容易治疗的一类休克。这一类包括因腹泻、呕吐、糖尿病渗出性利尿等而失去体液的患者。这类患者失去了血管内、血管外和细胞外的液体。用晶体液进行体积置换可以使两个隔间恢复活力。晶体液(乳酸林格液或等渗盐水)的选择取决于患者血清钠的浓度,然而,在大多数情况下,乳酸林格溶液是晶体液的首选。这类患者可能需要大量的液体。液体反应性测试对这些患者的价值较低,液体复苏最好由血流动力学参数和临床检查指导。但是,应该避免过度的液体复苏和液体过多。

低血容量性休克早期处理以迅速恢复有效血容量为主,后期因引发全身应激反应及合并心功能抑制,处理也趋于复杂化。

二、心源性休克

由各种严重心脏疾病引起的急性心泵功能衰竭,导致左心室不能泵出足够的血量。起初,外周循环通过血管收缩来代偿,但如果左心功能损伤严重,不能维持正常的循环,就会发生心源性休克。

心源性休克的常见原因是急性心肌梗死,当左心室心肌坏死超过 40% 时,心脏即难以维持正常循环功能。其他可引起心源性休克的少见原因还包括心肌病、心律失常、心脏瓣膜病和败血症。其氧代谢特征为:心排出量降低,导致氧供下降,同时左房压升高会导致心源性肺水肿,肺水肿所致的低氧血症导致动脉氧含量严重下降,进一步加剧氧供降低,结果引起严重组织缺血缺氧。因此治疗时对心、肺均应加以考虑。其血流动力学特征是:心脏泵功能衰竭导致心输出量急剧下降,中心静脉压增高,肺动脉嵌顿压升高,外周血管阻力升高。大多数术中心肌梗塞的患者会发生对输液治疗无效的顽固性低血压,心电图动态变化有助于诊断,一旦诊断成立,建立有创监测有利于及时观察病情变化,指导治疗并随时评价治疗效果。围术期心肌梗死的临床处理包括维持理想前负荷,适当使用正性肌力药和血管活性药物,必要时应用主动脉内球囊反搏辅助循环,早期溶栓治疗能否应用应结合患者病情综合考虑。术后争取尽早行介入或手术治疗。

心源性休克,如急性心梗,过分控制液体只会使病情复杂化。首先通过液体治疗将肺动脉楔压复苏至 15～18 mmHg,纠正低血容量状态后再针对心脏的泵血功能进行治疗。一般首选多巴胺,由小剂量($2\sim4$ $\mu g/(kg \cdot min)$)开始,剂量过大($>$ 10 $\mu g/(kg \cdot min)$)时多巴胺有 α 兴奋作用,提高血压是以牺牲组织灌注为代价,因此建议应用能维持最低可接受血压水平的最小剂量。用药后血压升高而心输出量低于目标水平时可酌情应用血管扩张药。如血压和心输出量均达不能达标,建议联合应用多巴酚丁胺和去甲肾上腺素。对儿茶酚胺不敏感的患者应纠正酸中毒和低钙血症。重要脏器灌注充分的标志应是血流动力学稳定,尿量满意,血乳酸浓度下降,血气检查无明显酸中毒,混合静脉氧饱和度大于 75%。

三、阻塞性休克

阻塞性休克的基本病因是对正常循环血流的机械梗阻造成全身灌注减少,如腔静脉压迫、张力性气胸、肺栓塞和主动脉夹层动脉瘤分离,最常引起阻塞性休克的临床情况为心包填塞,临床可表现为颈静脉怒张、心音低钝、奇脉、低血压。临床处理以病因治疗为主。其氧代谢特征为:心排出量减少导致氧供下降,结果使组织缺血缺氧。其血流动力学特点是:由于血流通道受阻,导致心输出量减少,引起循环灌注不良。

这类休克包括伴有心包积液和心包填塞、伴有大量肺栓塞的患者和伴有左室流出道梗阻（LVOT）的肥厚梗阻性心肌病（HOCM）患者。在这些情况下，液体处理是重要的，尽管方法有很大的不同。在心包填塞中，心输出量因右心室充盈和塌陷而减少，而在大量肺栓塞患者中，心输出量则因右心室严重增大和衰竭而减少。对于心包填塞的患者，输液可能增加右心室充盈，从而增加每搏量变异度。然而，在大量肺动脉栓塞和右心室衰竭的患者中，由于心室相互依赖的现象，一次补液可能进一步增大右心室大小（每搏量变异度不增加），并损害左心室充盈。大量肺栓塞患者使用液体时应特别谨慎。当右心室后负荷显著增加，即使是相对较小的血容量增加也可能导致右心室功能障碍。

肥厚梗阻栓心肌病患者可能发生动态左心室流出道梗阻，导致心输出量下降，血流动力学不稳定。在这些患者中，容量耗尽会导致休克容量减少和左心室流出道梗阻梯度加重，导致低血压、晕厥和血流动力学崩溃。急性血流动力学崩溃发生左心室流出道梗阻时，应给予输液（按需要反复）和苯肾上腺素（增加后负荷，减少左心室流出道梗阻）。应避免可能加重左心室流出道梗阻阻塞的收缩畸形。

四、分布性休克

包括感染性、神经源性、过敏性、内分泌性休克等，其中以感染性休克为最常见。感染性休克的典型表现为血管阻力降低和心脏充盈减少而心排出量增加（高排低阻型）。尽管心排出量增加和氧输送增加，但仍出现细胞水平的组织供氧不足。根据发病原因和病程进展程度不同，感染性休克还可因心功能受抑制而表现为低排低阻型和低排高阻型。其氧代谢特征为：高心排出量性氧供增加，但同时由于血流分布异常导致组织细胞的氧代谢异常，结果使组织缺氧。分布性休克典型的血流动力学特点是：心输出量升高或正常伴外周血管阻力降低，低血压、脉搏洪大、四肢末梢温暖。

感染性休克的病情一般较复杂，几乎全身所有细胞、组织、器官都会受到影响。细菌细胞产物刺激机体产生促炎症介质及炎症抑制介质，两者相互作用产生组织伤害，事实上在败血症休克中发生的血流动力学和代谢的异常是由于激活了炎症介质而并非炎症本身。感染性休克患者早期的主要临床表现为低血压、心调过速，以及感染伴发的体温变化，后期常发展为多器官功能障碍综合征。

合理治疗感染性休克患者需要对该病的病理生理学有基本了解。忽视这些概念和/或基于未经证实的教条进行治疗将增加感染性休克患者的发病率和死亡率。首先，虽然人们普遍认为脓毒症的微循环功能障碍导致组织和细胞缺氧，但并没有可靠的证据支持这一观点。越来越多的证据表明，脓毒症的器官功能障碍是代谢衰竭和无法产生三磷酸腺苷的结果。由于 Krebs 循环和电子传递链的异常，这在线粒体水平上发生。这表明，通过增加氧气输送来改善器官功能的传统方法可能既违反直觉又有害。其次，严重脓毒症和脓毒症休克不是容量耗尽状态，病人没有体液流失，只是液体重新分配（血管扩张性休克）。

　　处理感染性休克患者的第一步是确定患者是分布性（血管扩张性）休克还是"冷"休克。大约 20% 的感染性休克患者出现及发展为"败血性心肌病"，左心室功能明显降低，血管代偿性收缩。"温暖"和"寒冷"感染性休克的区别很重要，因为前者的治疗方法不同，前者采用去甲肾上腺素和多巴酚丁胺/米力农，而低剂量去甲肾上腺素更适合于冷感染性休克。血管扩张性休克患者有严重的静脉舒张，非压力静脉容量大量增加，这导致静脉回流和每搏量的减少。动脉张力丧失和动脉血管舒张会加重低血压。必须认识到，尽管一些脓毒症患者可能有预先存在的脱水（因为减少口服摄入量、呕吐、腹泻等），脓毒症本身不是容量耗尽状态，大量的液体复苏可能是有害的。去甲肾上腺素是一种强效静脉收缩剂，可增加血管扩张性休克患者的应激血容量，从而增加静脉回流和心输出量。除非患者真的耗尽了血容量，否则液体输液对压力血容量的影响不太明显或没有效果，静脉回流和心输出量几乎没有改善。此外，输液可能会自相矛盾地进一步引起血管舒张和减少肾上腺素能反应。这一概念得到了 Byrne 等人的实验模型的支持。在绵羊内毒素休克模型中，比较了 40 mL/kg 等渗盐水加去甲肾上腺素的液体复苏和不加去甲肾上腺素和加压素的血流动力学支持。矛盾的是，液体复苏组需要的加压素比加压素组更多才能达到相同的血流动力学目标。此外，液体复苏与血浆心钠素（ANP）和葡萄糖胺聚糖透明质酸的增加有关，提示较多的液体复苏导致多糖-蛋白质复合物的医源性损伤。大剂量液体组的死亡率明显较高，主要是因为早期血流动力学崩溃。

　　脓毒症治疗目前提倡的模式是用大量液体（开始时为 30 mL/kg 液体）复苏患者，并在液体未能达到血流动力学目标时开始使用血管加压药。目前倾向于个体化，保守性和生理引导的液体策略与早期使用去甲肾上腺素。越来越多的研究支持保守的脓毒症液体处理方法，这些研究表明脓毒症患者的阳性液体平衡和不良结果之间有很强的相关性。

　　临床处理首先应治疗或清除感染源，应用有效抗生素，血流动力学支持包括液体复苏以恢复有效灌注压（目标平均动脉压为 70～80 mmHg），液体复苏不满意时联合应用血管活性药如多巴胺或多巴酚丁胺加去甲肾上腺素。其他的治疗方法还包括大剂量激素、前列腺合成抑制剂、抗内毒素治疗和抗细胞因子治疗，但疗效不肯定。

第三节　休克的血流动力学治疗

　　休克的血流动力学治疗不仅仅是支持性治疗，而是包括病因治疗及预后管理的全过程治疗。休克的病因治疗是血流动力学治疗的重要组成部分。低容量性休克的循环容量绝对减少、心源性休克的泵动力不足、分布性休克的血流走向异常、梗阻性休克的血流主要通路受阻均直接影响了血流动力学指标，必须根据血流动力学变化选择治疗方法并控制治疗程度。

对休克病人的理想化处理是在休克的临床症状明显化之前，早期发现并及时给予恰当的治疗；至少在其尚未发展到难治性休克前给予有效治疗，终止病程进一步恶化，避免发生多器官功能衰竭。实际上在病人出现明显临床症状之前能够早期发现或预测可能发生休克的客观指标不多，而麻醉医生在接诊病人时多数病人已经出现明显临床症状如心率加快、血压降低、皮肤湿冷、尿量减少。这些征象表明休克已经发展到失代偿阶段，此时麻醉医生的首要任务是尽可能准确地判断病情，提供正确有效的治疗。

一、紧急处理

休克病人病情多较危重，麻醉医生接诊后应立即处理危及生命的紧急情况。昏迷病人应保持气道通畅和正常通气，无自主呼吸病人立即气管插管或通过紧闭面罩通气，同时清除口腔和气道分泌物，备好吸引器，防止病人呕吐误吸。头面或颈部损伤开放气道困难者行气管切开。存在活动性出血病人在加压包扎等简单止血措施同时积极准备手术。尤其体腔内大出血病人应尽早安排手术治疗，否则术前即使积极输血输液有时也难纠正休克状态，反而增加失血量。围术期容易出现低氧血症，应鼓励病人吸氧，增加吸入氧分数有助于减少氧债，改善组织氧合。建立通畅的外周静脉通路，用于输血输液和输注抢救用药。

提供能让病人感觉舒适的体位，抬高下肢 10～15 cm 有利于静脉血液回流心脏，但不要头低足高位，避免腹腔内脏器压迫膈肌影响呼吸。对四肢和脊柱骨折病人注意制动，减轻疼痛并防止意外伤害。对休克病人还应注意保暖，避免体温下降。围术期由于伤口暴露、组织低灌注、大量输血输液以及麻醉对体温调节中枢的抑制作用，病人体温一般呈下降趋势。低温会降低乳酸和枸橼酸代谢，加重酸碱紊乱，加重凝血功能障碍，也影响心功能，同时使氧离曲线左移，影响麻醉药物代谢。也有些病人由于炎症反应和抗胆碱药物作用术中体温可以升高，应予物理降温。无论寒战还是发热皆增加耗氧量，对病人不利。

二、液体复苏

休克发病的中心环节是有效循环血量减少，当休克患者的常用前负荷指标处于非常低的水平时，推荐立即开始液体复苏。即令是对心源性休克，如急性心梗，过分控制液体只会使病情复杂化。此时首先输液至肺动脉楔压为 15～18 mmHg，除外低血容量状态,然后集中精力处理心泵功能不全。

低血容量性休克尤其是失血性休克早期,组织间液进入血管代偿有效循环血量不足,因此病人同时存在功能性细胞外液丢失。液体补充可先由晶体液开始,大量输入生理盐水可引起高氯性酸中毒,含糖液体加重脑损害,一般首选乳酸钠林格氏液。当决定液体治疗时,首先推荐进行容量负荷试验,心输出量和心功能的评价有助于判断疗效,进行容量负荷试验时,心输出量增加至少 10%,提示患者对输液有反应。

输注量取决于患者的体重和缺失量,开始先快速输注 20 mL/kg。反应良好应表现为心率减慢、血压升高、尿量增加、氧输送增加。等渗晶体液快速输入后大部分转移至组织间隙,每输入 1000 mL 晶体液约增加血浆容量 200 mL。补液初期可补充休克病人细胞外液体缺乏,但过分增加细胞外液对病人不利。对于急性循环功能衰竭的患者而言,血流动力学支持治疗的目的常常是增加心输出量以改善组织灌注。准确判断容量反应性对决定液体治疗方向、最大限度减少液体治疗的损伤至关重要。其中下腔静脉内径变异度在预测机械通气时容量反应性的作用引人注目。Teboul 等早期提出的下腔静脉内径变异度预测容量反应性是有严格的条件限制,包括要求完全镇静肌松,控制通气,无自主呼吸,潮气量大于 8 mL/kg 等。而从病理生理机制上讲,在完全机械通气和自主呼吸条件下所观察的下腔静脉内径变异度并不完全相同。下腔静脉内径变异度由胸腔内压、腹腔内压、中心静脉压及静脉血管顺应性等因素决定。自主呼吸时下腔静脉内径变异度>40%可能存在容量反应性,而当下腔静脉内径变异度<40%则无容量反应性。

每搏量变异度(SVV)的产生是由于正压通气过程中随着胸腔内压力升高或降低的周期性变化,左室每搏量也发生相应的周期性改变。机械通气期间,吸气相胸腔压力升高,使得静脉回流量减少,右心前负荷降低,继而右室每搏量减少。随着肺循环传递这一效应,左心室的每搏量在吸气相达到峰值,而在呼气相降至最低。当循环容量不足时,左心室做功处于 Starling 曲线的上升段,由机械通气导致的每搏量变化比循环容量正常时更为显著。根据此原理,还可以测量收缩压力变异度和脉搏压变异度(PPV)等指标。在目标指导的休克复苏中,采用每搏量变异度、脉搏压变异度等这些指标指导液体复苏能改善预后。

血流动力学液体治疗中常用于对循环容量进行定量评估的指标包括中心静脉压、肺动脉嵌顿压、心室舒张末容量等。选择这些指标作为治疗目标,根据血流动力学治疗的方法进行液体复苏,定量地控制液体输注的速度与剂量,可以有效地减少容量过负荷的发生率。

容量过负荷是液体治疗或疾病发展过程中的常见现象。容量负荷过重会导致肾静脉压力升高,肾间质水肿,肾血流灌注降低,并可激活肾素-血管紧张素系统,加重急性肾损伤(AKI)。容量过负荷经常伴随中心静脉压升高导致肾静脉压力升高,从而导致肾静脉回流受阻,肾脏灌注减少。目标导向的液体复苏策略可减低急性肾损伤的风险,即以充分液体复苏尽快增加心输出量,以增加肾灌注和尿量为前提,同时尽可能减少液体复苏所致的体液潴留,以避免急性肾损伤加重。

血管张力是评价心脏后负荷的指标之一,有别于临床常用的外周血管阻力。后者反映的是血液平流的阻力,而血管张力反映的是搏动血流的阻抗。血管张力体现了大动脉血管的功能,反映心脏和大动脉间相互作用的匹配关系。血管张力评估是血流动力学治疗时重要环节之一,可影响容量反应性。其中平均动脉压/每搏量、PPV/SVV 等均是常用反映血管张力的指标。PPV/SVV<0.89 时,即使有容量反应性的存在,通过液体治疗增加心输量亦不能相应地升高血压,复苏时应选择液体治疗联合血管活性药物,而单一的扩容治疗可能导致容量过负荷的风险;PPV/SVV>0.89 时,单纯通过液体治疗增加心输出量即能达到较好地升高血压、稳定血流动力学状态的目的。

实验资料表明,输注 4 倍失血量的乳酸林格氏液可暂时维持失血性休克动物的动脉血压,同时表现为中心静脉压升高而微循环灌注严重不足,组织氧分压下降超过 50%。而且过量输注晶体液有可能在血容量尚未完全纠正时即出现周围组织水肿。高渗盐水(7.5%)通过吸引组织间液进入血管可迅速扩容,在失血性休克紧急复苏时选择性应用,尤其适用于不能耐受组织水肿患者,如闭合性颅脑损伤。但高渗盐水扩容和改善循环作用持续时间较短,不能反复应用,用药后产生一过性高钠血症。近年来联合应用高渗盐水和胶体液于失血性休克液体复苏收到良好效果,具有液体用量少、血流动力学改善快而持久(2 h 以上),并能显著提高组织氧供和氧耗,改善氧供需平衡等优点,对机体凝血功能有一定影响。

适时补充胶体液(如羟乙基淀粉、动物明胶等)可弥补单纯晶体液的不足之处,具有扩容迅速、输液量小、作用持续时间长等优点。缺点是有可能影响凝血功能。休克晚期毛细血管通透性增加,输入的白蛋白类胶体渗漏至组织间隙,增加组织间隙胶体渗透压,加重组织水肿。有资料表明,6%羟乙基淀粉用于创伤性休克病人能降低毛细血管对白蛋白通透性,增加血容量同时减轻组织水肿,作用原理与其分子量大小有关。

失血和大量液体输注势必会降低病人红细胞压积(HCT),而红细胞压积过低影响血液携氧能力,对失血性休克病人说来,及时输血尽快恢复血容量和红细胞压积是最根本的治疗措施。红细胞压积低于 20%病人必须输血或浓缩红细胞,理想的复苏效果应使病人 HCT 不低于 30%。

输血输液后病人循环改善表明治疗有效,伴随重要器官灌注改善,内环境紊乱也趋于纠正。但严重休克病人除有效循环血量不足外常常还有其他问题合并存在。输血输液至肺动脉楔压为 18~20 mmHg 病人循环功能改善仍不明显,或心指数不再随输液增加(Starling 曲线达到平台期)而平均动脉压低于 70 mmHg,应及时开始其他综合治疗。

三、血管活性药物

当严重低血压或经补液仍不能纠正时,应使用血管活性药物。使用血管活性药物可以与液体复苏同时进行。内源性儿茶酚胺肾上腺素、去甲肾上腺素和多巴胺在不同的剂量范围内都表现出不同的生理效应,而且在剂量反应方面患者存在显著差异。

(一)肾上腺素

肾上腺素是所有肾上腺素能受体的非选择性激动剂,包括主要亚型 $\alpha1$、$\alpha2$、$\beta1$、$\beta2$ 和 $\beta3$。肾上腺素通过 $\alpha1$ 受体依赖性血管收缩增加外周血管阻力,并通过与 $\beta1$ 受体结合增加心输出量。因此,肾上腺素对于心脏手术期间的急性左室衰竭的治疗尤其有用,因为它可以预测增加心输出量。对于无心肌缺血的低血压患者,尤其是心脏手术后的患者,它作为增强心肌收缩力最为有用。

肾上腺素剂量在 $0.3\sim0.5$ mg/kg/min 以上被认为是高剂量的,但对于难治性休克没有明确的最大肾上腺素剂量。不幸的是,肾上腺素的使用可能是有限的,因为它促进心房和室性心律失常的发展。静脉注射肾上腺素的另一个原因是担心它可能导致乳酸水平升高,这不仅可能是直接有害的,而且可能混淆了血清乳酸水平的系列趋势。脓毒症高乳酸血症的发生机制是多因素的,是组织缺氧损伤以外因素的结果。事实上,在有足够的全身灌注、平均动脉压和外周供氧的情况下,血清乳酸水平可以升高。研究表明,败血性休克的表现与其他形式的休克不同,即使心排血量和其他全身参数得到优化,仍存在局部微血管氧不匹配。因此,不要将乳酸清除率作为脓毒症恢复的唯一标志,并指出乳酸清除率、中心静脉氧饱和度和其他标记物代表的是不相互排斥的互补终点。然而,与血管加压素诱发的窦性心动过速相似,升高的乳酸可能是一种有益的代偿机制,它提供了肾上腺素对心脏的双重作用。随机对照临床试验表明,浓缩乳酸钠可改善冠状动脉搭桥术后和心力衰竭患者的心输出量。

(二)去甲肾上腺素

去甲肾上腺素是一种 $\alpha1$ -肾上腺素能受体激动剂,具有适度的 β-激动剂活性,使其成为血管收缩剂,但心肌收缩作用有限。由于去甲肾上腺素实际上是一种"纯"的血管收缩剂,由于后负荷的强烈增加,它实际上可能会降低心功能不全患者的心输出量,尽管许多心源性休克患者在去甲肾上腺素治疗期间可以保持心输出量。去甲肾上腺素增加收缩压和舒张压,增加冠状动脉血流,从而间接改善心脏功能。去甲肾上腺素是各种形式的严重低血压休克的胰腺血管加压药。去甲肾上腺素的常用剂量是 $0.1\sim2.0$ μg/(kg·min)。

（三）内源性儿茶酚胺的比较

肾上腺素和去甲肾上腺素在 α1 和 α2 受体上具有相同的亲和力。去甲肾上腺素在提高平均动脉压方面的效力略低于肾上腺素，大约是多巴胺的 100 倍。在感染性休克中，肾上腺素比去甲肾上腺素或多巴胺更有效地增加心输出量。对于感染性休克且 MAP<70 mmHg 的患者，尽管输注去甲肾上腺素，但添加肾上腺素比添加多巴酚丁胺更能增加平均动脉压、心率和心指数。当用于血管升压药支持时，去甲肾上腺素比多巴胺或肾上腺素具有更低的快速心律失常风险。然而，长时间输注去甲肾上腺素可通过激活蛋白激酶 a 和胞质钙内流增加诱导心肌细胞凋亡，从而对心肌细胞产生直接毒性作用。同样，长时间高剂量使用肾上腺素对动脉壁有毒性作用，并导致心肌收缩带局部坏死和心肌细胞凋亡。

（四）外源性儿茶酚胺

1. 多巴酚丁胺

多巴酚丁胺直接刺激 β1 受体和 α1 受体，但对 β2 活性的亲和力较弱，导致每搏量和心输出量显著增加，心率中度增加，对平均动脉压的影响不一致。这意味着多巴酚丁胺是一种强效收缩心肌药物，它的使用比其他收缩心肌药物较少受到窦性心动过速的阻碍。

多巴酚丁胺与血管平滑肌中的 α1 受体结合，以激动剂和拮抗剂的方式结合，产生轻度血管舒张的净效应，特别是在剂量低于 5 μg/kg/min 时。此外，多巴酚丁胺输注 15 mg/kg/min 可增加大多数患者的心肌收缩力而不影响外周血管阻力。然而，高剂量的多巴酚丁胺会引起血管收缩。外周血管系统对多巴酚丁胺的这些不同剂量相关的反应是由 α1 介导的血管收缩和 β2 介导的血管舒张的平衡作用造成的。临床上，多巴酚丁胺通过增加卒中量和降低外周血管阻力增加休克和心力衰竭患者的心输出量。它还增加缺氧和/或贫血时的脑氧合，并可能通过 β1 受体有效改善缺血性脑损伤的神经功能。还可增加增加大脑对贫血和缺氧多巴酚丁胺的耐受性。

对多巴酚丁胺输注的变时性反应与剂量有关，在某些情况下可否定增加心输出量的有益作用，尽管如前所述，多巴酚丁胺的问题比其他剂量小。当剂量高达 5 mg/kg/min 时，每搏量通常增加而无明显的心动过速，但当剂量超过 10 mg/kg/min 时，心动过速恶化而心输出量没有平行增加，因为舒张充盈时间缩短，限制了卒中量。通过结合低剂量多巴胺和低剂量多巴酚丁胺，而不是简单地增加多巴酚丁胺的剂量，通常可以更有效地解决这个问题。

多巴酚丁胺在心脏切除术后患者、心源性或感染性休克和急性心肌梗死后低血压中的一个主要优点是，多巴酚丁胺通常能迅速改善心输出量，其半衰期小于 2 min，允许快速滴定和稳定最佳输注速率。多巴酚丁胺在心房颤动患者中应谨慎使用,因为它可以增加通过房室结的传导速度,从而增加心室颤动的可能性。

2. 异丙肾上腺素

异丙肾上腺素是肾上腺素的类似物,是一种对 α-肾上腺素能受体亲和力低的非选择性β-肾上腺素能激动剂。作为一种具有全身和肺血管舒张作用的强变力剂,其潜在用途主要受到其深刻的变时效应的限制。异丙肾上腺素是一种比多巴酚丁胺更有效的血管扩张剂,可显著改善微循环,尤其是在感染性休克中,已证明异丙肾上腺素可改善混合静脉血氧饱和度和心指数。异丙肾上腺素可作为心脏骤停、充血性心力衰竭和所有休克的辅助治疗。

3. 苯肾上腺素

苯肾上腺素是一种强大的血管收缩剂,因为它具有强大的 α-肾上腺素能活性和几乎完全缺乏对 β-肾上腺素能受体的亲和力。在需要增加外周血管阻力而不显著改变其他心脏参数的情况下,它是一种有效的肌力药物的辅助药物。根据医院的指南,去甲肾上腺素不能用于感染性休克患者,以下情况除外:① 尽管使用两种或两种以上心肌抑制剂/血管加压素,同时使用低剂量血管加压素,感染性休克仍持续;② 已知心输出量高;③ 苯肾上腺素被认为已引起严重心律失常。然而,在交叉研究中,苯肾上腺素被证明与去甲肾上腺素对心输出量高的脓毒性休克患者同样有效。此外,当感染性休克对最大水平的多巴胺有抵抗时,这可能是有用的。

苯肾上腺素对于肥厚性梗阻性心肌病的治疗是非常宝贵的,因为它通过增加外周血管阻力增加了左心室的后负荷。这样就增大了左室流出道的横截面积,从而减小了室间隔肥大引起的心室收缩时左室流出道的动态梯度。

4. 米力农

米力农与其他收缩性药物相比,米力农的主要优势在于它增加了心脏的收缩性,同时显著降低了外周血管阻力和肺血管阻力(PVR)。这种独特的组合可能是治疗心脏手术后低输出综合征最有用的药物。米力农通过抑制磷酸二酯酶-3(PDI)发挥作用,从而模拟 β-1 和 β-2 的激活。米力农通常在 10 min 内以 50 mg/kg 的负荷剂量给药,或者在无负荷剂量的情况下以 0.5 mg/kg/min 的维持剂量给药。米力农的半衰期比其他大多数肌力药物更长,对肾上腺素能受体下调或脱敏的慢性心力衰竭患者或长期服用 β-激动剂后相当有效。肾功能损害显著增加米力农的半衰期,因此肾衰竭患者应相应调整其维持剂量。由于米力农不刺激 β-1 受体,其肌力作用在同时存在 β-受体阻滞剂的情况下持续存在。米力农直接与 β-1 激动剂合用可能进一步增加严重心功能受损患者的心输出量,但这种合用会伴随更频繁的不良事件的发生。

米力农也被证明对急性失代偿性心力衰竭有效。它是高外周血管阻力和低心输出量患者的首选药物,但对于低外周血管阻力或低血容量患者必须谨慎,如休克患者,因为米力农给药可能使他们血压过低。

（五）其他药物

1. 抗利尿激素

加压素或抗利尿激素（ADH）含有精氨酸，因此也称为精氨酸加压素（AVP）或血管加压素。血管加压素是一种 V1a、V1b 和 V2 受体激动剂，其两个主要作用是血管收缩和通过液体保存和调节血液中的葡萄糖和盐水平来维持体内平衡。由于血管加压素可以降低肺血管阻力，同时增加外周血管阻力，因此它对心脏手术后患者非常有效，尤其是右心室衰竭患者，尤其是与米力农联合使用时。

血管加压素还导致血管对去甲肾上腺素的敏感性增加，这可以增强其升压效应，幸运的是，这种效应在休克患者的缺氧和酸中毒条件下得以保留。低血管加压素剂量（0.03～0.04 U/min）也可以恢复休克时经常出现的相对血管加压素缺乏，从而改善平均动脉压并减少儿茶酚胺需求。它在左心室辅助装置放置和心脏移植后的血管扩张性休克中有用。另一方面，较高剂量的血管加压素可导致肠系膜缺血，应仅用于难治性血管扩张性休克患者的抢救治疗。

2. 钙增敏剂

左西孟旦的抗高血压特性对治疗急性失代偿性心力衰竭患者特别有效。其肌力特性来自其通过与心肌肌钙蛋白 C 结合使心肌对钙敏感的能力。其血管舒张作用是打开血管平滑肌中三磷酸腺苷敏感性钾通道引起平滑肌松弛的结果。心脏收缩和外周血管扩张的增加同时降低前负荷和后负荷，从而提高心输出量。左西孟旦对脓毒症和脓毒症休克也有效。与多巴酚丁胺相比，它能更好地改善脓毒性休克患者的微循环、肾功能、肝功能和整体血流动力学。左西孟旦也可用于治疗心源性休克和心脏病，由于其对全身和肺血管床的血管舒张作用而具有价值。

三、改善组织灌注

组织灌注不足是休克发生发展及导致病人死亡的重要因素，因此尽快改善组织灌注是休克治疗的主要目的之一。乳酸和乳酸清除率是反映组织灌注的指标，常作为血流动力学治疗的目的指标。保证重要脏器组织灌注的基础是提供满意的心脏排血量和足够的有效灌注压。休克病人为偿还氧债需要保持相对高的心脏排血量，充分液体复苏后心指数仍低于 4.5 L/(min·m²)或平均动脉压低于 70 mmHg 时考虑应用正性肌力药。

四、保证组织氧合

保证组织灌注的目的之一就是向组织供氧以满足细胞水平的氧消耗。如果组织需氧量大于氧输送量，细胞就转入无氧代谢，结果造成乳酸酸中毒最终导致细胞死亡。因此,对休克病人应加大氧输送量以提供足够的氧供组织消耗。

总之,休克有时很难准确分类,而且由于其各种病因和多种治疗选择,通常很难正确治疗。对于一种类型的休克来说,最佳的治疗方法可能对另一种类型的休克有害,因此,对休克类型的认识对成功的治疗至关重要。根据血流动力学评估确立的目标越细化,目标对方法控制就越准确,采用的方法越接近实际治疗的需求。此外,彻底了解各种类型休克的生理学和休克疗法的药理学对于获得最佳结果至关重要。

参考文献

［1］ Vincent J L, De Backer D. Circulatory shock[J]. N Engl J Med 2013,369:1726-1734.

［2］ Hollenberg S M. Vasoactive drugs in circulatory shock[J]. Am J Respir Crit Care Med, 2011,183(7):847-55.

［3］ Kleinman M E, Goldberger Z D, Rea T, et al. 2017 American Heart Association focused update on adult basic life support and cardiopulmonary resuscitation quality: an Update to the American Heart Emergency Cardiovascular Care[J]. Circulation, 2018, 137:e7-13.

［4］ Bassi E, Park M, Azevedo L C. Therapeutic strategies for highdose vasopressor-dependent shock[J]. Crit Care Res Pract, 2013, 2013:654708.

［5］ Levy B, Perez P, Perny J, et al. Comparison of norepinephrinedobutamine to epinephrine for hemodynamics, lactate metabolism, and organ function variables in cardiogenic shock. A prospective, randomized pilot study[J]. Crit Care Med, 2011, 39(3): 450-455.

［6］ Chertoff J, Chisum M, Garcia B. Lactate kinetics in sepsis and septic shock: a review of the literature and rationale for further research[J]. J Intensive Care, 2015, 3:39.

［7］ Rivers E P, Elkin R, Cannon C M. Counterpoint: should lactate clearance be substituted for central venous oxygen saturation as goals of early severe sepsis and septic shock therapy? [J]. No. Chest, 2011, 140:1408-1413.

［8］ Wutrich Y, Barraud D, Conrad M, et al. Early increase in arterial lactate concentration under epinephrine infusion is associated with a better prognosis during shock[J]. Shock, 2010, 34(1):4-9.

［9］ Nalos M, Leverve X, Huang S, et al. Half-molar sodium lactate infusion improves cardiac performance in acute heart failure: a pilot randomised controlled clinical trial[J]. Crit Care, 2014, 18(2):R48.

［10］ Leverve X M, Boon C, Hakim T, et al. Half-molar sodium-lactate solution has abeneficial effect in patients after coronary artery bypass grafting[J]. Intensive Care Med, 2008, 34(10):1796-1803.

［11］ Morelli A, Ertmer C, Rehberg S, et al. Phenylephrine versus norepinephrine for initial hemodynamic support of patients with septic shock: a randomized, controlled trial[J].

Crit Care, 2008;12(6): R143.

[12] Maas JJ, Pinsky M R, de Wilde RB, et al. Cardiac output response to norepinephrine in postoperative cardiac surgery patients: interpretation with venous return and cardiac function curves[J]. Crit Care Med, 2013, 41(1): 143-150.

[13] Communal C, Singh K, Pimentel DR, et al. Norepinephrine stimulates apoptosis in adult rat ventricular myocytes by activation of the β-adrenergic pathway[J]. Circulation 1998, 98: 1329-134.

[14] Leone M, Boyadjiev I, Boulos E, et al. A reappraisal of isoproterenol in goal-directed therapy of septic shock[J]. Shock 2006, 26(4): 353-357.

[15] Morelli A, Lange M, Ertmer C, et al. Short-term effects of phenylephrine on systemic and regional hemodynamics in patients with septic shock: a crossover pilot study. Shock, 2008, 29(4): 446-451.

[16] Rossinen J, Harjola V P, Siirila-Waris K, et al. The use of more than one inotrope in acute heart failure is associated with increased mortality: a multi-centre observational study[J]. Acute Cardiac Care, 2008, 10(4): 209-13.

[17] Royster R L, Butterworth J F, Prielipp R C, et al. Combined inotropic effects of amrinone and epinephrine after cardiopulmonary bypass in humans[J]. Anesth Analg, 1993, 77(4): 662-72.

第十二章　心脏病患者非心脏手术中血流动力学治疗

随着人口老龄化及心血管病发病年轻化,合并心脏病患者接受非心脏手术的例数呈逐年增多趋势。心脏病人接受非心脏手术时,由于其疾病本身、手术创伤、麻醉处理等因素的影响,风险大,处理不当可加重原有心脏疾病的病情,打破循环平衡,造成不良后果。因此,麻醉医生需要充分了解病理生理变化,做好充分的术前准备,维护术中的心脏功能,从而保证患者的安全。

第一节　心脏病患者非心脏手术的术前评估

心脏病患者实施非心脏手术时,围术期风险大,死亡率高,据报道,每年全球非心脏手术相关并发症的发生率和死亡率分别为 7%～11% 和 0.8%～1.5%,其中42%是心脏并发症,因此,心脏病患者接受非心脏手术的评估与处理正在成为围术期一个重要问题。其目的在于:① 手术方面:是否取消手术、延期手术、改变手术方案,是否对围术期药物调整,比如 β 受体阻滞剂、他汀类、可乐定等。② 监测方案:包括术中和术后的监测方案、是否需要有创动脉、TEE 等,是否需要冠状动脉重建等。

2014 年美国心脏协会(AHA)和美国心脏病学会(ACC)以及欧洲心脏病学会(ESC)和欧洲麻醉学学会(European Society of Anaestheiology,ESA)发布了《2014 ACC/AHA 非心脏手术患者围术期心血管评估和管理指南》和《2014 ESC/ESA 非心脏手术指南:心血管评估和管理》,主要为接受非心脏手术成人患者的围术期心血管评估和治疗提供指导,包括围术期风险评估、心血管检测和围术期药物治疗以及监测等。中国心胸血管麻醉学会非心脏手术麻醉分会根据国内合并心脏病患者行非心脏手术例数较多的多家大型医院临床管理经验,在参考国内外相关指南及研究的基础上,通过分析、总结,形成《心脏病患者非心脏手术围麻醉期中国专家临床管理共识(2020)》。结合上述的指南和专家共识,麻醉医生应在术前对患者进行详细评估,明确心脏疾病的严重程度,拟接受手术的风险及患者的活动耐量,制定好完整的麻醉计划并做好出现各类型心血管事件的应急准备,从而最大程度降低该类患者围麻醉期并发症的发生率及死亡率。本节主要介绍心血管事件风险(MACE)的相关评估。

一、手术风险分级

手术类型与围术期的心脏事件的发生率密切相关,根据手术种类分为高风险(MACE>5%)、中度风险(MACE 1%~5%)和低风险(MACE<1%),见表 12.1。

表 12.1　手术风险分级

风险分级	手术种类	MACE
高风险手术	急症大手术 主动脉及大血管手术 外周血管手术 超过 3 小时的长时间手术 有大量液体或(和)血液丢失的手术	>5%
中度风险手术	头颈部手术 颈动脉内膜剥脱术 腹腔或胸腔手术 矫形外科手术,大关节置换术 前列腺手术	<5%
低风险手术	内窥镜手术 表浅手术 白内障手术 乳腺手术 前列腺活检 电休克治疗	<1%

注:ASA 的指南认为,由于对手术中风险和高风险处理流程的建议是相似的,也可将其分为低风险(MACE<1%)和较高风险(MACE≥1%)两类。

二、体能状态

患者体能状态(FC)是围术期心血管事件风险评估的重要一步,常借助代谢当量(MET)进行 FC 的评估,见表 12.2。

表 12.2 运动耐量评估表

代谢当量（MET）	问题：你能够进行下列活动吗？
1 MET	能照顾自己吗？
	能自己吃饭、穿衣、使用工具吗？
	能在院子里散步吗？
	能按 50~80 m/min 速度行走吗？
4 METs	能做简单家务（打扫房间、洗碗）吗？
	能上一层楼或爬小山坡吗？
	能快步走（100 m/min）吗？
	能短距离跑步吗？
10 METs	能做较重家务（拖地、搬动家具）吗？
	能参加较剧烈活动（跳舞、游泳）吗？

注：运动耐量分级：良好（>10 METs），中等（4~10 METs），差（<4 METs）

三、心血管事件风险的评估量表

最新的指南与共识提出，应从患者和手术两个方面进行围术期 MACE 评估，但由于患者存在个体差异，且各医疗单位水平和医务人员素质亦存在差异，多种评估量表并存且难以选择出适应各种不同情况的最优量表。目前临床上常用的评估量表有 RCRI（表 12.3）、NSQIP-MICA（www. surgicalriskcalculator. com/miorcardiacarrest）和 NSQIP-SRC（www. riskcalculator. facs. org），后两者计算相对复杂，有基于网页和基于 APP 版。对于包含较少危险因素的低危患者，上述 3 个评估量表均能较准确地预测其所定义的围术期 MACE 风险，但对于包含较多危险因素的中高危患者，后两者表现更好。未来有待更多的学者基于我国临床病例资料数据库开发出适合我国国民的非心脏手术患者围手术期 MACE 评估量表。

表 12.3 改良心脏风险指数（revised cardiac risk index，RCRI）

次序	危险因素
1	缺血性心脏病史
2	充血性心力衰竭
3	脑血管病史（脑卒中或短暂性脑缺血发作）
4	需要胰岛素治疗的糖尿病
5	慢性肾脏疾病（血肌酐>176.8 μmol/L）
6	腹股沟以上血管、腹腔、胸腔手术

注：心因性死亡、非致死性心梗、非致死性心搏骤停发生风险：0 个危险因素 = 0.4%；1 个危险因素 = 0.9%，2 个危险因素 = 6.6%；≥3 个危险因素 = 11%

四、生物学标记物

生物学标记物是一种可以客观测量的生物过程的指标。在围术期,生物学标志物可分为心肌缺血损伤标志物、炎症标志物和左室功能标志物。心肌肌钙蛋白T 和 I(cTnT 和 cTnI)是诊断心肌梗死的首选标记物,因为它们比其他可用的生物标记物具有更好的敏感性和组织特异性,相较于其他重要的心脏危险指标是一个独立预后信息。现有证据表明,即使围术期 cTnT 的小幅增加,也反映了临床相关的心肌损伤和心脏预后恶化。包括高敏感性肌钙蛋白在内的新生物标志物的开发可能会进一步加强对心肌损伤的评估。因此,可以考虑在大手术前和术后 48~72 h 对高危患者进行心肌肌钙蛋白评估。值得注意的是,肌钙蛋白升高也可在许多其他情况下观察到,非 st 段抬高型心肌梗死的诊断不应仅仅基于生物标志物。B型利钠肽(BNP)和 N-末端 pro-BNP(NT-proBNP)由心肌细胞产生,反映了心室负荷和室壁张力的改变,其可发生在心衰的任何阶段,与有无心肌缺血无关。血浆BNP 和 NT-proBNP 已成为非手术条件下许多心脏疾病的重要预后指标,而术前BNP 和 NT-proBNP 水平对重大非心脏血管手术后的长期死亡率和心脏事件亦具有额外的预后价值。然而来自术前使用生物学标记物的前瞻性、对照试验的数据较少。基于现有的数据,对非心脏手术患者的血清生物学标记物的评估不能常规使用,但可以考虑在高危患者中应用。

五、无创性及有创性评价

术前无创检测旨在提供左室功能不全、心肌缺血、心脏瓣膜异常这三种心脏危险指标的信息,这些是影响术后不良结果的主要决定因素。静息时评估左室功能,有多种影像学方法可供选择。对于检测心肌缺血,可以使用运动心电图和无创成像技术。此外还有运动耐量试验、药理学应激试验等,但临床应用较少。

冠状动脉造影是一个成熟的、侵入性的诊断手术,但较少用于评估病人接受非心脏手术的风险,因其可能导致已计划手术的延迟,而且对于整体风险来说又增加了一个独立的手术风险。尽管大量需要非心脏手术的患者可能存在冠心病,但与其非手术状态相比,术前冠状动脉造影和血管重建术的适应证并未因此而增加。

第二节　心脏病患者非心脏手术的血流动力学监测

心脏病患者由于自身疾病,前负荷、后负荷、心肌收缩力等所允许改变范围窄,其行非心脏手术时,由于疾病本身、手术创伤、麻醉等的影响,如果处理不当,可能打破原有循环系统的平衡,加重心脏病情,而导致预后不良。非心脏手术时不能像心脏手术可以在直视下观察心脏功能或者及时地建立体外循环支持,因此围术期风险大,死亡率高。合适的血流动力学监测技术可以有效地指导围术期管理,从而保证患者的安全。

一、心电图监测

心电图是反映心脏兴奋的电活动过程,它对心脏基本功能及其病理研究方面,具有重要的参考价值。心电图可以分析与鉴别各种心律失常,也可以反映心肌受损的程度和发展过程。在指导心脏手术进行及指示必要的药物处理上有参考价值。然而,心电图并非检查心脏功能状态必不可少的指标。因为有时貌似正常的心电图不一定证明心功能正常;相反,心肌的损伤和功能的缺陷并不总能显示出心电图的任何变化。所以心电图的检查必须结合多种指标和临床资料,进行全面综合分析,才能对心脏的功能结构做出正确的判断。

二、动脉血压监测

动脉血压监测是最基本的监测血流动力学的方法之一,其数值主要取决于心输出量(CO)和外周血管阻力(SVR),因此,凡是能影响二者的各种因素都能影响动脉血压。动脉血压监测可间接地评估心脏的前后负荷、心肌氧耗与做功以及周围循环状态等,是心血管功能状态的间接反映。动脉血压的监测可分为无创监测和有创监测两大类。

1. 无创血压监测

无创血压测量具有简单方便、建立迅速、无或很少有并发症的特点。最常用的包括经典的手动测压法和目前临床使用最广泛的自动间断测压法。但因其测量周期均需要 1~2 min 的时间间隔,只能反映一段时间内的血压值,且需要有搏动性的血流,因此在高血压、低血压、心律失常、外周动脉硬化等患者中应用时,其准确性欠佳。此外,频繁的测量或者充气时间过长,有发生组织缺血或神经损伤等并发症的可能。

近年来,自动连续测压技术的发展,实现了无创条件下能够检测每一时刻的血压变化情况和动脉压力波形,目前主要包括动脉张力法、容量补偿法、脉搏波速或脉搏波传导时间测量法以及脉搏波特定参数测定法。然而,前两者检测装置复杂,实施有一定难度。基于脉搏波波速及传导时间以及脉搏波特征参数的方法因更为便捷简单而具有较好的发展前景。但由于患者个体之间差距较大,其生理参数较易被外界因素以及自身因素干扰而导致监测数值不够准确。因此,对于一些危重的心脏病患者,尚要结合其他监测方法。

2. 有创血压监测

有创动脉血压监测是心脏病患者血流动力学监测的基础,其可以提供即时、持续、准确和直观的血压变化。通过观察压力波形,还可以间接地估计血容量、心肌收缩力、心输出量等。它是将穿刺管直接插入动脉内,通过测压管连接测压装置直接测压的监测方法。早期监测有创动脉血压是采用水银或弹簧血压计测压装置测量平均动脉压。随着技术的发展,现在临床上采用传感器将压力波转变为电子信号,最终将动脉压力波形、收缩压、舒张压和平均动脉压显示在示波屏上。有创动脉压监测虽然操作上有一定的创伤性,但并发症较少,且效果确切,操作过程注意减少损伤和污染,对患者利大于弊。

三、中心静脉压监测

中心静脉压(CVP)是上、下腔静脉进入右心房处的压力,通过上、下腔静脉或右心房内置管测得,是临床观察血流动力学的主要指标之一。它可以反映右室功能和回心血量之间的平衡,是对右室充盈压直接的测量。对于无肺动脉高压或二尖瓣病变,且左心功能良好的患者,中心静脉压还可以间接反映左室充盈情况。但其易受心功能、循环血容量、血管张力、胸膜腔内压等因素的影响,因此往往不能准确的反映容量负荷,不能片面地追求中心静脉压的数值在正常范围,而应结合心脏功能、尿量等指标连续动态监测,才能更好地指导临床。

四、肺动脉导管监测

1970 年,Swan 和 Ganz 首次将肺动脉导管应用于临床,用以评估心肌梗死患者的血流动力学情况。之后,肺动脉导管不断得到改进,提供了更多的血流动力学指标,包括肺动脉压、肺动脉楔压、心排血量、混合静脉血氧饱和度等。通过肺动脉导管监测,可以评估心脏的前后负荷、区别左右心室的功能状态、诊断肺动脉高压、估计瓣膜病变以及早期诊断心肌缺血。然而,很多关于肺动脉导管监测的研究对放置肺动脉导管的指征及利弊发起了争论。按照循证医学的观点,对于大部分患者肺动脉导管监测并不能改善预后。中低危患者围术期使用肺动脉导管可能弊大于利,而进行重大手术的高危患者则可能是有益的。同时推荐经过充分训练及具有处理围术期患者丰富经验的医师才可使用肺动脉导管。

五、心输出量监测

心输出量反映的是整个心脏的泵功能和机体的循环状态。其决定因素包括前负荷、后负荷、心率和心肌收缩力。对心脏病患者尤其应当关注其心输出量的变化。理想的心排血量监测技术与设施应是能够准确可靠、连续、自动、无创、经济有效和能够自行校正，然而到目前为止还没有一个方法能达到这样一个理想的标准。目前临床上测定心输出量的方法包括有创性、微创性和无创性的方法，有创性方法主要指的是经 Swan-Ganz 导管温度稀释法、染料稀释法、锂稀释法等，微创性方法包括经外周动脉和经食道超声多普勒，无创性方法包括心阻抗、CO_2 部分重吸入法、动脉脉搏轮廓分析法等。近年来国内外学者对心排血量监测技术进行了大量的临床和实验研究，尤其是无创或微创伤性的心排血量监测越来越多地应用于临床。

1. Swan-Ganz 导管

自 1970 年 Swan 和 Ganz 在专业杂志上发表了第一篇 Swan-Ganz 漂浮导管在临床应用的文章以来，肺动脉导管温度稀释法一直都被作为临床测量心输出量的金指标。其主要根据 Fick 原理，即某个器官对一种物质的摄取或释放，是流经这个器官的血流量和动静脉血中这种物质的差值的乘积。经 Swan-Ganz 导管向接近右心房的位置注射一定量的 0 ℃冰水，通过温度传感器，测得肺动脉远端一定时间内温度的变化从而计算出心输出量。同时还可以监测中心静脉压、肺动脉压、肺动脉楔压、混合静脉血氧饱和度等其他一系列血流动力学参数。尽管肺动脉导管温度稀释法测量心输出量较为准确，但仍有许多影响因素，如导管位置、注射剂温度、注射的速度和容量、呼吸周期、三尖瓣或肺动脉瓣返流、心内分流等。

近些年，技术的不断改进，使得新型连续测定心输出量的肺动脉导管应用得到发展。测定连续心输出量是在传统肺动脉导管上相当于右心室的位置嵌入一热释放器，通过连续地按非随机双侧序列将热能释放入血，再经导管顶端的温度感受器测量血温变化而计算出心输出量，并在监护仪上连续显示测定值。连续心输出量不受人工操作的影响，在血流动力学稳定的环境下，准确性优于单次温度稀释法。但是肺动脉导管置入风险大，且费用昂贵，目前研究表明其指导治疗的利弊不明确，其并不能减少死亡率，随着微创和无创技术的发展，其应用有下降趋势。

2. PiCCO

PiCCO 是近年来用于临床的一项微创的心输出量监测技术，其需要一个中心静脉导管和一个带有热敏探头的动脉导管，通过经肺热稀释技术，从中心静脉注射 0 ℃冰水，而温度的变化通过放置在动脉系统内的动脉导管测得，从经肺温度稀释曲线计算出心输出量，之后利用脉搏波形轮廓分析法进行持续心输出量计算。同时还可以测量代表心脏前负荷的胸内血容量（ITBV）、全心舒张末期容量（GEDV）、外周血管阻力、血管外肺水（EVLW）、肺毛细血管通透性指数（PVPI）等参数。具有不需要置入肺动脉导管，操作简单，创伤小，并发症少，不受呼吸因素影响，可应用于小儿等优点。但脉搏波形的形态、心律失常、血流动力学急剧变化、应用血管活性药物等因素可影响其准确性。

3. LiDCO

LiDCO 包括微创（LiDCOTMplus）和无创（LiDCOrapid）两种模式。LiDCOTMplus 与 PiCCO 类似，也是采用脉搏波形轮廓分析法，通过分析动脉压力波形，实时连续监测心输出量和每搏量变异度等指标。并利用锂稀释法，经中心静脉或外周静脉注射少量氯化锂指示剂，通过动脉端锂指示剂敏感器绘制出浓度-时间稀释曲线，计算单次心输出量，并以心输出量校正脉搏指示心输出量，其校正 8 h 才需进行 1 次，校正方法简单。影响该方法准确性的因素与 PiCCO 类似，此外因需要使用锂指示剂，而锂指示剂可与非去极化肌肉松弛剂发生反应，因此非去极化肌肉松弛剂使用后的 45 min 内应避免使用锂离子校正心输出量。LiDCOrapid 系无创指套测量方法，是类似于无创袖带测量血压的方法。采用食指及中指双指套确定两手指动脉直径，通过红外光测量每次动脉搏动期间动脉直径的变化。通过信号转换，模拟动脉波形，计算连续血压、脉搏压变异度、每搏量变、心输出量、每搏量等指标。不同于 LiDCOTMplus 用锂指示剂校正心输出量，LiDCOrapid 只需用无创袖带血压校正 CO，因此不会受到药物的影响，但影响动脉波形的因素，如因各种原因体动使指套的受压或移位、低体温、指动脉严重收缩等，均会使其准确性下降。

4. 胸部电生物阻抗法（TEB）

TEB 是利用心动周期中胸部电阻抗的变化来测定收缩时间和计算心排血量的，然后再演算出一系列心功能参数。其特点是无创，仅需要放置 4 个电极片，且电极片位置也较为灵活，可以根据手术范围进行调整。相对于 PiCCO 等有创监测，其在小儿中具有较好的应用前景。但是，其准确性受影响胸部阻抗的因素如开胸、正压通气、肺部感染、肺水肿等因素干扰。

5. 经胸连续多普勒

经胸超声多普勒是采用连续多普勒超声波技术，通过测量主动脉或者肺动脉的射血速度再乘以其管腔截面面积，计算出每搏量等参数。具有无创、安全、患者易于接受，可用于小儿等优势。但其需经超声相关操作的培训后方可实施。此外，对于肥胖、重度肺气肿、低心排的患者可能不易取得满意信号而影响其结果。

6. 二氧化碳无创心排血量测定

二氧化碳无创心输出量测定是根据 Fick 原理，心输出量 = CO_2 清除率/（静脉血 CO_2 - 动脉血 CO_2 含量）。其在气管导管及呼吸机 Y 型环路之间加一个 CO_2 分析仪、三向活瓣和死腔环路，通过监测基础值和重复吸入值来计算心输出量。其还可监测呼吸参数及计算肺内分流。具有无创、连续、可用于包括成人及小儿在内的所有病人的特点。然而，其监测是以假设混合静脉血 CO_2 浓度不变为前提的，因此，影响混合静脉血 CO_2、死腔潮气量及肺内分流情况的因素均会干扰其准确性。

六、超声心动图

超声心动图可以直观地探测心脏的结构和功能,包括心脏的瓣膜结构、左右心前负荷等。还可以通过评估室壁运动提示心肌缺血,结合多普勒技术计算血流动力学的相关数据。特别是近年来围术期经食管超声心动图(TEE)的广泛使用,为围术期管理开拓了新的领域。TEE 由于其探头紧靠左心房后壁,避免了胸肋骨和肺对其显像的干扰,探测的图像更为清晰准确,且基本不受手术野的影响,可用于围术期持续监测。

TEE 适应证包括:① 术中出现难以解释的低血压、低血氧、低 CO_2 分压,且难以纠正者。② 血流动力学监测,观察前负荷、心肌收缩功能、心肌舒张功能、后负荷。③ 循环功能障碍,如休克类型的鉴别诊断。④ 心源性梗死诊疗决策所需的直接和间接征象。⑤ 急诊手术胸痛的鉴别诊断,如夹层动脉瘤、肺栓塞、心肌梗死的鉴别。⑥ 急诊手术麻醉,需要排除心脏和大血管的并发症,如心脏破裂、主动脉横断等。⑦ 心脏瓣膜功能检查。⑧ 经胸超声检查显像困难,难以明确各种心脏大血管形态和功能异常。2013 年中国麻醉医师术中 TEE 推广培训协作组提出了适用于麻醉急诊和术中循环监测的 TEE-Focus 的概念,最终将 TEE-Focus 规定为 6 个基本切面(图 12.1,图 12.2),基中有 4 个关于心脏的基本切面,分别是左心室长轴切面、右心室流入流出道切面、经胃底心室短轴切面和食管中段四腔心切面;及 2 个关于大血管的基本切面:降主动脉短轴切面和升主动脉长轴切面。对于非心脏专科麻醉医师,利用这六个基本切面,进行超声快速监测的和评价心血管功能将使危重患者和大手术的围手术期管理变得更加安全。

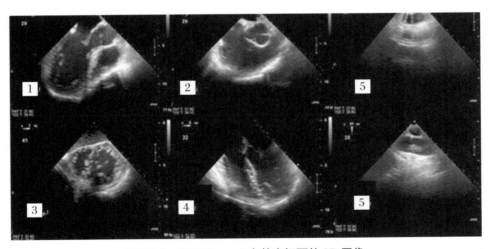

图 12.1　TEE-Focus 6 个基本切面的 2D 图像

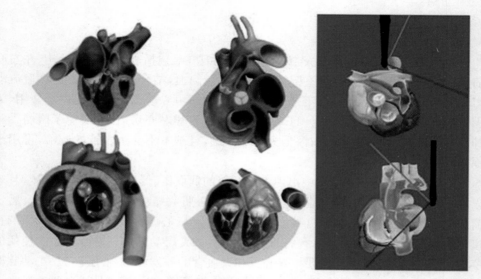

图 12.2　TEE-Focus 中的 6 个基本切面的模型切面

　　尽管 TEE 具有创伤小、直观、准确等优势,但因其需经口咽部进入食管和胃进行操作,因此一般不适用于有食管疾患、活动性上消化道出血、凝血障碍、咽部占位等患者。此外 TEE 受操作者影响较大,操作者需经过专业的培训,故而提高操作技术有利于提高更精准的可视化心脏结构与功能的监测。

　　大量研究表明围术期血流动力学监测技术在临床的应用中为麻醉医生提供了丰富、及时、有效的数据,更有利于及时发现患者病情的变化,从而进行积极有效地处理,避免和预防患者情况的进一步恶化,降低患者围手术期心脑血管意外的风险,同时缩短患者的麻醉苏醒时间、ICU 入住时间、住院时间,降低患者死亡率。因此,作为麻醉医生,应掌握各个循环监测技术的优劣势,熟悉可能影响准确性的因素,根据心脏病患者的病情及各类非心脏手术特点,进行个体化的血流动力学监测。

第三节　不同类型心脏病患者非心脏手术中血流动力学治疗

一、先天性心脏病患者非心脏手术中血流动力学治疗

　　先天性心脏病多见于小儿,少数未经治疗存活至成年。先天性心脏病患者合

并外科疾患而进行非心脏手术时,围术期管理往往比心脏手术要复杂。根据先天性心脏病的病理生理和临床表现的特点,先天性心脏病主要分为:肺血流增多型病变、肺血流减少型病变和流出道阻塞型病变。

1. 肺血流增多型病变

肺血流增多通常存在左向右分流,如房间隔缺损(ASD)、室间隔缺损(VSD)、动脉导管未闭(PDA)等。由于分流的存在,需要增加心排血量以维持正常的体循环血流,从而增加了心室的容量负荷,心脏储备功能下降。同时,肺血流增加可导致肺血管增粗、左心房扩大。发生在小儿时,可出现大小气道和左总支气管受压的现象。随着病变进展,后期可出现肺动脉高压。此类患者麻醉期间,适当升高肺血管阻力,降低外周阻力,以减少左向右分流,增加体循环灌注。但应注意避免缺氧、高或低二氧化碳血症和使用肺血管收缩药物等。

2. 肺血流减少型病变

肺血流减少见于法洛四联症、肺动脉瓣闭锁、动脉转位、Ebstein 畸形等。这些患者由于心内右向左的分流或完全性动静脉血混合,导致氧合不足的发绀症状。由于长期低氧血症,使得肾脏的促红细胞生成素生成增加,可导致红细胞增多症,一些患者可同时出现红细胞压积过高,血液黏度增加,在小儿可引起脑静脉血栓。发绀型的先天性心脏病患者可出现多种凝血功能的异常,机制尚不完全清楚,一般红细胞压积越高,越容易引起出血体质。

肺血流减少的患者,手术麻醉期间应避免肺血管阻力的增加和外周阻力的下降。肺血管阻力增加可增加右向左分流,加重缺氧,因此应避免高呼吸道阻力和高二氧化碳血症,可通过过度通气、提高吸氧浓度、及时纠正酸中毒等方法,降低肺血管阻力,促进肺血流。同时,术中注意容量的补充,维持适当的麻醉深度,避免低血容量、麻醉过深等降低外周血管阻力的因素,必要的时候可给予 α 受体激动剂维持体循环压力,增加肺血流。

3. 流出道阻塞型病变

流出道阻塞型病变包括左室流出道阻塞如主动脉瓣狭窄、主动脉缩窄等及右室流出道阻塞如肺动脉瓣狭窄、肺动脉狭窄等。前者由于体循环缺血,可出现疲劳、晕厥等症状,可有左室肥厚、缺血,心肌氧供需失衡,有发生胸痛、心律失常甚至室颤的危险。后者可有右室肥厚、缺血,如肺血管阻力急性升高,可发生右心衰竭。

对于流出道梗阻的患者,合适的心房收缩时间,有利于心室的充盈,因此应尽可能维持窦性节律。适当降低外周阻力,但应保持足够的冠脉灌注压力,避免低血容量和过分的心脏抑制。慎用正性肌力药和外周血管扩张剂,避免加重流出道梗阻。

二、心脏瓣膜病患者非心脏手术中血流动力学治疗

心脏瓣膜病主要是由于先天性发育异常或者其他的各种疾病,如炎症、退行性病变、缺血坏死、创伤等病变引起的心脏瓣膜及其附属结构解剖或功能的异常,造成瓣膜狭窄或关闭不全,从而导致血流动力学的显著变化,出现一系列的临床症状和体征。与西方国家相比,我国心脏瓣膜病主要由风湿性心脏病所致,但近年来,老年退行性心脏瓣膜病的发病率亦趋于增加。

1. 二尖瓣狭窄

二尖瓣狭窄导致左房压力及容量超负荷,而左室充盈不足,心排血量下降。左房增大,易并发心房纤颤,左房血流的瘀滞,可引起左房血栓形成。左房压力的升高可继发肺循环淤血,肺动脉高压,继而出现右心功能障碍。长期的左室前负荷减少可使左室心肌发生萎缩,左室变小,左室收缩功能的下降。

二尖瓣狭窄的患者术前应控制心衰,优化心功能状态;快心室率的房颤患者应控制心室率;合并呼吸系统感染者,应积极控制感染;在不影响呼吸循环的情况下,术前应给予充分镇静。

除了基本的监测项目,根据患者的心功能状态和手术类型,如心功能不全、手术范围大的,应进行直接的动脉压和中心静脉压的监测,必要时可放置肺动脉漂浮导管进一步监测肺动脉压、心排血量,或采用 TEE 进行无创监测。

由于进入左室的血流受狭窄瓣膜的限制,已经造成左室的充盈不足,当心率增快时,心室舒张期缩短,即心室充盈时间缩短,心室充盈减少,心排血量进一步下降。因此二尖瓣狭窄患者手术中应特别注意控制心率。房颤患者心室率过快时,在充分镇静后,可给予洋地黄类药物(如去乙酰毛花苷)控制心室率,必要时可给予β受体阻滞剂,但应注意防止心动过缓和血压下降。保持合适的前负荷,注意输液速度,避免容量不足和液体过量,适当降低后负荷,避免进一步升高肺动脉压力的因素,如缺氧、酸中毒等;避免使用严重抑制心肌收缩力的药物。

2. 二尖瓣关闭不全

二尖瓣返流造成左心容量超负荷,左房左室扩大和肥厚,左房压升高,进一步引起肺静脉淤血及肺动脉压力升高,导致右心衰竭。如返流量进一步增加,就会发生充血性心力衰竭。

二尖瓣关闭不全应避免心动过缓,宜维持在患者清醒状态下自觉舒适的稍快心率水平。保持足够的前负荷,避免血容量不足;避免增加后负荷而导致返流量增加,适当地降低后负荷,有利于减少返流,增加前向血流;避免使用严重抑制心肌收缩力的药物

3. 主动脉狭窄

主动脉狭窄时,由于射血受阻,左室压力超负荷,长期增高的左室后负荷,使左

室壁肥厚,室壁张力增加,心室顺应性和舒张功能减退,心肌氧耗增加,氧供减少。

主动脉狭窄患者手术中应注意:避免心动过速,快速心率心肌耗氧增加,舒张期缩短,左室充盈下降及冠状动脉供氧减少;维持窦性节律,对肥厚而舒张功能减退的心室至关重要,窦性心律或"左房收缩"是左室充盈的必备条件,房颤的患者丧失左房收缩,左室充盈减少;保证充足的前负荷,由于舒张功能降低,左室舒张末压力增加,需要增加前负荷以维持每搏量,麻醉药物的扩血管作用可导致有效循环血量相对不足,推荐在超声心动图指导下调整适宜的左室前负荷;维持较高的后负荷和冠状动脉灌注压,心肌肥厚时心肌单位组织供氧不足,冠状动脉不能灌注内膜,因此主动脉狭窄患者无论有否冠心病都有心肌缺血心室内壁缺血。此外应注意主动脉狭窄患者是通过增高的心肌收缩状态来维持每搏量,不能很好耐受β受体阻滞剂。

4. 主动脉关闭不全

主动脉关闭不全的主要病理生理特点即左室容量超负荷。由于舒张期,左室同时接受了来自左心房和主动脉返流的血液,使得左室舒张末期容量增加,容量超负荷,进一步引起左室扩张及偏心性肥厚;同时,舒张期的返流使得主动脉舒张压减低,降低了冠状动脉血流量,导致冠脉灌注不足。

主动脉关闭不全的患者非心脏手术中应注意避免心动过缓,因延长的舒张期可增加返流,增加左室容量和压力,而较快的心率可使舒张期缩短,返流分数降低,从而保证较高的体循环舒张压和较低的左室舒张末压力,使得心内膜下血流得到改善;降低外周阻力以降低返流量,增加前向血流,但要避免舒张压过低而减少冠脉血供;保持足够的前负荷,避免低血容量;保持心肌收缩力。

三、冠心病患者非心脏手术中血流动力学治疗

冠心病是目前心脏病患者行非心脏手术中最多见的病例。其是由于冠脉循环血流不同程度的减少引起的心肌氧供与氧需之间不平衡而致的心肌损害。围术期心脏事件是冠心病患者围手术期死亡的主要原因。

冠心病患者术前应了解其冠心病的严重程度、有无心肌梗死史、心室功能及储备、术前药物治疗的情况是否充分合理等,对于合并有糖尿病、吸烟、肥胖、高龄等患者,其围术期风险性增加。对于高危患者,应判断术前是否进行冠状动脉再通手术。

冠心病患者手术中关注点即维持心肌氧供需平衡。一方面,增加心肌氧供,包括增加冠脉的灌注压,故围术期应维持血压在较高水平,特别是合并高血压的患者,血压的变化不应超过术前值得 20%,尤其应避免心率快的同时血压下降;增加冠脉血流量,可给予硝酸甘油或钙通道阻滞剂,扩张冠脉,增加冠脉血流量;维持足够血容量,纠正贫血,增加吸入氧浓度。另一方面,避免增加心肌氧耗的因素,包括

避免心动过速,可通过给予β受体阻滞剂,或麻醉性镇痛药降低心率;适当抑制心肌收缩力,降低室壁张力,从而减少心肌氧耗,可使用β受体阻滞剂、钙通道阻滞剂或吸入性麻醉药达到目的。必要时可进行主动脉球囊反搏以增加冠脉灌注压,降低左室射血阻力。

四、扩张型心肌病患者非心脏手术中血流动力学治疗

扩张型心肌病是以心室明显扩张伴心室收缩功能减退为基本特征的一类原因未明的原发性心肌疾病。发病早期可仅表现为超声心动图上显示心腔轻度增大,而无明显临床症状。发病中晚期则可表现为心力衰竭、心律失常、栓塞等。

扩心病患者行手术麻醉时,必须进行有创血流动力学监测。此类患者应尽量避免对心肌的抑制,应选择对心肌抑制作用小的麻醉方式和药物。扩心病患者心肌收缩力下降时,可给予小剂量正性肌力药物,首选β受体激动剂如多巴酚丁胺,或与磷酸二酯酶-3抑制剂合用,可改善血流动力学状况。术中应维持适当的前、后负荷,扩心病患者术中易出现严重的循环抑制和低血压,应积极使用血管活性药物预防和处理血管扩张所致的低血压,并通过精细液体管理,尽力维持出入量平衡,但同时也应避免增加心脏后负荷的因素,特别是心肌抑制较明显时,减轻后负荷可改善心室局部和总体舒张期指数和射血分数。此外,还应密切监测患者的心律,积极处理影响血流动力学的恶性心律失常;保证有效通气,避免缺氧和二氧化碳蓄积;积极维持水电解质平衡。

参考文献

[1] Fleisher L A, Fleischmann K E, Auerbach A D, et al. 2014ACC/AHA guideline on perioperative cardiovascular evaluation and management of patients undergoing noncardiac surgery: a report of the American College of Cardiology/American Heart Association Task Force on Practice Guidelines[J]. Circulation, 2014,130(24): e278-e333.

[2] Kristensen S D, Knuuti J, Saraste A, et al. 2014ESC/ESA Guidelines on non-cardiac surgery: cardiovascular assessment and management: The Joint Task Force on non-cardiac surgery: cardiovascular assessment and management of the European Society of Cardiology (ESC)and the European Society of Anaesthesiology(ESA)[J]. Eur Heart J, 2014, 35 (35): 2383-2431.

[3] 中国心胸血管麻醉学会非心脏手术麻醉分会. 心脏病患者非心脏手术围麻醉期中国专家临床管理共识(2020)[J]. 麻醉安全与质控,2021(2):63-77.

[4] 许广艳,许力,刘子嘉,等. 术前评估量表对非心脏手术患者围手术期主要心脏不良事件的预测价值[J]. 协和医学杂志,2019,10(5):518-523.

[5] 徐梦倩. 心脏病患者非心脏手术术中循环监测技术概述[J]. 中国胸心血管外科临床杂志,

　　　2019，26(10)：1026-1031.
[6]　围术期经食道超声心动图监测专家共识工作组,刘进,宋海波.围术期经食管超声心动图
　　　监测专家共识(2020 版)[J].中华麻醉学杂志,2020,40(12)：1409-1417.
[7]　邓小明. 现代麻醉学[M]. 4 版. 北京:人民卫生出版社,2014.
[8]　岳云. 卡普兰心脏麻醉学[M]. 5 版. 北京:人民卫生出版社,2008.

第十三章　卵巢癌手术中血流动力学治疗

卵巢癌是女性生殖系统肿瘤疾病中死亡率最高的疾病,近年来随着世界人口日趋老龄化,卵巢癌发病率逐年上升。因卵巢位置位于深部盆腔,疾病早期症状不明显,起病隐匿,绝大多数确诊患者发病时刻即为晚期。目前,指南推荐的经腹卵巢癌减灭术是治疗卵巢癌的最有效治疗方案。对于卵巢癌,重点强调满意减瘤,即术中肉眼无残存病灶(R_0),若减瘤不满意五年存活率为 $20\% \sim 30\%$;若减瘤满意达 R_0 水平,五年存活率可达 70%。因此,肿瘤减灭术的减瘤满意十分关键,R_0 级别的减瘤对于患者预后至关重要。麻醉医生应在围术期维持患者生命体征、各脏器功能持续稳定,降低术后液体治疗的需求,减少术后相关并发症的发生,缩短麻醉恢复室(PACU)或重症监护病房(ICU)的停留时间,促进患者快速康复,尽快进入下一个治疗周期(化疗或放疗),提高肿瘤患者的生存率,术中精准、个体化血流动力学监测治疗尤为关键。

第一节　卵巢癌手术麻醉的难点

卵巢癌细胞减灭术从出现到发展至今,日趋完善,演变历程包括经典标准肿瘤细胞减灭术(SC)、根治性肿瘤细胞减灭术(VPD),直至近年来的超根治肿瘤细胞减灭术(URC)。其核心诊疗策略为彻底且满意手术减瘤。

晚期卵巢癌细胞减灭术因需多器官联合切除,手术范围包括腹腔、盆腔、胸腔、颈部等,具体脏器包括全子宫、双附件、大网膜、盆底腹膜、腹壁腹膜、盆腔淋巴结、腹主动脉旁淋巴结、小肠,以及结肠、直肠、脾、肝脏、胆囊、胰腺肿瘤病灶,甚至膈肌(剥除/切除)、胸腔内淋巴结、肺叶、纵隔内淋巴结、颈部淋巴结等。肿瘤的广泛侵犯,导致在妇科医生在分离或切除肿瘤组织的过程中,患者快速大量失血等,发生一系列的严重并发症,如失血性休克、低体温、重要脏器低灌注、凝血机制障碍、胃肠功能严重受损、肺水肿等,围术期诊疗管理难度极大。

人体内,液体具有非常重要的作用,而卵巢癌患者的液体分布及变化特点异于普通肿瘤患者：① 患者全身状况普遍较差,常合并腹水,继发的蛋白丢失等因素让血管内渗透压异于正常值；② 手术创伤后,人体液体分布位置会发生改变,引起大范围的水肿；③ 长时间的手术引发机体液体大量蒸发丢失；④ 麻醉药引起患者血管相对扩张,有效血容量更加减少。

以上病理生理改变都让液体丢失很难准确计算,术中为了维持正常循环血容量,常过量地补充大量液体,增加了心肺等重要脏器的负担；而相对不足的液体治疗或不够全面的液体成分治疗,则不能保证重要脏器的有效灌注,甚至能诱发缺血再灌注损伤；部分老年患者,合并症多,心肺功能脆弱,不合理的液体治疗,易出现各类心脑血管并发症。复杂的病理生理改变加大了麻醉医生围术期液体治疗管理的难度,需要对患者进行全面而系统地血流动力学监测治疗。

第二节　卵巢癌手术患者的术前麻醉评估

术前访视、评估,优化患者全身状态,对卵巢癌患者术中麻醉血流动力学监测、治疗方案的制定至关重要。根据术前对患者的精准评估,麻醉医生可以制定个体化血流动力学治疗方案。

一、营养状况

由于患者可能接受的是新辅助化疗联合卵巢癌减灭术,也可能是化疗联合再次肿瘤细胞减灭术,多次的化疗,加之肿瘤疾病消耗,患者存在消瘦、低蛋白血症等状况,需借助营养科的帮助对患者进行全面营养调整。

(一)营养风险筛查表

受肿瘤消耗性疾病的影响,及放、化疗对患者胃肠道功能的影响,卵巢癌患者常处于营养不良状况,需进行评判及营养支持。营养筛查工具为营养风险筛查表2002 (nutrition risk screening,NRS2002)(表 13.1),NRS2002 评分<3 分为没有营养风险,根据患者饮食结构进行营养教育和膳食指导。预住院时 NRS2002 评分≥3 分为具有营养风险,并行 PG-SGA 评分,如评分≥4 分,需进行营养干预,首选口服营养补充(oral nutritional supplements,ONS)。对存在营养不良或严重营养风险的大手术患者,推荐术前至少给予 7~14 天营养治疗。严重营养风险的患者,建议延迟手术。

表 13.1　营养风险筛查表

第 1 部分:疾病严重程度

评 1 分	□一般恶性肿瘤　□髋部骨折　□长期血液透析　□糖尿病　□慢性病(如肝硬化、COPD)
评 2 分	□血液恶性肿瘤　□重度肺炎　□腹部大手术(近 1 周内)　□脑卒中
评 3 分	□颅脑损伤　□骨髓移植　□重症监护患者(APACHE>10)

第 2 部分:营养受损状况评分

评 1 分	□近 3 个月体重下降>5%,或近 1 周内进食量减少 1/4~1/2
评 2 分	□近 2 个月体重下降>5%,或近 1 周内进食量减少 1/2~3/4,或 BMI<20.5 kg/m² 及一般情况差
评 3 分	□近 1 个月体重下降>5%,或近 1 周内进食量减少 3/4 以上,或 BMI<18.5 kg/m² 及一般情况差

第 3 部分:年龄评分

评 1 分	□年龄≥70 岁

营养风险筛查评分 = 疾病严重程度评分 + 营养受损状况评分 + 年龄评分

(二)纠正低蛋白血症

血浆白蛋白水平是权衡患者围手术期营养状态值得信任的一个指标。低蛋白血症可造成术后各系统的并发症,血管内液体的减少导致器官灌注减少和功能障碍。而如卵巢癌这样的腹部大手术,围手术期低蛋白血症与患者术后并发症及转归密切相关。低蛋白血症可致全身组织器官水肿,有效循环血容量减少,各器官灌注不足,从而引起全身多个系统的并发症,增加术后感染、吻合口瘘等并发症的发生,影响术后患者康复。因此,改善卵巢癌患者术前血浆白蛋白水平有积极的意义,术前需积极改善患者营养状况,改善术前低蛋白血症,血浆白蛋白建议术前适当调整至高于 30 g/L。

二、心血管功能

卵巢癌患者中不乏老年患者,常合并心血管合并症,术前需常规评估心血管功能。除常规美国纽约心脏病学会(NYHA)心功能分级,执行心电图、超声心动、24 h 动态心电图检查以外,代谢当量(MET)目前被推荐常规用于术前心血管危险性评估,见表 13.2,尤其是老年患者:良好(>10 METs),中等(4~10 METs),差(<4 METs)。

表 13.2　运动耐量评估表

代谢当量（MET）	问题：你能够进行下列活动吗？
1 MET	能照顾自己吗？
	能自己吃饭、穿衣、使用工具吗？
	能在院子里散步吗？
	能按 $50\sim80$ m/min 速度行走吗？
4 METs	能做简单家务（打扫房间、洗碗）吗？
	能上一层楼或爬小山坡吗？
	能快步走（100 m/min）吗？
	能短距离跑步吗？
10 METs	能做较重家务（拖地、搬动家具）吗？
	能参加较剧烈活动（跳舞、游泳）吗？

三、呼吸功能

术前呼吸功能判断以及制定完善的呼吸功能治疗方案，可避免术后发生肺部并发症，指标：① 病史和体格检查，应在术前明确患者的活动耐力情况，了解肺部疾病情况（肺功能、血气分析等），若肺功能 $PaO_2 < 60$ mmHg，$FEV_1 < 600$ mL，$FEV_1\% < 50\%$，则术后发生坠积性肺炎或咳痰困难的可能性大；② 术前控制哮喘、COPD 等肺部疾病至最佳状态，必要时加用抗生素，围术期哮喘患者慎用 β 受体阻滞剂，以免诱发、加重哮喘；③ 肺部、膈肌有无病灶转移，对肺功能有无影响；有无胸腔积液，术前是否需要胸腔闭式引流等治疗；④ 术前加强呼吸肌、咳嗽训练，如吹气球培训；解释术后如何做好肺功能锻炼，能提供有效镇痛；⑤ 围术期可采用超声对患者实施肺部、肋间肌、膈肌的超声检查，尤其在手术结束、患者复苏后实施肺功能相关超声检查，有助于对患者术后肺部相关并发症的防治，有着重大意义。

四、血栓风险

卵巢恶性肿瘤患者存在不同程度的血管内皮损伤以及凝血、纤溶系统功能紊乱，而凝血和纤溶系统异常可诱发静脉血栓形成，进而导致栓塞、出血甚至死亡等。恶性肿瘤与凝血机制的紊乱相互促进，肿瘤促进血栓形成，血栓反之也会促进肿瘤的生长和转移。血栓形成后会严重影响患者生活质量和生命，因此必须有效地防治血栓，规范地抗凝治疗可有效降低血栓的发病率。

卵巢恶性肿瘤患者围术期血栓管理的重点在于，动态检测 D-二聚体，评估机体是否处在高凝状态及血栓的预防，并进行有效地抗凝治疗。术前检查患者有无下肢疼痛伴坠胀感，是否行走后加重，有无胸闷、呼吸困难、心悸、心动过速等；常规行 D-二聚体检查；检查下肢有无压痛，是否肿胀，双侧下肢周径，行下肢彩色血管多普勒超声检查，检查下肢有无深静脉血栓，酌情考虑肺血管 CT 动脉成像技术排除肺栓塞。

对高凝或 D-二聚体极度增高的患者，术前需予以低分子肝素治疗；对已经出现下肢深静脉血栓的患者可考虑有无放置下肢深静脉滤器指征；对已经出现肺动脉栓塞且手术指征强烈的患者，除放置下肢深静脉滤器以外，围术期需准备体外膜肺氧合（ECMO）或体外循环进行诊疗支持，预防肺动脉栓塞危象的发生。

五、卵巢癌麻醉管理难度分级

除常规的麻醉 ASA 分级以外，也可根据卵巢癌手术复杂性及麻醉风险分级，风险由低到高，建议将患者分为 3 型：① Ⅰ型：患者一般情况尚可，肿瘤主要位于小骨盆，没有大量腹水，可能需要肠切除；② Ⅱ型：患者一般情况尚可，除小骨盆内有肿瘤以外，上腹部有肿瘤转移，无大量腹水，但侵犯肝脏、脾脏，有肿大淋巴结，出血量估计 2000 mL 之内；③ Ⅲ型：患者年龄较大、有心血管合并症，肿瘤广泛腹腔转移，大量腹水，侵犯肝脏、脾脏、膈肌、胸腔内转移、有腹膜后肿大淋巴结，预计手术出血量估计超过 2000 mL。

六、卵巢癌手术复杂性分级

卵巢癌患者常按照肿瘤 FIGO 分期，分为 I～IV 期，但不能体现出手术的复杂程度。建议根据手术范围分级：① 全子宫＋双附件、大网膜、腹主动脉旁淋巴结、盆腔淋巴结、腹壁腹膜剥除、盆腔腹膜剥除、膈肌烧灼、小肠切除、腹股沟淋巴结、部分胃切除，每个选项 1 分；② 结肠切除、膈肌剥除/切除、脾切除、肝脏切除、小网膜囊切除、输尿管切除和吻合、全肾/部分肾切除、胆囊切除、胰腺部分或尾部切除，每个选项 2 分；③ 乙状结肠-直肠切除吻合、全结肠切除吻合、膈肌切除修补术、心膈脚淋巴结切除、肝门部淋巴结切除，每个选项 3 分。

综合以上进行手术复杂性评分：① 低：3 分以下；② 中：4～7 分；③ 高：8 分以上。

第三节　卵巢癌手术患者的血流动力学监测方法

传统术中监测参数包括血氧饱和度、无创血压、心电图监测,但间断无创血压无法提供及时的血流动力学信息,目前,疑难手术麻醉患者中已常规加入动脉有创测压、中心静脉穿刺置管监测中心静脉压(CVP)等技术,提供及时有效有创血流动力学参数[6],但依然需要更详细、更精准的血流动力学监测方法。

一、卵巢癌手术患者特殊病理生理特点

卵巢癌手术患者特殊病理生理特点包括:① 常合并腹水,如腹水量大,蛋白丢失多,血浆胶体渗透压低于正常,有效血容量下降;② 盆腔部手术如与盆底其他脏器粘连,尤其是肿瘤与盆底静脉丛粘连,术中发生大出血的概率高,手术止血困难;③ 上腹部膈肌及两侧腹部膈肌剥除时,渗出液体较多,对出血量的评估产生干扰;④ 游离肝脏实施膈肌全层切除时,由于搬动肝脏,对下腔静脉的压迫,造成血流动力学的剧烈波动;⑤ 肝脏转移病灶切除,尤其是右肝肿瘤切除,出血量多;⑥ 肠道肿瘤切除及肠道重建(吻合、造瘘),手术时间长,术野蒸发丢失液体较多,第三间隙隐性丢失液体。

目前卵巢癌患者围术期麻醉管理现状是,单纯依靠有创动脉血压、中心静脉压监测治疗常疗效不佳,心脏收缩舒张功能、外周血管阻力、肺水未知,血容量调控不准确,即使生命体征正常,危重、长时间手术患者常出现微循环低灌注现象(乳酸升高)。

二、建议实施精准血流动力学监测

建议实施精准血流动力学监测包括:① 动脉穿刺置管:测有创动脉压、血气分析;② 深静脉穿刺置管:快速补液、测中心静脉压;③ 锂稀释法测定心输出量(LiDCO)、经食管超声心动图(transesophageal echocardiography,TEE):监测即刻心功能、血管张力、补液反应等指标;④ 脉波指示连续心输出量监测(PiCCO):监测血流动力学参数(容量、心功能、肺水等指标);⑤ 颈内静脉置 Swan-Ganz 导管(含血管鞘):快速补液、测肺动脉压、更准确地测量血流动力学参数。当出现急性大量失血等危重情况时,可借助于以上设施实施精准的血流动力学监测和治疗,包括动脉血气分析、快速大量输血、容量调节、内环境维护、凝血机制调节等抢救措施。后几种监测方法具体如下:

（一）LiDCO

LiDCO 是一种连续无创/有创血流动力学监测，利用红外光传感器及双指套袖带，套在一侧食指及中指，模拟动脉波形，监测无创血压，或连接外周动脉的压力换能器，监测有创血压，计算心输出量、每搏量（SV）、脉搏压变异度（PPV）、每搏量变异度（SVV）等血流动力学指标。LiDCO™ plus 是有创连续血流动力学监测，外周动脉计算出的血流动力学指标受外界干扰较少，能准确监测危重患者的生命体征，因此较多使用。

治疗功能分类：

① 心肌收缩力指标：如心输出量（4.0～8.0 L/min）；每搏量（60～100 mL/次）；心指数（CI），2.5～4.0 L/(min·m²)。

② 后负荷指标：血管张力的监测指标如外周血管阻力（SVR），800～1200 dyne·s·cm⁵；每搏指数（SVI），35～60 mL/(次·m²)；有创血压（IBP）等的连续监测测量。

③ 容量/前负荷的指标：可以通过每搏量变异度、脉搏压变异度等指标预计患者对补液等治疗的反应性。

（二）TEE

TEE 可监测血流动力学的短期内改变，包括局部心室壁运动异常、心室收缩舒张功能以及心脏的前后负荷。TEE 监测下的输液，能够最大程度补充血容量，使血液得以稀释，同时又能够避免因过多输液、前负荷加重而导致的心脏功能衰竭。与传统热稀释法比较，TEE 准确无创的测定心功能指标。卵巢癌手术患者大多实施气管内全麻，术中可实施 TEE，但要注意排除门脉高压，食管下段静脉曲张的患者。

（三）PiCCO 监测

PiCCO 采用的方法结合了经肺温度稀释技术和动脉脉搏波型曲线下面积分析技术，提供的参数不仅涵盖了常规监测手段的大部分内容，还提供了心输出量/心指数（CO/CI）、全心射血分数（GEF）、胸腔内血容量（ITBV）、全心舒张末期容量（GEDV）、外周血管阻力等参数、血管外肺水、肺毛细血管通透性指数（PVPI）。

实时动态监测以上指标变化，可实时准确的反映心泵功能和血容量。CO/CI、全心射心分数反映的是心肌收缩功能；胸腔内血容量和全心舒张末期容量，不受胸膜腔内压变化的影响，与心脏充盈压，如中心静脉压（CVP）、肺毛细血管嵌压（PCWP）比较，能更直接地反映心脏前负荷的变化；外周血管阻力反映的是心脏后负荷。胸腔内血容量已被许多学者证明是一项敏感、可重复的指标，比肺毛细血管楔压、左心室舒张末期容量（LVEDV）、中心静脉压更能准确反映心脏前负荷的指标。

（四）漂浮导管（balloom floation catheter）或 Swan-Ganz 导管

Swan-Ganz 导管通过外周或是中心静脉插入心脏右心系统和肺动脉来进行心脏及肺血管压力、心排血量等参数的测定。中心静脉压反映的是右房压，即上腔静脉进入右心房的压力，参考值为 5～12 cmH₂O。肺毛细血管楔压反映前负荷及左心功能，参考值为 6～12 mmHg。PCWP<6 mmHg 时，合并心输出量的降低，周围循环不良，说明血容量不足，此时应积极补液；PCWP>18 mmHg 会出现肺淤血，此时需要适当利尿或停止输液。中心静脉压更多地反映容量情况，指导临床液体复苏；而肺毛细血管楔压升高更多地提示左心功能情况。Swan-Ganz 导管通过监测中心静脉压、肺毛细血管楔压来评价心脏前负荷情况。如有肺动脉栓塞的患者，不能执行此项监测。

三、血流动力学监测的选择

血流动力学监测方案包括：① 方案 A：有创动脉监测联合颈内静脉置管，有条件 LiDCO 连续有创血流监测；② 方案 B：有创动脉监测、颈内静脉置管，联合 PiCCO 血流动力学监测或 TEE，更精准地连续监测监测心脏前、后负荷、心肌收缩力、容量输液反应性等血流动力学指标；③ 方案 C：有创动脉监测、PiCCO 血流动力学监测、颈内静脉置管，必要时置入血管鞘、Swan-Ganz 导管，监测反映前负荷及左心功能的肺毛细血管楔压及其他多个指标。

依据卵巢癌患者的手术麻醉难易程度、全身状况综合评估后，选择合适的血流动力学监测治疗方案：① 麻醉 ASA 分级Ⅰ～Ⅱ级，卵巢癌减灭手术麻醉管理难度Ⅰ级，选择血流动力学监测方案 A；② 麻醉 ASA 分级Ⅱ～Ⅲ级，卵巢癌减灭手术麻醉管理难度Ⅱ级，选择血流动力学监测方案 B；③ 麻醉 ASA 分级Ⅲ～Ⅳ级及以上，卵巢癌减灭手术麻醉管理难度Ⅲ级，选择血流动力学监测方案 C。

第四节　卵巢癌手术患者术中的血流动力学治疗

为维持有效循环血容量，保证组织氧供和微循环灌注，避免输入液体过多，建议根据一系列容量监测指标，对卵巢癌减灭患者实施围术期目标导向液体治疗（GDFT）。

GDFT 是指根据患者的年龄、性别、体重、疾病种类、全身状况及容量状态等综合因素，采取的个体化输液方案，是高危手术患者优化液体管理的重要组成部分。围术期液体治疗不恰当会造成多种并发症，尤其是心肺功能储备差的老年患者，容易发生心力衰竭。GDFT 通过优化心脏前负荷,维持有效血容量,保证组织氧供和微循环灌注,从而避免组织水肿,减少并发症,加速患者康复,缩短住院时间。尽管常规参数(例如尿量、平均动脉压(MAP)和中心静脉压)是重要的血流动力学因素,但每搏量变异度在预测术中流体反应性方面更为准确,但不同的监测设备,设定的标准不尽相同,需注意。

一、GDFT 实施方案

血压、心率、血红蛋白、尿量、每搏量变异度、中心静脉压、混合静脉血氧饱和度、乳酸,为主要参考指标,可根据不同的监测条件,选择不同的液体治疗的目标。

(一)有创动静脉血压监测

血压、心率维持波动范围在 ±20% 之内,Hb≥90 g/L,HCT≥0.3,尿量 0.5 mL/(kg·h),CVP 6~9 cmH$_2$O,乳酸<2.0 mmol/L。

(二)LiDCO 血流动力学监测

动态监测心指数、心输出量、每搏量、外周血管阻力、每搏量变异度等指标,调整补液量,基础补液速度为 4~6 mL/(kg·h),输注晶体液,结合动脉血气指标指导输注血浆、红细胞等。

LiDCO 血流动力学监测参数指导液体治疗方案:

① CI≥2.5 L/(min·m^2),MAP≥65 mmHg 时,SVV≤10%,理想的容量状态;

② CI≥2.5 L/(min·m^2),MAP≥65 mmHg 时,SVV>10%,补充容量;

③ CI≥2.5 L/(min·m^2),MAP<65 mmHg 时,去甲肾上腺素 1 μg/(kg·min),调整剂量目标 MAP>65 mmHg;

④ CI<2.5 L/(min·m^2),SVV>10%,补充容量;

⑤ CI<2.5 L/(min·m^2),SVV≤10%,加大去甲肾上腺素用量,酌情使用多巴胺、肾上腺素,提升 CI>2.5 L/(min·m^2)。

(三)PiCCO 血流动力学监测

基础补液速度为 4~6 mL/(kg·h),动态监测和调整补液量。以 SVV<13%,EVLW 3.0~7.0 mL/kg 为主要目标,CI 3.0~5.0 L/(min·m^2),ITVB 800~1000 mL/m^2,为辅助目标进行补液治疗。如出现容量不足时可考虑脉冲式液体治疗(PFT),即 15 min 快速输完 3 mL/kg 的乳酸钠林格液或者胶体溶液;术中维持 Hb≥90 g/L,HCT≥0.3,MAP≥65 mmHg,必要时输注浓缩红细胞、人工胶体、白蛋白或血浆,维持乳酸值<2.0 mmol/L。建议治疗方案如下:

① 当 SVV>13% 时,给予脉冲式液体治疗;当 SVV<13% 且 CI>2.5 L/(min·m²),MAP<65 mmHg 时,给予去甲肾上腺素或去氧肾上腺素维持血压;当 SVV<13% 且 CI<2.5 L/(min·m²),MAP<65 mmHg 时,给予小剂量去甲肾上腺素或肾上腺素维持血压。

② 以 EVLW≤7 mL/kg 为液体治疗为主要目标,当 EVLW>7 mL/kg,MAP≥65 mmHg 时,可适当降低补液速度,并静注利尿剂,输注人工胶体、白蛋白或血浆,EVLW 目标值≤7 mL/kg。

③ 当 ITBV<800 mL/m² 时,给予快速脉冲式液体治疗,给予去甲肾上腺素或去氧肾上腺素维持血压;当 ITBV>1000 mL/m² 时,静脉给予呋塞米,并减慢补液速度。

二、控制性低中心静脉压(CLCVP)

肝脏转移在卵巢癌病灶转移中常见,卵巢癌细胞减灭术的同时,需切除肝内转移瘤,可最大限度地减灭肿瘤细胞,并延长患者生存期,因此主张尽可能切除肝实质内的转移病灶。此手术中如何减少肝脏手术出血,尤为重要。控制性低中心静脉压常予以实施。

肝切除术中,肝脏极易出血,除入肝门静脉和肝动脉之外,还有来自肝静脉系统倒流的出血。术中肝静脉系统的出血,可能会影响术野的暴露。中心静脉压下降,右心房的压力降低,由肝血窦和肝静脉回流入下腔静脉中的血量增多,肝脏切口处的出血量减少,同时降低了肝静脉的跨壁压力以及肝窦内的压力,有利于控制横断肝实质时肝静脉系统出血量。

建议通过控制输液量,应用血管活性药物,实施头低脚高位,以维持 CVP 5 cmH₂O 以下。① 扩张血管:术中泵注硝酸甘油,速度为 0.5~3.0 μg/(min·kg),同时静脉输注去甲肾上腺素 0.01~0.10 μg/(min·kg),维持 MAP≥60 mmHg。如 MAP≤60 mmHg 大于 5 min,可恢复平卧位、加快输液速度、降低硝酸甘油输注速度、提高去甲肾上腺素输注速率等,逐一处理,直至 MAP≥60 mmHg 以上。② 限制补液:根据手术进展情况,需要严格控制正常输注液体的速度在 75 mL/h 或 1~2 mL/(kg·h),如患者尿量低于 25 mL/h 或动脉收缩压低于 90 mmHg,即予以 200~300 mL 液体冲击输注,同时根据出血情况及血红蛋白浓度、凝血功能等决定是否输入血浆、红细胞。

值得注意的是,虽低中心静脉压会相对降低失血量,但同时空气栓塞、全身组织灌注不足、肾衰竭等并发症的发生率增高,需麻醉医生术中严密监护。

三、止血药物

氨甲环酸(TXA),人工合成的抗纤溶药,竞争性结合纤溶酶原上的赖氨酸结合位点,阻止激活纤溶酶原,保护纤维蛋白不被降解,继而发挥止血作用。

2014 年的一项多中心研究显示,在晚期卵巢癌手术中,术前给予单次剂量的 TXA(15 mg/kg,100 mg/mL)可以显著减少术中的失血量和输血量,研究者推荐氨甲环酸可作为晚期卵巢癌术中预防性治疗。Wallace 等研究也证实一系列优化输血措施能够减少妇科肿瘤开腹手术的失血,使用的 15 mg/kg 剂量的氨甲环酸,推荐在切皮后 30 min 内使用完。

需要注意的是,氨甲环酸抑制体内纤溶系统,理论上有增加静脉血栓栓塞的风险,如患者术前存在肺栓塞,D -二聚体严重增高,不推荐使用。如术中估计出血量大,超过 1000 mL,推荐使用方法为 15 min 内静脉滴注 10 mg/kg,维持剂量为 1~3 mg/(h·kg)。

四、代血浆

除输注晶体液以外,代血浆也可以输注。

(一) 人工合成胶体-羟乙基淀粉(HES)

人工合成胶体-羟乙基淀粉是牛胶原经琥珀化而形成的分散型胶体液,可有效维持血浆的胶体透压,增加静脉回流,提高心排血量,增加血液的运氧能力,改善微循环,增加胶体渗透压,减轻组织水肿,有利于组织摄取氧。该药可产生的渗透性利尿作用,有利于休克患者肾灌注压的维持,从而改善肾功能。目前,中等相对分子量低取代级的人工合成胶体-羟乙基淀粉在安全性和有效性上有优势,目前临床上常用的是 6% HES(130/0.4)。

(二) 白蛋白

白蛋白占血浆胶体渗透压作用中的 80%,主要负责调节血管与组织之间液体的动态平衡。白蛋白分子量较高,与盐类及液体相比,其不容易透过毛细血管壁,从而使血管内的胶体渗透压能与毛细管的静水压相抗衡,维持正常与相对固定的血容量。血液循环中,理论上 1 g 白蛋白可保留 18 mL 水,每 5 g 白蛋白可保留循环内一定量的液体,约相当于 100 mL 血浆或 200 mL 全血的功能,可保持一定量的循环血容量,维持血浆胶体渗透压稳定。

当发生低白蛋白血症时,血浆胶体渗透压降低,液体向组织间隙扩散,组织形成水肿,并产生胸、腹水。参照 Starling 定律,如果血浆胶体渗透压足够高,即可减少血管内液体的渗出。补充的外源性白蛋白能增加血管内的胶体渗透压,阻止液体从血管内向血管外转移,从而降低组织水肿;对低血容量患者可相对增加血容量及维持一定的心搏量,稳定有效循环血容量,改善肾小球灌注,从而稳定血压,减轻肾功能损害。

卵巢癌减灭术由于术中失血多,手术时间长,术中血浆白蛋白丢失较为严重。因此术中应适当补充白蛋白,减少肺水及肺部并发症,减少胃肠水肿,促进胃肠功能的恢复,也改善此类患者术后的营养状态,减少感染的发生。此类患者建议的白蛋白使用指征及用法:① 术前低白蛋白(低于 35 g/mL);② 大量腹水,大于 500 mL;③ 手术时间长,大于 3 h;④ 预计出血量多,大于 800～1000 mL;⑤ 上腹部膈肌及两侧腹部膈肌剥除,渗出液体较多时,可补充。总之,根据患者术前白蛋白水平,及术中情况,可先输注 20～30 g,后根据以上情况或实验室监测指标的变化而酌情考虑。

五、输血

卵巢癌手术术中常出现大量出血,合理的输血应是麻醉管理的重点。

1. 相关监测

失血量监测:密切观察手术失血量(如吸引器和纱布计量);重要脏器灌注或氧供监测:包括血压、心率、SpO_2、尿量、血红蛋白或红细胞压积,监测血气(酸碱平衡、电解质);凝血功能监测。

2. 输红细胞

急性失血时,Hb 70 g/L;术前代谢率增高和心肺功能不全的患者,Hb>100 g/L,以保证足够的氧输送;70 g/L<Hb<100 g/L,根据患者年龄、代谢率是否增高、心肺代偿功能、有无进行性出血等因素决定。

3. 血浆制品

血浆制品包括新鲜冰冻血浆(FFP)、新鲜血浆、冰冻血浆。新鲜冰冻血浆可补充凝血因子和血浆蛋白,FFP/u 可补充成人 2%～3%的凝血因子。

4. 成分输血

① 血小板:每单位浓缩血小板可增加成人(7～10)×10^9/L 血小板。血小板<50×10^9/L,应输注血小板。

② 凝血酶原复合物:含凝血因子 Ⅱ、Ⅶ、Ⅸ、Ⅹ 及少量其他血浆蛋白的混合制剂。临床相关出血或 INR 轻微升高(1.5～3.5),给予 25 U/kg;INR 3.5～5,给予 25～50 U/kg。

③ 冷沉淀(含纤维蛋白原和/或 Ⅷ 因子):正常纤维蛋白原浓度维持在 100～150 mg/dL 以上,根据出血情况及伤口渗血决定是否补充。通常补充冷沉淀,冷沉淀/u 含 250 mg 纤维蛋白原。

④ Ⅶ因子:大失血时即出血速度达到 150 mL/min,或 3h 内丢失 50%自身血容量,或出血速度达到 1.5 mL/(kg·min)超过 20 min,建议使用重组活化 Ⅶ 因子。

六、体温保护

长期输注液体或液体丢失,常增加手术期间低体温发生率。低体温会造成患者一系列病理生理学改变,诱发凝血疾病、围术期心肌缺血和伤口感染等并发症,并可致使苏醒延迟,延长在麻醉恢复室停留时间,影响术后康复,增加住院费用,不利于患者预后。当体温 $T<34\ ℃$ 时,可影响血小板功能,致使凝血酶活性延长。目前,输液加温、强制气流加温系统、热辐射加温系统等均有体温保护作用,建议在此类患者常规进行体温监测、体温保护(输液加温、保温毯)。而且,鉴于卵巢癌常采用"人字位"的特殊体位,建议手术时使用"截石位保温垫毯"。

如术中有使用腹腔热灌注化疗(HIPEC)技术的患者,也需防止体温异常增高,根据体温的变化停用升温系统,同时适时采用相对的降温措施。

七、其他麻醉诊疗措施

其他麻醉诊疗措施包括麻醉深度监测、保护性通气策略、内环境调节、多模式镇痛等,各项精准麻醉技术实施,也利于维持患者围术期尤其是术中的血流动力学稳定。

本 章 小 结

综上,近年来卵巢癌手术理念及相关手术技术飞速发展,新辅助化疗结合卵巢癌减灭术的理念被众多妇科肿瘤领域的专家所推荐。卵巢癌患者病情复杂,手术范围愈发广泛,包括盆腔、腹腔,甚至到胸腔、颈部等更多范围,这都需要麻醉医生全方位掌控患者的病情,熟知手术方案,选择适当的血流动力学监测方法,将以往更多在重症监护室所采用的血流动力学监测以及液体治疗方案,前移至术中,在实施麻醉的同时对患者进行精准的液体治疗,动态的调整容量及心血管功能。因此,强烈建议,卵巢癌复杂高危患者应尽可能早期实施多指标、精准、连续的血流动力学监测,予以个体化目标导向液体治疗,迅速恢复和维持机体有效的体循环容量和重要脏器灌注,减轻重要脏器的继发性损害,以改善卵巢癌肿瘤患者的短期及长期预后。值得关注的是,围术期卵巢癌手术患者诊疗过程中,专注于妇科肿瘤领域的麻醉医生的重要性不言而喻。

参考文献

［1］ 刘瀚元，申震，赵卫东，等. 晚期卵巢癌肿瘤细胞减灭术的研究进展［J］. 现代妇产科进展，2021，30(6)：475-478，480.

［2］ Vincent L，Jankowski C，Ouldamer L，et al. Prognostic factors of overall survival for patients with FIGO stage IIIc or IVa ovarian cancer treated with neo-adjuvant chemotherapy followed by interval debulking surgery：A multicenter cohort analysis from the FRANCOGYN study group［J］. Eur J Surg Oncol，2020，46(9)：1689-1696.

［3］ Li Y，Zhang C，Ji R，et al. Prognostic significance of the controlling nutritional status (CONUT) score in epithelial ovarian cancer［J］. Int J Gynecol Cancer，2020，30(1)：74-82.

［4］ Bussmann B M，Hulme W，Tang A，et al. Investigating the ability of non-invasive measures of cardiac output to detect a reduction in blood volume resulting from venesection in spontaneously breathing subjects［J］. Scand J Trauma ResuscEmerg Med，2018，26(1)：104.

［5］ Lai C W，Starkie T，Creanor S，et al. Randomized controlled trial of stroke volume optimization during elective major abdominal surgery in patients stratified by aerobic fitness［J］. Br J Anaesth，2015，115(4)：578-589.

［6］ Xiao W，Duan Q F，Fu W Y，et al. Goal-directed fluid therapy may improve hemodynamic stability of parturient with hypertensive disorders of pregnancy under combined spinal epidural anesthesia for cesarean delivery and the well-being of newborns［J］. Chin Med J (Engl)，2015，128(14)：1922-1931.

［7］ 张亮，林多茂，王成彬，等. 不同剂量氨甲环酸用于非停跳冠脉搭桥术患者的血液保护效果［J］. 中华麻醉学杂志，2019，39(8)：1016-1017.

［8］ 中华医学会麻醉学分会. 围手术期输血共识(2014). https://wenku. baidu. com/view/225b00f0aa956bec0975f46527d3240c8547a105. html.

［9］ Deo S，Ray M，Bansal B，et al. Feasibility and outcomes of cytoreductive surgery and HIPEC for peritoneal surface malignancies in low-and middle-income countries：a single-center experience of 232 cases［J］. World J Surg Oncol，2021，19(1)：164.

［10］ Jiang Z，Chen J，Gao C，et al. Effects of PiCCO in the guidance of goal-directed fluid therapy for gastrointestinal function after cytoreductive surgery for ovarian cancer［J］. Am J Transl Res，2021，13(5)：4852-4859.

第十四章　腹腔镜肝切除术患者的血流动力学治疗

　　肝癌是临床上比较常见的恶性肿瘤,高发病率和病死率其仅次于肺癌。由于局部医疗条件差,早期诊断困难,而肝癌晚期患者病情进展较快,大多恶性程度也高,治疗难度大及疗效差等原因,在我国所有癌症中,肝癌的生存率最低,年龄标准化 5 年相对生存率仅为 10.1%。

　　手术切除肿瘤是肝癌患者最常见的治疗方法之一,腹腔镜手术因为创伤小、恢复快、术后疼痛轻及切口美容等,成为最常见的手术方式之一。但由于肝脏血供丰富,腹腔镜肝切除术有时出血较多,出血量的多少又会直接影响患者的术后快速康复,并增加肿瘤的复发与转移风险,且围术期输血与肝细胞癌切除术后的高复发率和低生存率密切相关。有研究提示在接受肝细胞癌手术切除术的患者中,即使是少量输血,也能增加术后肿瘤复发率。血流动力学治疗可在维持血流动力学平稳的基础上,通过降低中心静脉压(CVP)、肝血管阻断等技术,达到降低出血的目的。但腹腔镜肝切除术有其特殊性,如:气腹、止血较困难、术野清晰度要求高,手术麻醉中常常需要控制性低中心静脉压、肝门阻断,这些因素均会对患者血流动力学产生一定影响,维持血流动力学平稳是腹腔镜肝切除手术麻醉的重点与难点,因此,合理的血流动力学治疗对于降低术中出血、改善患者的预后和转归具有重要意义。

第一节　肝癌病理生理及手术治疗

　　根据病理和组织学来源,可以将肝癌分为 3 种类型,分别为肝细胞癌、胆管细胞癌和混合型肝癌。其中肝细胞癌占 90% 以上,是最常见的一种类型。其危险因素包括乙型肝炎病毒、丙型肝炎病毒、脂肪肝、酒精相关性肝硬化、吸烟、肥胖、铁超载和各种不良饮食习惯,其他常见危险因素包括黄曲霉毒素 B_1 和烟草。肝癌通常是一种侵袭性恶性肿瘤,预后差,5 年生存率估计不到 9%。晚期肝癌患者常引起患者全身系统的病变,尤其对患者的循环及心肺功能等都产生较大的影响,严重的影响患者的预后。在心血管方面主要为体循环高动力状态，表现为循环容量增加、心输出量增加、外周阻力降低以及低动脉压，其最可能的机制是肝脏清除血管舒张物能力的减低，以及动静脉直接通路开放，门脉供肝血流减少，肝动脉血流降低等。呼吸方面主要表现为通气血流比例失调，氧离曲线右移（2,3-DPG 升高），同时大量的腹水可引起通气不足以及细胞外液增加导致肺弥散能力下降，严重低氧血症导致的呼吸困难及缺氧体征如发绀和杵状指（趾）等肝肺综合征的表现。

　　由于病情复杂和肝外转移等诸多因素，只有约 20% 的肝癌患者适合手术治疗，手术适用于早期患者，与左肝切除术相比，右肝切除术的风险更高。较晚期的治疗方案包括经动脉化疗栓塞术，与保守治疗中期肝癌患者相比，2 年生存率提高23%；口服索拉非尼，它是一种激酶抑制剂，是治疗晚期患者的方法，但此种治疗方法只对三分之一的患者效果好，一般于治疗 6 个月内出现明显的耐药。手术治疗包括肝切除、肝移植和经皮消融术等，被认为是治疗肝癌最有效的方法。对于肝切除术而言，腹腔镜手术比开腹手术更优越，因为其可降低出血量、缩短住院时间、促进快速康复及改善术后肝功能。

　　目前对于肝癌患者的手术治疗有许多不同方案。手术治疗应根据患者的疾病分期、肝功能情况及患者的临床表现等进行个体化治疗。一般来说，对于非转移性疾病和肝功能正常或代偿性肝硬化且无门脉高压症的患者，应考虑肝切除术。我们可以根据 Child-Pugh 肝脏分级（表 14.1）对患者进行分类，只考虑 Child-Pugh A级的患者进行大切除。另一种方法是建立终末期肝病模型（MELD）来评分，以小于 10 分作为安全肝切除的临界值。可通过临床参数（腹水、腹壁静脉曲张及上消化道静脉曲张出血史）、实验室指标（即血小板减少症、低蛋白血症）和影像学检查（即脾肿大、脐静脉再通、胃/食管静脉曲张）评估门脉高压程度。

$$MELD = 3.78 * \ln(总胆红素) + 11.2 * \ln(INR) + 9.57 * \ln(血肌酐)$$
$$+ 6.43 * (胆汁性或酒精性为 0, 其他为 1)$$

表 14.1　Child-Pugh 肝脏疾病严重程度记分与分级

临床生化指标	1 分	2 分	3 分
肝性脑病（期）	无	1～2	3～4
腹水	无	轻度	中、重度
总胆红素（umol/L）	<34	34～51	>51
白蛋白（g/L）	>35	28～35	<28
凝血酶原时间延长（秒）	<4	4～6	>6

　　一项对 8656 例肝癌患者进行的多区域队列研究结果表明，在巴塞罗那临床肝癌分期（BCLC）系统：C 期（表 14.2）分类不适合切除的患者中，手术切除比栓塞术或其他局部或全身治疗具有更高的生存率。韩国的一项多中心研究结果表明，对

于可能切除的 BCLC C 或 B 期肝细胞癌患者来说,与非手术治疗相比,肝切除术具有更好的生存优势。目前对于肝癌的手术治疗,建议对患者实施多学科评估,以达到更好的手术效果。

表 14.2 巴塞罗那肝癌临床分期系统定义

分期	行为状态	肿瘤状态	肝功能状态	治疗方法
0(最早期)	0	单个≤2 cm	胆红素正常,无门脉高压	肝切除术
A(早期)				
A1	0	单个≤5 cm	胆红素正常,无门脉高压	肝切除术
A2	0	单个≤5 cm	胆红素正常,有门脉高压	LT/PEI/RF
A3	0	单个≤5 cm	胆红素不正常,有门脉高压	LT/PEI/RF
A4	0	三个肿瘤都≤3 cm	Child-Pugh A-B	LT/PEI/RF
B(中期)	0	多个或单个>5 cm	Child-Pugh A-B	TACE
C(晚期)	1~2	血管侵犯或转移	Child-Pugh A-B	新药物治疗
D(终末期)	3~4	任何肿瘤	Child-Pugh C	对症治疗

第二节　腹腔镜肝切除术中血流动力学影响因素

一、气腹

由于创伤小、恢复快及术后疼痛轻等,腹腔镜肝切除术已被认为是一种安全有效的手术方式。为了充分暴露视野,常常需要使用人工气腹,但是气腹引起的腹内压升高可能引起通气压力升高和血流动力学改变。气腹可引起静脉回流降低和回心血量减少。对于腹腔镜手术而言,气腹压力一般设置为 10~15 mmHg。随着气腹压力增高,腹内压升高,会压迫主动脉和腹腔内脏血管,可引起平均动脉压升高。当气腹压力<10 mmHg 时,可促进下腔静脉回流,静脉回心血量增加,心输出量增加;当气腹压>20 mmHg 时,下腔静脉受压,可导致中心静脉压升高、平均动脉压(MAP)升高和心输出量降低。腹内压升高时,可导致门静脉受压,使门静脉血流减少。至于气腹压对肝血流的影响,目前报道不一。一般中低气腹压力时,肝脏血流量基本稳定,高气腹压可导致肝血流量降低。

在单纯腹腔镜肝切除术中,增加气腹压力也被报道用于控制肝静脉回流出血。但一项动物实验结果表明,单纯增加气腹压力并不能降低肝静脉出血,而降低中心静脉压是一种安全的选择。该研究以猪为研究对象,行腹腔镜肝切除术,明确术中气腹压力与气道压和中心静脉压的关系,以气腹压力与中心静脉压做了相关分析,结果表明,当气腹压力为 5 mmHg 时,气腹压与中心静脉压呈良好的正相关。

一项研究表明在稳定的麻醉深度下建立气腹减少了心输出量和颈内动脉血流量,而平均动脉压和呼气末二氧化碳水平保持不变,从而导致脑灌注量下降。患者接受腹腔镜手术时,CO_2 气腹可产生复杂的血流动力学变化,心指数降低、呼吸力学紊乱及呼吸性酸中毒等,但这些变化在排气后基本可恢复正常。CO_2 气腹可降低心输出量和每搏量、提高外周血管阻力(SVR)和脉搏压变异度(PPV),但对血压影响不是很明显。也有学者研究报道单独行 CO_2 气腹时患者血流动力学发生变化不明显,但 Trendelenburg 体位时患者对血流动力学的影响比气腹时更为显著。一项对腹腔镜下肝切除术后肝功能的研究中发现,接受腹腔镜手术的患者术后 24 h 内血清胆红素、血清天冬氨酸氨基转移酶、血清丙氨酸氨基转移酶和碱性磷酸酶水平显著升高,但是这些数值在术后第 5 天恢复到接近术前水平,出现这种肝功能的改变可能和 CO_2 气腹有关,因此在对于肝功能正常患者,可以安全地对患者进行腹腔镜手术,但在存在严重肝病的情况下可能是不安全的。

另外 CO_2 气腹会使呼气末二氧化碳分压($P_{ET}CO_2$)、动脉血二氧化碳分压($PaCO_2$)明显增加,导致 $PaCO_2$ 增高最主要的因素是 CO_2 经腹腔直接吸收。当保持潮气量不变时,呼气末 CO_2 将不断升高,40 min 后将达到峰值。若不及时调整通气参数,高碳酸血症将对患者的血压及心率产生巨大的影响,甚至导致恶性心律失常及心脏骤停的风险。为了减少对气道压的影响,在纠正高碳酸血症时,最好通过调整呼吸频率增加分钟通气量,因为调整呼吸频率比调整潮气量效果更佳。

二、肝门阻断

大出血是肝脏手术后出现严重并发症的最主要原因。为了降低出血风险,近几十年来各种血管阻断技术应运而生,其通过阻断肝脏血流,达到降低手术出血的目的。一个世纪以前,普林格尔研究结果证明,通过钳夹肝门血管阻断流入肝脏的血液可以大大减少肝外伤时的失血量。普林格尔操作是一种通过钳制门静脉三联体暂时阻断肝脏血流的技术,是控制出血量最简单和最成熟的方法。肝血管阻断可有效减少肝切除术中出血,尤其对于巨块肝癌或位于主要血管附近的肿瘤。

在大多数情况下,普林格尔操作足以控制肝切除术中肝动脉或门静脉出血。但对于存在潜在肝病的情况下,肝细胞的缺血性损伤程度可能会加重。使用血管阻断技术有肝脏缺血再灌注损伤的风险,尤其是慢性肝硬化患者。长时间使用该方法可能导致肠充血和肝细胞缺血再灌注损伤,甚至可能导致器官的缺血性坏死。研究表明,应用血管阻断技术可以显著降低肝脏手术的出血量,但由于血管阻断,导致肝脏的血流量减少,导致肝的缺血性损伤,可能造成术后的肝功能不全。当阻断结束完全开放肝血管时,血供恢复,可能导致肝脏的缺血再灌注损伤,后者是涉及代谢、免疫和微血管等多因素相互作用的过程，对于本身合并肝脏疾病的患者而言，此过程造成的后果会更加严重。

研究表明，肝脏对缺血的耐受性高于对出血的耐受性。目前，肝脏缺血持续时间的上限尚不清楚。来自南非和英国的研究结果证明，正常肝脏可以耐受缺血 2 h。一项来自法国的随机研究结果表明，连续使用普林格尔方法比间歇使用更危险。选择性流入阻断技术包括持续阻断肝动脉和断续阻断供应肝脏肿瘤部分的门静脉，该方法已被应用于减少失血和肝功能损伤。肝切除术后，间歇性血流阻断对肝脏微循环的影响相对较小，对肝窦的保护也相对较好。Belghiti 等报道，与连续钳夹相比，间断阻断门静脉三联管更能保护肝功能。此后，缺血预处理被认为是间歇性钳夹的替代方法，并被证明可以保护肝脏免受损伤。对于腹腔镜肝切除术患者而言，要想获得清晰的术野，肝脏血流分级阻断大多可以达到此目的，从而可以实现精准的病灶切除。目前最常用的阻断方法为第一肝门阻断，此方法简单、安全和有效，得到了很多外科医生的青睐。分级阻断的技术关键为肝下下腔静脉阻断，而控制肝静脉损伤导致的大出血多采用全肝血流阻断法。间歇性普林格尔方法不会在肝脏切除术中造成额外的肝脏损伤，与不使用此技术相比，患者的住院时间更短。

三、体位

行腹腔镜肝切除术时，大多选择头高脚低位，使腹腔内脏器因重力作用推向盆腔，为操作者提供更好的手术空间，但手术体位的改变也常常对患者的血流动力学产生一定的影响。有研究发现将患者反 Trendelenburg 30°位置时发现其可使中心静脉压降低，其他血流动力学参数几乎不受影响，但当气腹与头高位相结合时，患者的回心血量将减少，并使中心静脉压进一步降低。但是为了防止深静脉血栓的形成，也不宜长时间头高脚低位，若必须则可在患者双下肢采用间歇充气加压装置，可以有效地降低下肢深静脉血栓的形成。

第三节　腹腔镜肝切除术中麻醉管理策略

在腹腔镜肝切除术大多选择气管内全身麻醉。若患者凝血功能系统无异常，全身麻醉复合硬膜外麻醉也是不错的选择。但每一个患者往往存在个体差异，即使凝血功能正常，也可能出现硬膜外出血和血肿形成，所以全身麻醉复合硬膜外麻醉一定要慎重。全身麻醉药物的选择，必须要考虑到肝脏与药物的相互影响，尽可能选用作用时效短和对肝功能影响较小的麻醉药物。尤其对于肌松药的选择更要慎重,肝功能损害病人往往对非去极化肌松剂存在抵抗效应,但清除时仍会延长的,所以诱导量可适当加大,维持量可能需要酌情减量。

一、低中心静脉压技术

为了保持术野清晰,控制性低中心静脉压可用于控制肝静脉回流,减少术中出血。由于肝切除术中的失血主要来自腔静脉和肝静脉回流,因此,术中维持低中心静脉压可降低术中失血。积极液体复苏导致的等容或高血容量状态会加剧失血,低中心静脉压麻醉策略已经被证明可减少术中出血,降低围术期输血及其他并发症的风险。肝切除术的手术过程可分为横断面和横断面后阶段,由前一阶段向后一阶段过渡前,低中心静脉压麻醉策略主要是维持 CVP<5 cmH_2O,主要通过限制液体入量实现,静脉输液量<1 mL/kg·h,尿量不超过 25 mL/h。下腔静脉阻断依然是降低中心静脉压的最有效方法之一。另外,许多药物可辅助实现低中心静脉压,包括静脉注射髓袢利尿剂、硝酸甘油和吗啡等。通过静脉用药来降低中心静脉压,目前也常应用于临床。低通气可能通过降低胸腔内压力降低中心静脉压,但有随机对照研究结果表明,尽管其可于一定程度上降低中心静脉压,但并不能降低肝切除术术中出血。有学者建议,可通过钳夹肝下下腔静脉的方法来降低中心静脉压,该方法已被随机对照研究结果证明,可显著降低术中出血,但其术后症状性肺栓塞的发生率显著增多,使得该方法依然存有争议。

过低的中心静脉压一般提示低血容量,由此造成低血压时应使用血管活性药物或适当补足血容量,维持收缩压不低于 90 mmHg,低中心静脉压还可能增加空气栓塞、器官灌注不足等风险,上述并发症对患者的危害并不比出血低,所以实施低中心静脉压时应综合权衡上述因素,既要达到降低出血的目的,又要避免各种并发症的发生。一项随机双盲的随机研究,共纳入 146 例患者,将患者分为正常中心静脉压组和低中心静脉压组,低中心静脉压组控制中心静脉压低于 5 cmH_2O,结果表明,低中心静脉压组患者术中出血显著低于正常静脉压组。另一项随机对照研究纳入 60 例腹腔镜肝叶切除术的老年患者,将患者分为对照组和低中心静脉压组,低中心静脉压组将患者中心静脉压控制于 0~5 cmH_2O 水平,比较两组的出血量、肝门阻断时间及脑血管事件的发生,结果表明,控制性低中心静脉压虽然降低了老年腹腔镜肝叶切除的术中出血量,降低了肝门阻断时间和手术时间,但术后脑血管事件的风险也是增加的。但目前研究表明,在肝切除术中,应用低中心静脉压技术,可以减轻肝充血和降低术中出血。一项 Cochrane 回顾行性研究表明,低中心静脉压技术可降低肝切除术中失血,但在红细胞输注、术中并发症及术后长期的生存率方面并未见优势。该结果同样被另一项研究所证实。另一项前瞻性随机对照研究结果表明,肝切除术中维持较低的中心静脉压可提供最佳的术野,但对术中失血没有明显影响,且较低的中心静脉压不会增加血清乳酸浓度。上述结果有存在不一致的情况,还需更多的研究进一步证实。

二、目标导向液体治疗

目标导向液体治疗(GDFT)是近年来发展起来的精准液体治疗方法,其通过每搏量变异度(SVV)等指标个体化反映机体的液体情况,以达到精准的液体治疗目的。一项研究结果表明,在肝切除术后最初 6 h 内,目标导向液体疗法能够更快的恢复患者循环容量,减少并发症的发生。有学者建议根据个体化、目标导向的液体管理理念来管理流体变量,根据患者的动态变量如心输出量、每搏量和每搏量变异度来判断患者的液体情况并个体化治疗,该方法已被证明是有效的。一项前瞻性研究,比较了中心静脉压监测和每搏量变异度监测用于腹腔镜肝切除术,结果表明,每搏量变异度监测组出血量低于中心静脉压组,提示目标导向液体治疗可能具有更好的效果。尽管有些研究结果表明,每搏量变异度监测可以取代中心静脉压监测,前者在容量监测上具有更好的效果,但中心静脉压和每搏量变异度的协同组合监测更有可能成为肝外科血流动力学监测的标准形式。研究表明,通过目标导向液体治疗联合低中心静脉压可促进患者术后快速康复。

虽然控制性低中心静脉压在腹腔镜肝脏切除术中有一定的益处,但它在反映回心血量和右心前负荷方面存在不足之处。首先,中心静脉压是压力代容量方法计算出来的静态指标,可能会给临床实时决策带来错误的指导;其次,中心静脉压的高低还和很多因素有关,如血容量、心室顺应性和静脉回流血量,同时在行中心静脉穿刺时气胸、血栓、感染等并发症的发生率较高,为 5%~19%。近年来被推荐最多的每搏量变异度是目标导向液体治疗中最常用的指标,它能实时动态的反映血容量状况,较好地预测机体对液体治疗的反应性。每搏量变异度监测的稳定性较好,即使在二氧化碳气腹时仍然是准确的。每搏量变异度的正常值为 8%~12%,SVV>13% 提示血容量相对不足,数值越大,表明有效血容量欠缺越多;SVV<13% 时即使给予输注液体对心输出量的增加也是没有益处的,而是要采用一些正性肌力药物,而不是过多的输入液体。

也有学者研究发现,腹腔镜肝切除术实行分阶段每搏量变异度管理更能有效地管理术中输液。第一阶段采用高每搏量变异度(13%~17%),可使机体处于轻度低血容量状态,下腔静脉和肝内静脉压力更低,有利于横断肝实质时减少手术出血,同时选择性保存肝内结构,此时患者的容量反应性也较好,心功能曲线处于中上阶段,既可有效降低肝血管张力,又能降低患者术中出血的风险,并不会引起循环系统的紊乱;第二阶段即液体复苏时可以把每搏量变异度维持在 8%~12%,此时容量适中,既保证脏器充分灌注又避免组织水肿,又能在优化组织氧供、心输出量方面都具有优势。目标导向液体治疗在肝右叶切除术中液体管理的应用安全可行,与常规治疗组比较,可以减少液体输注和缩短住院时间,但术后的并发症和死亡率无显著差异。研究表明,以每搏量变异度指导的目标导向液体治疗可有效减少术中出血。腹腔镜精准肝切除术中以每搏量变异度为指导的目标导向液体治疗安全、有效,可减少术中失血量,利于患者短期预后。这一技术对术中需要大量输液的肝切除患者或许有更大收益。此外,一项前瞻性随机对照研究表明,采用小潮气量机械通气模式可降低腹腔镜肝切除术患者的出血量。

三、输血输液管理

在液体的选择上,建议使用平衡晶体溶液,而不是生理盐水来维持血管内容量,以避免高氯血症性酸中毒和其他术后并发症。胶体的作用仍然存在争议,当出现全身炎症反应综合征(SIRS)反应和败血症时,使用羟乙基淀粉会增加肾功能不全的风险,在肝切除术中应避免。但采用胶体液填充可以降低术后恶心呕吐的发生率,可能与胶体液有助于降低胃肠黏膜的水肿并减少 5 - 羟色胺等活性物质的释放有关,而后者被认为是呕吐发生的主要机制之一。

平衡晶体优于生理盐水或胶体,在保持血管内容量的同时,可避免高氯血症性酸中毒或肾功能不全。输液按晶胶比 2 : 1～3 : 1 进行补液,目标参数:CVP 5～10 cmH$_2$O、每小时尿量>0.5 mL/kg 或 SVV<13%即可,无明显出血不必进行大量快速输液。根据出血量和患者一般状况评估是否需要输血,一般 Hb>10 g/dL,可不输注红细胞,血流动力学不平稳或者肝硬化较重时可输注适量血浆。

四、体温保护

在临床的管理中,体温管理越来越受到人们的关注。对患者术中有效的体温干预,可以明显提高术后患者的康复质量,减少相关并发症的发生。腹腔镜肝切除由于手术时间长,反复的肝门阻断等也会导致患者体温降低。近年来低体温的导致的相关并发症的发生率报道呈上升趋势,过度的低体温可对患者多器官功能造成不同程度的损害,其中以凝血功能障碍发生率最高,而肝切除的患者本身多伴有肝功能的异常,其双重打击可严重影响血小板功能异常,降低肝酶活性,酸性代谢产物增多,进而影响患者凝血功能,甚至危及患者的生命安全。因此在腹腔镜肝切除术中建议使用常规的输液加温、加热毯及暖风机等物理性加温设备,可在一定程度上增加患者体温,避免低体温发生,但也应避免患者体温过高。

第四节　术中恶性不良事件预防及处理

一、高碳酸血症和酸中毒

腹腔镜手术所需的 CO_2 气腹会引起机械通气时呼吸力学的变化,包括肺顺应性降低、气道峰压和平台压升高、肺活量和功能残存量降低、肺不张和通气/血流比例失调等。上述因素可能导致高碳酸血症和酸中毒,两者均为腹腔镜手术的最常见并发症。高碳酸血症和酸中毒密切相关,严重高碳酸血症可导致酸中毒。

高碳酸血症的发生经过两种途径,一是气体直接吸收入血,二是气腹压力大引起肺通气减少或静脉回流降低,当高碳酸血症严重时,甚至会出现广泛皮下气肿,这会导致更大的组织吸收表面积,从而导致更严重和更长时间的酸中毒。为了避免高碳酸血症,可在手术允许的情况下,尽量降低气腹压力,调整通气参数,适当的过度通气使 CO_2 排出,常规实施呼气末 CO_2 分压和动脉血气监测。

二、气栓

鉴于 CO_2 气腹是手术必要条件,CO_2 气栓是腹腔镜肝切除术中罕见但危及生命的并发症。CO_2 栓塞属于气体栓塞的一种。CO_2 短时内大量进入血液引起肺栓塞,进而影响肺气体交换功能导致低氧血症、心室泵衰竭和心律失常等一系列临床综合征。由于低 CVP 和高气腹压是降低术中出血的因素,当向腹腔内吹气压力超过 CVP 时,会使患者容易发生 CO_2 栓塞,尤其对于高度血管性实体器官(如肝脏)手术时。CO_2 栓塞通常表现为呼气末 CO_2 分压突然降低、血压降低和心率加快。术中出现 CO_2 栓塞通常根据临床体征进行诊断。经食道超声心动图是 CO_2 栓塞最敏感的诊断方法。近年来,监测术中 CO_2 栓塞目前多采用经食管超声心动图(TEE),TEE 是将超声探头置入食管内,从心脏的后方向前近距离探查其心脏结构,可清晰显示上下腔静脉、心脏的内部影像。同时使用高分辨率的腹腔镜设备有助于手术和麻醉医生及时发现静脉壁破损,并及时处理,也有助于对 CO_2 栓塞做出迅速诊断。

一旦怀疑 CO_2 栓塞时,应及时改用纯氧吸入,以提高动脉血氧饱和度及外周组织的氧合,增加静脉输液量提高静脉内压力,备好血管活性药物等。对于严重的病例可通过中心静脉导管抽吸气泡,甚至采用心肺复苏等措施。同时也需及时降低气腹压力,或改为开腹手术以释放腹腔内气体,防止栓塞进一步恶化。但是改为开腹手术可能会增加出血风险。防止进行性 CO_2 栓塞的另一种可能策略是采用左侧倾斜的 Trendelenburg 体位,并采用较高的呼气末正压通气,尽管这种体位可能不是适宜手术的最佳体位。

第五节　术后镇痛管理

术后良好的镇痛与患者的早期康复密切相关,术后疼痛的有效控制和管理也是患者的主要关注点,术后疼痛的生理反应可能会产生不利影响。严重的疼痛会导致患者满意度降低、发病率和死亡率增加,并给患者和卫生系统的财务带来负担。虽然与开腹手术相比,腹腔镜肝切除术切口更小、疼痛更轻,但术后疼痛仍会影响部分患者的预后。

目前临床上多采用多模式的镇痛方法如切口浸润、神经阻滞及镇痛药物。镇痛药物的使用是最常用的镇痛方法,镇痛药物包括阿片类、非甾体类抗炎药等,其中芬太尼在一段时间内占据主导地位。由于芬太尼没有天花板效应,无论疼痛多么剧烈,增加药物剂量都能增强效果,但是,增加剂量会导致恶心、呕吐和呼吸抑制等不良反应的风险增高。鞘内注射芬太尼已被证明在腹腔镜腹部手术中有效,但延迟作用以及需要额外的椎管内麻醉限制了它的应用,有研究表明静脉使用帕瑞昔布病人自控镇痛(PCA)泵进行患者自控镇痛可在腹腔镜肝切除术后提供卓越的镇痛效果,可以显著降低患者静息和运动时的视觉模拟评分法(VAS)评分,并能减少不良反应的发生。一些神经阻滞的应用亦被证实是一种简便有效的镇痛方法,如:超声引导下竖脊肌平面阻滞(ESPB)起着椎间平面阻滞的作用,是一种相对简单和安全的区域麻醉方法,可以有效地减轻胸部或上腹部手术患者的术后疼痛。有报道超声引导下竖背肌平面阻滞在腹腔镜肝切除术后 24 h 内没有减少阿片类药物的消耗,但可减少了麻醉后监测治疗室(PACU)中的抢救阿片类药物剂量。有学者研究于肋缘下行腹横肌平面阻滞可以比较广泛地阻断前腹壁神经,对腹腔镜肝切除患者镇痛效果较佳,且具有免疫功能作用,不良反应发生率低,部分文献亦提示低位前锯肌平面阻滞具有一定的镇痛效果。

本 章 小 结

肝癌发病率高,预后差,手术是治疗肝癌最有效的方法。由于肝脏血供丰富,手术出血量大。出血多是肝癌患者术后复发和转移的重要因素。血流动力学治疗经济实惠,通过降低 CVP 及肝血管阻断技术等,对于降低术中出血及改善患者的预后和转归具有重要意义。术中一旦发现酸中毒及气栓，应积极处理，保证患者的安全。

参考文献

［1］ Chen W，Zheng R，Baade P D，et al. Cancer statistics in China，2015[J]. CA Cancer J Clin，2016，66(2)：115-132.

［2］ Zeng H，Zheng R，Guo Y，et al. Cancer survival in China，2003-2005：a population-based study[J]. Int J Cancer，2015，136(8)：1921-1930.

［3］ Zhou Y，Li Y，Zhou T，Zheng J，et al. Dietary natural products for prevention and treatment of liver cancer[J]. Nutrients，2016，8(3)：156.

［4］ Roayaie S，Jibara G，Tabrizian P，et al. The role of hepatic resection in the treatment of hepatocellular cancer[J]. Hepatology，2015，62(2)：440-451.

［5］ Kim H，Ahn S W，Hong S K，et al. Survival benefit of liver resection for Barcelona Clinic Liver Cancer stage B hepatocellular carcinoma[J]. Br J Surg 2017，104(8)：1045-1052.

［6］ Benson A B，D'Angelica M I，Abbott D E，et al. NCCN guidelines insights：hepatobiliary cancers[J]. J Natl Compr Canc Netw，2017，15(5)：563-573.

［7］ Skytioti M，Elstad M，Søvik S. Internal carotid artery blood flow response to anesthesia，pneumoperitoneum，and head-up tilt during laparoscopic cholecystectomy[J]. Anesthesiology，2019，131(3)：512-520.

［8］ Luiz Paulo Jacomelli Ramos，TCBC-RJ，Rodrigo Barcellos Araújo，et al. Hemodynamic evaluation of elderly patients during laparoscopic cholecystectomy[J]. Rev Col Bras Cir，2018，45(2)：e1659

［9］ Dr. Geeta K Avadhani，Dr. Dharanesh B. Changes in liver function test after laparoscopic surgery[J]. International Journal of Surgery Science，2019，3(1)：330-336

［10］ Belghiti J，Noun R，Malafosse R，et al. Continuous versus intermittent portal triad clamping for liver resection：a controlled study[J]. Ann Surg，1999，229(3)：369-375.

［11］ Wei X L，Zheng W J，Yang Z Q，et al. Effect of the intermittent Pringle maneuver on liver damage after hepatectomy：a retrospective cohort study[J]. World Journal of Surgical Oncology，2019，17：142.

［12］ Liu Y F，Song X，Sun D，et al. Evaluation of intravenous parecoxib infusion pump of patient-controlled analgesia compared to fentanyl for postoperative pain management in laparoscopic liver resection[J]. Med Sci Monit，2018，24：8224-8231.

［13］ Eeson G，Karanicolas P J. Hemostasis and hepatic surgery[J]. The Surgical Clinics of North America，2016，96(2)：219-228.

［14］ Gagniere J，Le Roy B，Antomarchi O，et al. Effects of clamping procedures on central venous pressure during liver resection[J]. J Visc Surg，2016，153(2)：89-94.

［15］ Pan Y X，Wang J C，Lu X Y，et al. Intention to control low central venous pressure reduced blood loss during laparoscopic hepatectomy：a double-blind randomized clinical trial[J]. Surgery，2020，167(6)：933-941.

[16]　Yu L，Sun H，Jin H，et al. The effect of low central venous pressure on hepatic surgical field bleeding and serum lactate in patients undergoing partial hepatectomy：a prospective randomized controlled trial[J]. BMC Surg，2020，20(1)：25.

[17]　Weinberg L，Mackley L，Ho A，et al. Impact of a goal directedfluid therapy algorithm on postoperative morbidity in patients undergoing open right hepatectomy：a single centre retrospective observational study[J]. BMC Anesthesiology，2019，19：135.

[18]　Mizunoya K，Fujii T，Yamamoto M，Tanaka N，Morimoto Y. Two-stage goal-directed therapy protocol for non-donor open hepatectomy：an interventional before-after study [J]. J Anesth，2019，33(6)：656-664.

[19]　Gao X，Xiong Y，Huang J，et al. The effect of mechanical ventilation with low tidal volume on blood loss during laparoscopic liver resection：a randomized controlled trial [J]. Anesthesia and Analgesia，2021，132(4)：1033-1041.

第十五章　ECMO 技术与血流动力学监测

近年来,随着医学诊疗技术的不断提升,各项新技术新项目逐渐在临床中得到广泛应用,特别是体外生命支持技术在血流动力学监测及危重症患者救治中逐渐被应用,大大提升了救治成功率,其中体外膜肺氧合(ECMO)技术作为一种由麻醉机改良而来的人工心肺机,并逐渐在医疗救治领域普及。ECMO 机器一般由泵、膜肺、水箱等部件构成,其中的膜肺、血泵部件具有人工肺(V-A ECMO)、人工心(V-V ECMO)的作用,可将二氧化碳排出、促进氧的吸收,也可代替心脏泵血功能,近年来在急性呼吸窘迫综合征(ARDS)及循环衰竭的治疗中被广泛使用。

人工肺在临床上用于治疗不同原因导致的心源性休克患者中,由于患者一般存在突出的血流动力学不稳定,需要给予严密的临床监测,从而取得最佳的临床治疗效果。近年来,随着重症医疗技术领域的不得提升,对血流动力学理解的不断深入,目前急危重症血流动力监测技术已经从单纯监测走向危重症的临床救治,并指导我们临床上对休克治疗的决策。根据连续监测指标,充分了解人体在休克时的微循环具体情况以及对治疗的反应,从而实现目标为导向的综合治疗,最终改善组织灌注及微循环,达到纠正休克的目标。

ECMO 治疗可以纠正休克患者的血流动力学状态及改善患者的组织微循环灌注,而如何来评价 ECMO 治疗过程中的血流动力学呢? 目前临床上常用的监测手段,如血压、血乳酸、混合静脉血氧饱和度(SvO_2)等用来评价 ECMO 治疗过程中的患者的血流动力学参数是否达到了治疗目标,但以上监测指标均存在一定的不足及局限性,并不能完全真正地反映休克患者各器官的微循环以及局部组织微循环灌注情况,可能导致在休克治疗过程中存在误差。如何准确评价 ECMO 治疗过程中,医生对患者血流动力学监测和治疗的最佳目标呢? 这将成为我们研究的重点方向。

第一节　ECMO技术介绍

ECMO技术又称体外生命支持技术,作为一种可经皮血管置入的体外机械循环辅助呼吸循环支持技术,可为呼吸循环衰竭的患者提供呼吸和/或循环辅助。近年来开始在重症领域应用于常规呼吸循环支持无效的各类患者,如爆发性心肌炎、重症ARDS/COVID-19,以及器官移植辅助等。

ECMO是目前临床上针对严重心肺功能衰竭能够采用的最顶尖的生命支持临床技术,也誉称为急危重患者的"最后救命神器",是一项核武器级别的生命支持技术,它往往代表着一家医院、一个地区,乃至一个国家重症处置水平的临床技术。

1972年Donald Hill首次完成了人类第一例V-V ECMO治疗严重呼吸衰竭患者。但是,随着后来的研究,Morris A H等开展了一项随机对照临床试验,评估压力控制反比例通气和体外CO_2清除术对重度ARDS患者生存率的影响。该研究随机选择40例符合ECMO入组标准的重度ARDS患者。观察指标是随机分组后30天的存活率。19例机械通气(42%)和21例新疗法(33%)患者的生存率无显著差异($p = 0.8$)。所有死亡均发生在随机分组后30天内。患者总生存率为38%,是历史数据的4倍($p = 0.0002$)。体外二氧化碳清除术后,体外治疗组的存活率与其他公布的存活率无显著差异。机械通气患者组的生存率明显高于公布数据得出的12%($p = 0.0001$)。该研究得出结论:机械通气组和体外CO_2清除组的存活率没有显著差异,不建议ECMO作为ARDS的治疗方法。

随着技术的不断推进开展,一项CESAR研究纳入了180例患者,随机分配ECMO组90例,常规治疗组90例。研究结果表明,ECMO组中6个月内存活且无严重残障者占63%,而传统治疗组仅为47%($p = 0.03$)。故认为ECMO有着良好的应用前景。随后,ECMO应用病例数开始出现快速增长。

2008年中国台大医院曾首先创造了使用ECMO治疗后维持了117天后撤机存活的临床记录,至今仍较少报道,也曾创造过无心脏16天后行心脏移植存活的奇迹。当时的柯文哲教授也因为在全球使用ECMO成功救治呼吸循环衰竭的患者案例最多而被大众称为"叶医师"(ECMO在台湾译为叶克膜)。广州的一家医院也是在柯文哲的指导下,开展了大陆首例ECMO治疗技术。随后,大陆开展ECMO的数量也逐年攀升。

ECMO的机械原理并不复杂,主要由血管置管、体外循环管路、泵、体外膜氧合装置(膜肺)、加温器等部件构成。根据患者循环或者呼吸衰竭的不同原因,可以进行完全或者部分的心肺功能替代(V-A ECMO或V-V ECMO模式)。ECMO的系统构成及工作原理就是让心肺得到"休息"。

一、V-V ECMO 模式

V-V ECMO 模式是经一支静脉将静脉血引出体外,然后经膜氧合器加入氧气,经氧合并排出二氧化碳后经过泵将血泵回另一静脉。当血液引出体外时,血红蛋白被氧合,二氧化碳被清除。氧合情况由血流量决定,二氧化碳清除通过调节流经氧合器逆流回路中的气体流量来控制。临床上通常会根据具体情况选择一侧股静脉引出血液,然后加氧后再经过颈内静脉泵入,也可根据具体患者的情况来选择双侧股静脉。V-V ECMO 原理是将静脉血在流经肺之前已进行体外气体交换,从而弥补呼吸衰竭患者肺功能的不足。V-V ECMO 模式适合单纯呼吸衰竭的,心功能未见明显损伤的患者。需要强调的是,V-V ECMO 模式是只可实现部分代替肺功能,因为临床上已有部分血液已经被提前氧合了,并且管道存在不可避免的再循环现象。

(一) V-V ECMO 的适应证和禁忌证

1. V-V ECMO 的适应证

呼吸功能衰竭是 ECMO 支持技术最早成功开展且成功率很高的病种。常见的患者包括重症肺部感染、有毒及刺激性气体吸入、严重多发伤导致的肺挫伤。大多数不像抢救呼吸骤停那样需要紧急处置,但仍需评估好启动 ECMO 治疗是时机。因为多数严重呼吸衰竭患者,随着病情的进展和加重,随时有心跳骤停的可能。一旦出现心搏骤停或将导致不可逆的严重后果,从而影响患者的最终愈后。治疗总原则仍是尽快建立稳定可靠的呼吸支持,缩短及纠正器官缺血缺氧时间。一般在临床上,呼吸功能衰竭患者,如果采用 ECMO 支持治疗,往往需要时间长,一般选择 V-V 转流,氧合器首选硅胶膜式氧合器,管路最好具有肝素涂层。但对于严重肺挫伤的患者,一般可首选 V-A 转流方法,减少肺血流,应对可能发生的肺出血等并发症。各种引起严重呼吸循环功能衰竭的疾病,如重症哮喘、溺水、冻伤、外伤、肺部感染、肺移植等是常见的 ECMO 治疗适应证。同时,对于一些患者虽然肺功能尚好,但心肺功能随时可受原发病影响的,出于可预见性地实施 ECMO 保护性支持,或准备随时实施。在临床上,对于一些肺功能不可逆损伤的患者,可通过肺移植技术来脱离 ECMO 达到康复。这就使得一些被认为是禁忌证的患者,扩大了使用 ECMO 技术的适应证。

总之,V-V ECMO 适应证的总原则是包括任何肺功能衰竭的患者,常规治疗效果不理想;从临时到持久的肺功能支持,病人肺部病变能够逆转;为进一步治疗争取时间,有相应的后续治疗措施以及肺移植等。

2. V-V ECMO 的禁忌证

ECMO 的绝对禁忌证是那些多脏器功能衰竭的终末期患者,这些患者预计生存时间很短或者具有严重的合并症,如慢性呼吸衰竭失代偿期并无法移植或者病情无法逆转,不可逆的严重神经系统损伤(颅内大量出血)。

相对禁忌证包括高压力支持的机械通气时间大于 7 天,高龄,血管通路的限制,高出血风险,抗凝禁忌证。在一些特殊情况下 V-V ECMO 的运转无法进行抗凝的。

(二) V-V ECMO 的血管选择

无论 ECMO 支持的类型和目的如何,经皮插管仍然是首选,这也是一个挑战,存在一定的并发症概率。没有明确放置套管的金标准。置管顺利成功,通常意味着安全穿刺正确血管、插入套管不会造成血管撕裂和周围血流的梗阻,以及牢固的套管固定。外科切开或者半切开放置套管仍然是一个值得肯定的一线选择,特别是在 ECMO 的困难置管过程中。所有经皮穿刺均应用 Seldinger 技术来完成。如有可能,推荐在超声引导下将长而光滑的导丝向前推进,使用适当的扩张器逐步扩皮,再插入套管。置管前使用超声评估血管粗细,可以帮助我们提前预测置管难易程度。血管钙化和既往的血管手术史可能会造成插管困难。如有可能,要早期进行超声评估并做好预案。

V-V ECMO 的血管选择静脉血引出体外,氧合后再还回到静脉系统,两个静脉通路可以分别作为引流管或灌注管。可代替肺的功能为低氧患者的血液提供氧,同时把呼吸机参数设置为可接受的最低范围,以最大程度的保护肺组织。常用的插管方式有两种:① 通过两根插管,股静脉-右颈内静脉插管;② 通过一根双腔管由右颈内静脉插入右心房实现,双腔血流一进一出。

(三) V-V ECMO 时机械通气策略

1. 呼吸机参数设置

一旦 V-V ECMO 启用,呼吸机就会从一个供氧和通气的工具转换为了一个降低全身炎症反应的工具。降低跨肺驱动压(气道峰压与呼气末正压的差值)以及避免肺塌陷对于呼吸功能恢复是很重要的。因此,应根据个体的气道峰压调整呼气末正压(PEEP)。虽然对 V-V ECMO 期间机械通气的精确目标或最佳通气模式没有共识,传统的氧合目标为吸入氧浓度(FiO_2)>60 mmHg、氧饱和度>80%。如果 ECMO 的 FiO_2 为 100% 情况下的氧合器前后 PaO_2 差<150 mmHg,就需要考虑更换氧合器。

ECMO 用于短时间的支持治疗以等待肺功能的恢复。一些医学中心采用高呼气末正压预防肺不张。肺部清洁需要严格执行,包括经常改变体位,按需吸痰(4 小时/次),每日胸部 X 线,必要时纤维支气管镜检查。

2. ECMO 参数设置

ECMO 能够提供氧气(浓度表)和排出二氧化碳(流量表),高流量辅助:成人

4～5 L/min；氧浓度相对较高；根据血液 PaO_2（98%）/PvO_2（65%）、SvO_2 调节氧浓度。FiO_2：0.7～0.8。气：血为 0.5：1～0.8：1。

ECMO 上机早期主要目标是纠正氧债，故需采用全流量辅助，后期进入支持治疗阶段，成人流量为 50～75 mL/(kg·min)，儿童为 70～100 mL/(kg·min)。

V-V ECMO 流量影响因素主要包括三个方面：插管位置、心输出量、右心房容量；而氧供则主要由血流量、红细胞压积和膜肺氧合能力三方面决定，初期的动脉血氧饱和度在 85%～90% 是可接受的。

3. V-V ECMO 时再循环问题

V-V ECMO 的血流的引流端及灌注端开口都在右心房，整个循环都在右心系统内，所以，存在部分氧合后的血，没有进入肺循环、左心系统和体循环，为机体供氧，而是被再次引流入 ECMO 系统，加入 ECMO 循环中，这部分循环被称为再循环。特别是当流量增加时，右房引流到 ECMO 环路的血量也随之增加。如果再循环比例高，将影响到患者的供氧，所以应将 V-V ECMO 的再循环控制在一定的比例。

理想的流量是在最低的转速下提供最高的有效血流量，产生最小的泵管磨损和溶血。如果进入右房的氧合血大部分进入右室，随后进入左心和体循环，那么只有很少的氧合血再次进入氧合器。如果右房去氧合血减少，将会增加再循环，但如果右房氧合血被大量的非氧合血稀释的话，就会减少再循环的程度。

再循环计算公式：Recirculation(%) = ($SpreO_2$ - SvO_2)/($SpostO_2$ - SvO_2) × 100。典型的 V-V ECMO 的再循环分数为 30%。

影响再循环的四个因素：① 泵流速；② 插管位置；③ 心输出量；④ 右心房大小（血管内容量）。如果患者出现较高的再循环，就需要进行相应的调整，降低再循环分数，主要的调整策略包括：① 增加套管之间的距离；② 使用双腔双腔套管；③ 增加引流管。

（四）V-V ECMO 时感控问题

美国密西根大学医学院定义：发生于 ECMO 开始 48 h 后与 ECMO 停机 48 h 内的院内感染，血流感染、导尿管相关感染及院内获得性肺炎发生在 ECMO 支持后 24 h 或 ECMO 脱机后 72 h，均被认定为 ECMO 相关感染。有文献研究报道，ECMO 诊疗过程中，研究中共有 29 例患者（31.5%）死亡，其中 17 例患者（58%）因多重感染死亡。感染者较非感染者死亡率明显高（40.4% vs. 20.0%；p = 0.037）。故在整个 V-V ECMO 过程中，均要加强感控。

在 V-V ECMO 上机围术期结束后，除非有确定的感染存在，否则没必要应用抗生素。

V-V ECMO 患者存在各种 ICU 获得感染的风险，包括导管相关感染、导尿管相关感染以及 VAP。V-V ECMO 期间可能会发生发热和白细胞增多等全身性炎症反应,但所有的发热均需要全面检查以明确发热原因。在留取所有培养后是否开始经验性抗感染治疗还需完善降钙素原(PCT)化验来进一步评估。研究显示,降钙素原水平与感染存在高度相关。PCT>5 mg/dL 需开始感染相关的诊断检查,并开始经验性广谱抗生素治疗。

对插管部位进行每日评估、插管部位常规无菌换药并尽量减少管路的移动是V-V ECMO 支持患者的护理常规。据报道,在大约60%的患者中存在拔管后全身炎症反应综合征,这需要引起关注并需进行发热鉴别诊断。

(五) V-V ECMO 撤机

当患者原发病得到控制,肺功能逐渐恢复,达到相应的目标时,这就提示肺保护策略不再必需了,可以开始慢慢"使用这个肺"。这时可调低氧流量,撤离 EC-MO 治疗。

二、V-A ECMO 模式

V-A ECMO 是心肺功能衰竭的体外支持技术。近年来,随着急危重临床技术的不断进步,它已不局限在手术室内,除了在 ICU,甚至在院外也能正常开展。然而,V-A ECMO 的并发症仍然是危及生命的。所以,在实施 V-A ECMO 前,必须确保 ICU 医护人员已熟悉 V-A ECMO 原理并能合理应用,包括在心肺复苏时进行 V-A ECMO 插管。为了提高成功率,必须慎重选择患者,并进行全面深入的讨论,内容包括 V-A ECMO 适应证、成功的概率、整体诊疗方案和 V-A ECMO 技术细节。因此,建立一支富有经验的团队至关重要。

(一) V-A ECMO 的适应证与禁忌证

1. V-A ECMO 的适应证

V-A ECMO 的适应证主要包括:心脏骤停后心肺复苏;急性心肌梗死、急性心肌炎(特别是爆发性)、心肌病的急性加重、急性肺栓塞引起严重呼吸循环衰竭;先天性心脏病的失代偿、引起心脏毒性药物中毒、脓毒性心肌病出现循环衰竭等多种病因引起的心源性休克;顽固性室性心律失常;左室辅助装置辅助期间右心衰;难以脱离的体外循环撤机等。

其中,爆发性心肌炎(FM)经 V-A ECMO 支持后生存率较高,文献报道高达70%~80%。

2. V-A ECMO 的禁忌证

绝对禁忌证:临床上存在严重不可逆的除心脏外的脏器功能衰竭,严重影响预后(如缺血缺氧性脑病或不可逆的肿瘤转移);无法移植或植入长期心室辅助装置的不可逆心脏衰竭;以及急性期未治疗后的主动脉夹层等。相对禁忌证:严重凝血功能障碍或存在抗凝禁忌证,易引起大出血,如严重不可逆的肝衰竭,血管条件差,无法建立循环管路(如严重动脉疾病,过度肥胖,截肢等)。

(二) V-A ECMO 管路的建立

静脉血经静脉引流管引出体外,氧合后经动脉插管注入体内,可维持较高的氧分压,为休克患者提供充足的氧供和有效的循环支持。常用的插管方式有三种:① 股静脉-股动脉插管;② 颈内静脉-颈动脉插管;③ 中心插管,即右心房-升主动脉插管。

1. 股静脉-股动脉

目前 V-A ECMO 最常用的置管方法,是将静脉插管从一侧股静脉置入,插管向上延伸至右房,引出的静脉血首先在膜氧合器中进行氧合,然后再经泵驱动从一侧股动脉泵入体内。可将 80%回心血引流至氧合器,从而实现降低肺动脉压力和心脏前负荷的作用。该方法在临床较为常用,但也存在上半身、冠状动脉和脑组织灌注不足的缺点,另外肺循环血流骤然减少,使肺的血液缓慢甚至淤滞,增加了肺部炎症和肺栓塞形成的风险。

2. 颈内静脉-颈动脉

颈内静脉-颈动脉插管是目前婴幼儿 ECMO 临床上最常使用的选择。由于右侧颈部血管对相对较粗的血管插管有较强的耐受性,一般会选择通过一侧颈内静脉置管,将血液引至体外的膜氧合器,经过氧合的血通过颈动脉插管至主动脉弓再输入体内。优点是可降低肺动脉压力,依赖人工呼吸的成分少,主要是适用于严重的呼吸衰竭患者。不足之处是为非搏动灌注成分较多,血流动力学不易保持稳定,插管拔管技术较复杂,一般难以在 ICU 开展。

3. 中心插管

右房插管将静脉血引流至氧合器,经颈动脉或腋动脉将动脉血泵入主动脉弓。适用于不能脱离体外循环机,术中插管较为方便,并且预计支持时间较短。

(三) V-A ECMO 时感控问题

V-A ECMO 时感控问题仍然要高度重视,有研究表明,在 V-A ECMO 开始后的第 4 天是球菌感染的高危时间,第 10 天是真菌的感染高危时间,第 13 天是阴性菌感染的高危时间,故 V-A ECMO 的诊疗过程中均有做好感控。

具体措施如下:减少 ECMO 循环管路上不必要的连接线路用于采集血气分析标本或给予间歇性输液;对所有连接点和接入通道使用无菌操作和无针集线器;使用氯己定作为首选的消毒溶液;将 ECMO 患者与其他存在有受污染的伤口、继发多重耐药性严重的感染或定植的 ICU 患者严格隔离,充分执行呼吸机相关性肺炎(VAP)预防指南,在管理 ECMO 患者和循环管路时应严格遵循手卫生消毒;适当采取口腔和胃肠去污措施;早期进行肠内营养和使用肠外营养专用静脉通路;避免和移除不必要的中心静脉和侵入性设备，避免在ECMO过程中留置插入长期静脉通路等。

（四）V-A ECMO撤离

V-A ECMO经过一周左右的辅助支持，出现预期的早期恢复的迹象。同时，超声心动图显示主动脉搏动和收缩能力改善，优化的强心剂应用以及将血流减少到50%，然后减少到25%仍能得到足够心输出量；用超声动态观察心室功能和主要瓣膜状态。夹闭环路能够允许自循环试验持续30 min至4 h。如果血流动力学和氧气输送充足，考虑撤机拔管。Keebler等学者提出如图15.1的撤机流程[10]。

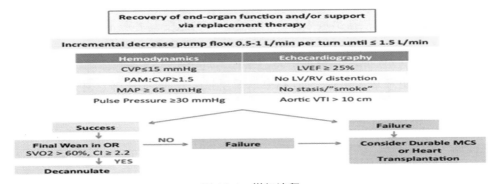

图15.1　撤机流程

第二节　ECMO与血流动力学

目前，随着ECMO技术的普及，越来越多地被用于救治各种原因引起的难治性的严重心肺功能衰竭患者。而这些患者常伴有血流动力学的不稳定。特别是应用V-A ECMO治疗的患者，血流动力学不稳定现象表现的尤为突出，更需要我们给予精准的监测并指导临床治疗。随着对我们对休克患者血流动力学领域认识的不断深入研究，目前重症患者的血流动力学技术已经从监测走向了临床治疗，根据各项连续监测指标来判断患者的实时血流动力学状态以及对我们临床上采样各类治疗后的反应，从而进行目标导向性的治疗，最终改善休克患者的组织灌注及微循环状态。

一、什么是血流动力学监测技术?

心脏克服血管阻力将有养分的血液带到全身,再将代谢过的血液收纳回心脏进行养分的交换,之后再运往全身的周而复始行为。包括:① 心脏泵的动力:心肌收缩力;② 血液的容量:前负荷;③ 心脏克服的血管阻力:后负荷;④ 氧交换的场所:肺。

每搏量(SV) 是指一次心搏,一侧心室射出的血量,简称搏出量。左、右心室的搏出量基本相等。搏出量等于心舒末期容量与心缩末期容量之差值。心舒末期容量(即心室充盈量)为 130~145 mL,心缩末期容量(即心室射血期末留存于心室的余血量)60~80 mL,故搏出量为 65~70 mL。每搏量受到心脏前符合、后负荷、心肌收缩力的影响。

心输出量(CO)是指每分钟由左心室或右心室射入主动脉或肺动脉的血量,左右心室的输出量基本相等。即:心率×搏出量。例如,人体静息时每搏量约 70 mL(60~80 mL),如果心率每分钟平均为 70 次,则每分钟输出的血量约为 4900 mL(4500~6000) mL。

二、ECMO 期间常用血流动力学技术

ECMO 期间常用血流动力学技术包括:有创血流动力学监测(IHM):动脉血压;中心静脉压;Swan-Ganz 导管监测;脉搏指数连续心输出量监测(PiCCO)。无创血流动力学监测(NIIHM):乳酸(Lac);床旁即时超声(POCUS)技术。

(一) 动脉血压(BP)

血压是目前最常使用,且最为简单、直观的血流动力学临床参数,个体化确定和维持适当的目标血压是改善休克患者组织灌注的首要目标。从病理生理学角度来看,休克患者微循环的改善与组织血流密切相关,而平均动脉压(MAP)是评价组织灌注压的重要临床参数,是决定患者组织血流最主要的决定因素之一。

V-A ECMO 辅助时,一般维持 MAP>60 mmHg 即可,对于既往有高血压病史者,可适当维持较高血压。在 V-A ECMO 辅助支持治疗过程时,患者的血流来自于 ECMO 和心脏两部分,而 V-A ECMO 在主动脉内提供的是反向血流,ECMO 流量的提高的同时也会使平均动脉压相应增加。并且随着 ECMO 导致的辅助流量增加,也同时会导致左心后负荷的加重,从而特别是在 ECMO 启动的早期,抑制了心脏的泵血功能,出现心肌顿抑现象,使左心室舒张末压力增高,室壁张力相应增加,从而导致左心室扩张或肺水肿。另外,如果出现主动脉瓣开放受限,甚至完全关闭,则会出现左心血流淤滞甚至会导致左心血栓形成。因此,理想的

平均动脉压应控制在合适的范围,而不是追求过高,要达到既满足组织灌注又不造成左心负荷过重的效果。另外,在临床上,我们还需要认识到的是以平均动脉压为目标进行的液体复苏还容易导致容量超负荷,故我们同时也要进行液体符合的评估。

(二)中心静脉压(CVP)

中心静脉压是上、下腔静脉进入右心房处的压力,通过上、下腔静脉或右心房内置管测得,它反映右房压,是临床观察血流动力学的主要指标之一,它受心功能、循环血容量及血管张力 3 个因素影响。通常将右心房和胸腔内大静脉的血压称为中心静脉压。测定中心静脉压对了解有效循环血容量和心功能有重要意义。

但在临床上,特别是在 V-A ECMO 诊疗过程中,中心静脉压存在一定的问题,需谨慎解读测量结果。因为压力≠容量。同时,由于对于肺水肿、肺淤血缺乏观察指标。对于心肌收缩力无直接、动态观察指标。

(三)Swan-Ganz 气囊漂浮导管

是临床监测血流动力学的相对金标准,Swan-Ganz 气囊漂浮导管是进行肺动脉压(PAP)和肺毛细血管楔压(PCWP)测量的工具。双腔心导管一般导管全长110 cm,每 10 cm 有一刻度,气囊距导管顶端约 1 mm,可使用 0.8~1 mL 的空气或二氧化碳气进行充气,充气后的气囊直径大约为 13 mm,导管尾部经开关连接1 mL 的注射器,用以充气或放瘪气囊。导管顶端有一个开口,可作为进行肺动脉压力监测使用。三腔心管是在距导管顶部约 30 cm 处,有另外一个开口,可做右心房压力监测的使用。如果在距顶部 4 cm 处再加一个热敏电阻探头的话,就可做心输出量的测定使用,此为完整的四腔气囊漂浮导管。

监测直接参数包括:右室舒张末容量(EDV);右室射血分数(RVEF);右室收缩末容量(ESV);右心房压力(RAP);肺动脉压;肺动脉嵌入压力;心输出量;混合静脉血氧饱和度。

另外,通过公式计算所获得的间接指标包括:肺循环阻力(PVR)、外周血管阻力(SVR)、每搏功(SW)、左室每搏功(LVSW)、右室每搏功(RVSW)、心指数(CI)。必要时还可通过导管采取混合静脉血标本,测定静脉氧分压(PvO₂),间接了解换气功能。

(四)脉波指示剂连续心输出量监测血流动力学监测技术

脉波指示剂连续心输出量监测血流动力学监测已经广泛应用于危重症。具体监测指标包括:① 容量/前负荷参数:胸腔内血容量(ITBV);全心舒张末期容量(GEDV);每搏量变异度;脉搏压变异度(PPV);中心静脉压;② 流量/后负荷参数:心输出量;每搏量(SV);外周血管阻力;动脉压(AP);心率;③ 心肌收缩力参数：全心射血分数（GEF）；心功能指数（CFI）；左心室收缩力指数（dPmax）；心输出力（CPO）；④ 肺相关参数：血管外肺水（EVLW）；肺血管通透性指数（PVPI）；⑤ 氧饱和参数：中心静脉氧饱和度（$ScvO_2$）；氧供（DO_2）；氧耗（VO_2）。

为了正确使用容量反映参数，满足以下几点，SVV/PPV 才能指导前负荷的液体治疗：

① 病人是否完全机械通气？② 病人是否窦性心律而无心律失常？③ 动脉压力波形是否正常，有没有收到外界因素干扰？

如病人不使用呼吸机，那每搏量变异度和脉搏压变异度是不是就失去指导意义了？还可以通过直腿抬高试验，在呼吸平稳的病人身上继续发挥这两个参数的作用。

ECMO 治疗过程中，改变了患者的血流动力学特点，故中心静脉压、PiCCO、SWAN-GANZ 导管获得的数据准确性受到影响，特别是 V-A ECMO。

（五）即时床旁超声技术

床旁即时超声技术作为一种诊断和监测工具在重症治疗中被广泛应用。

在 ECMO 刚开始启动支持之前，临床医师应根据患者的血流动力学状况进行全面的心脏超声检查及血流动力学评估，并建议对准备穿刺的血管进行评估测量。动态床旁心脏超声可以排除需要紧急启动 ECMO 的一些情况，比如在体外循环心肺复苏治疗难治性心脏骤停时，心脏超声可迅速诊断一些可逆的病因如心脏压塞等。

1. V-A ECMO 血流动力学监测

在临床理想情况下，应在患者接受 V-A ECMO 期间每日进行心脏超声的检查，因为其他评估心输出量的方法可能存在不可靠性。事实上，随着血液从 RA 引流出，用 PiCCO 技术测量心输出量的结果可能会高估。另外，也可能受到没有脉动性的限制。

连续心脏超声监测的一个重要作用是测量心腔的大小，以评估心室是否充分排空。保持主动脉瓣的开放，避免心室内血液的瘀滞是十分重要的。在 V-A ECMO 中，逆向主动脉血流会对抗与左心室射血。闭合的主动脉瓣最终会导致左心室膨胀和血栓形成。心腔内和存在于主动脉内的血栓可以通过动态心脏超声来诊断。超声显示存在心腔内血液淤滞，也提示患者可能具有较高的血栓形成风险。此外，后负荷增加可能会恶化预先存在的主动脉瓣返流和左室扩张，通过诱导心内膜下缺血，增加心肌耗氧量和随后的肺水肿而阻碍心功能恢复（图 15.2）。

应用心脏超声连续动态监测双心室功能使得心功能恢复能够更早被发现，这可以通过调节 ECMO 流量来评估。如果心功能有恢复，在 ECMO 支持减少（例如 $1\sim2$ L/min 的血流量）时应在心脏超声上观察到增加的双心室收缩力而无严重的右心室扩张。

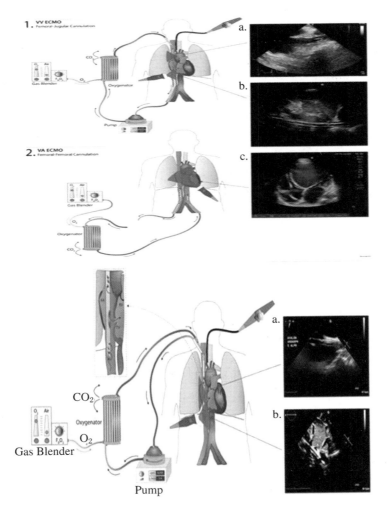

图 15.2　出自 Crit Care. 2015 Oct 2;19:326.

　　V-A ECMO 可直接减少右心前负荷,肺循环和左心前负荷相应减少,在早期心功能极度低下时,建议下腔静脉直径尽可能小,以减少回心血量、心内压力和心肌氧耗并改善冠状动脉供血。随着心功能的逐渐改善,自身血输出量增加,ECMO体外血流量需求减少,此时需要与自身心功能相匹配的容量负荷,以维持和促进残余心功能的恢复。ΔVpeak 和 ΔVTI 指标可作为增加容量的评估指标之一。下腔静脉直径维持在 1.3～1.8 cm 是相对安全的。V-A ECMO 时的容量管理还需要结合肺部超声肺的渗出变化来综合评估。

　　V-A ECMO 撤机减流量过程中,回心血量增加,左心后负荷降低,若心功能具有一定储备,可通过代偿使血输出量保持不变或增加,心脏超声的价值在于直观地评估心脏的储备功能。尝试减少 0.5 L/min 流量:大循环(主要观察平均动脉压)

无明显波动,右心和左心未发生内径明显增加,射血分数和心脏流速时间积分不变或有所增加→减流量可实施。减流量:大循环出现明显波动,血压下降,或者心腔进行性增大或 EF/VTI 减少,或乳酸呈增高→心功能储备较差→将流量调回上一级水平保证组织灌注。贯穿 V-A ECMO 运行始终的流量和 MAP 滴定,最大程度左心保护,避免左心室扩张→V-A ECMO 撤机。

2. V-V ECMO 血流动力学监测

目前认为,应用 PCOUS 监测 V-V ECMO 期间心脏功能是可行的。心脏超声检查可以帮助重症临床医生来寻找 ECMO 流量不足的原因。如急性呼吸窘迫综合征患者通常采用限制性液体治疗策略,因此可能出现 ECMO 流量不足现象。低血容量或插管周围下腔静脉塌陷迹象可协助处理液体管理。然而,ECMO 流量减少可能是由导管移位引起的,特别是双腔导管,可导致显著的低氧血症。如果需要,可以通过 TTE 或 TEE 指导及时调整适当的导管位置。

在 V-V ECMO 上,当导管的尖端位置太靠近时会发生再循环,导致患者低氧血症进一步加重,插管可以根据需要重新定位。在 V-V ECMO 上,应根据临床指征评估心功能。

在 V-V ECMO 治疗过程中,对右心来讲,净容量是平衡的。以引流管放置在下腔静脉为例,在能满足体外循环引流量的情况下,建议下腔静脉直径尽可能小。要避免出现容量过负荷导致的扩张固定的下腔静脉,以减少右心和肺循环血量,减少肺渗出,减轻右心功能障碍。同时,要避免容量不足导致的下腔静脉直径过小及引流管贴壁现象,会引流量不稳定、静脉壁损伤和血细胞破坏等现象。

左心室流出道或主动脉收缩期血流峰值流速变异(ΔVpeak)和速度-时间积分变异(ΔVTI),亦有助于评估容量状态。研究显示,ΔVpeak>12%、ΔVTI>20%是预测容量反应性的有效指标。应同时结合血流动力学变化和肺部超声来判断液体治疗的有效性与安全性。

参考文献

[1] Carlier L, Muller J, Debaveye Y, et al. Successful use of VV-ECMO in a pregnant patient with severe ARDS[J]. Turkish Journal of Emergency Medicine, 2019, 19(3): 111-112.

[2] 张忠满,陈旭锋,张劲松,等.急性暴发性心肌炎患者体外膜肺氧合治疗后左心收缩功能观察研究[J].中华急诊医学杂志,2020,29(2):213-216.

[3] 郑俊波,王洪亮.体外膜氧合血流动力学监测和治疗的目标[J].中华重症医学电子杂志,2020,(6)2:140-142.

[4] Hill J D, O'Brien M D, Murray J J, et al. Prolonged extracorporeal oxygenation for acute post-traumatic respiratory failure (shock-lung syndrome): use of the bramson membrane lung[J]. N Engl J Med 1972, 286,629-634.

［5］ Morris A H，Wallace C J，Menlove R L，et al. Randomized clinical trial of pressure controlled inverse ratio ventilation and extracorporeal CO_2 removal for adult respiratory distress syndrome［J］. Am J Respir Crit Care Med，1994，149(2 Pt 1):295-305.

［6］ Schmidt M，Tachon T，Devilliers C，et al. Blood oxygenation and decarboxylation determinants during venovenous ECMO for respiratory failure in adults［J］. Intensive Care Med，2013，39(5):838-46.

［7］ Makdisi G，Wang I-W. Extra Corporeal Membrane Oxygenation（ECMO）review of a lifesaving technology［J］. J Thorac Dis，2015,7(7):E166-E176.

［8］ Grasselli G，Scaravilli V，Di Bella S，et al. Nosocomial Infections During Extracorporeal Membrane Oxygenation: Incidence，Etiology，and Impact on Patients'Outcome［J］. Crit Care Med,2017,45(10):1726-1733.

［9］ Guglin M，Zucker M J，Bazan V M，et al. Venoarterial ECMO for adults: JACC scientific expert panel［J］. J Am Coll Cardiol，2019,19;73(6):698-716.

［10］ Keebler M E，Haddad E V，Choi C W，et al. Venoarterial extracorporeal membrane oxygenation in cardiogenic shock［J］. JACC Heart Fail，2018，6(6):503-516.

［11］ Krishnan S，Schmidt G A. Hemodynamic monitoring in the extracorporeal membrane oxygenation patient［J］. Curr Opin Crit Care，2019,25(3):285-291.

［12］ 郑俊波，王洪亮.体外膜氧合血流动力学监测和治疗的目标［J］.中华重症医学电子杂志，2020,6(2)：140-142.

［13］ Swan H J，Ganz W. Hemodynamic monitoring: a personal and historical perspective ［J］. Can Med Assoc J，1979,121(7):868-871.

附录 中英文缩略词对照表

A

Acute respiratory distress syndrome，ARDS   急性呼吸窘迫综合征

Acute kidney injury，AKI   急性肾损伤

American Heart Association，AHA   美国心脏协会

American College of Cardiology，ACC   美国心脏病学会

Analgesia sedation   镇痛、镇静

Anathomia   《解剖学》

Andreas Vesalius   维萨里

Antidiuretic hormone，ADH   抗利尿激素

Apical view   心尖切面

Area under the curve，AUC   曲线下面积

Arterial oxygen saturation，SaO_2 动脉血氧饱和度

B

Balloon-tip flow-directed Catheter   肺动脉漂浮导管

Barcelona clinic liver cancer，BCLC   巴萨罗那临床肝癌分期

Bernoulli's equation   伯努利方程

Blood transfusion   输血

Body surface area，BSA   体表面积

C

Cardiac cycle   心动周期

Cardiac function index，CFI   心功能指数

Cardiac index，CI   心指数

Cardiac output，CO   心输出量

Cardiopulmonary resuscitation after cardiac arrest，ECPR   心脏骤停后心肺复苏

Central venous catheter,CVC   中心静脉导管
Central venous oxygen saturation,ScvO₂   中心静脉血氧饱和度
Central venous pressure,CVP   中心静脉压
China food and drug administration,CFDA   国家食品药品监督管理总局
Continue cardiac output,CCO   连续心输出量
Continuous non-invasive arterial pressure,CNAP 连续无创血压监测
Controlled lower central venous pressure,CLCVP 控制性低中心静脉压

D

De Humani Corporis Fabrica   《人体之构造》
Descending aortic LAX   降主动脉长轴
Descending aortic SAX   降主动脉短轴
Diastolic blood pressure,DBP   舒张压
Dicrotic notch   降中峡
Dicrotic wave   降中波
Digital subtraction angiography,DSA   数字减影血管造影技术
Dobutamine   多巴酚丁胺

E

Erector spinal plane block,ESPB   竖脊肌平面阻滞
European Society of Anaesthesiology,ESA   欧洲麻醉学学会
European Society of Cardiology,ESC   欧洲心脏病学会
Explosive myocarditis,FM   爆发性心肌炎
Extracorporeal membrane oxygenation,ECMO   体外膜肺氧合
Extravascular lung water index,EVLWI   血管外肺水指数
Extravascular lung water,EVLW   血管外肺水
Eye-balling   目测法

F

Fluid challenge   液体冲击试验
Functional capacity,FC   体能状态

G

Global ejection fraction,GEF   全心射血分数
Global end diastolic volume,GEDV   全心舒张末期容量
Global end diastolic volume index,GEDVI   全心舒张末期容量指数
Global ejection fraction,GEF   全心射血分数

Goal-directed fluid therapy, GDFT　　　　　　　　　　目标导向液体治疗

H

Haemostaticks　　　　　　　　　　　　　　　　　　　血流动力学
Heart　　　　　　　　　　　　　　　　　　　　　　　心率
Heart rate variability, HRV　　　　　　　　　　　　　心率变异性
Hemoglobin, Hb　　　　　　　　　　　　　　　　　　血红蛋白
Herophilus　　　　　　　　　　　　　　　　　　　　赫罗菲拉斯
Hydroxyethyl starch, HES　　　　　　　　　　　　　　羟乙基淀粉
Hyperthermic intraperitoneal chemotherapy, HIPEC　　　腹腔热灌注化疗
Hypertrophic obstructive cardiomyopathy, HOCM　　　　肥厚梗阻性心肌病
Hypoxic pulmonary vasoconstriction, HPV　　　　　　　缺氧性肺血管收缩

I

Increase stroke volume, △SV　　　　　　　　　　　　每搏量增加率
Inferior vena cava, IVC　　　　　　　　　　　　　　下腔静脉
Inferior vena cavavariability variation, IVCV　　　　　下腔静脉变异度
Integral variation of velocity time, △VTI　　　　　　速度-时间积分变异
Intensive care unit, ICU　　　　　　　　　　　　　　重症监护病房
Intrathoracic blood volume, ITBV　　　　　　　　　　胸腔内血容量
Intrathoracic blood volume index, ITBVI　　　　　　　胸腔内血容量指数
Invasive blood pressure, IBP　　　　　　　　　　　　有创血压

L

Left ventricular end-diastolic volume, LVEDV　　　　　左心室舒张末期容量
Left ventricular outflow tract obstruction, LVOT　　　左室流出道梗阻
Lithium dilution cardiac output measurement, LiDCO　　锂稀释法测定心排血量

M

Major adverse cardiovascular events, MACE　　　　　　心血管事件风险
ME ascending aortic LAX　　　　　　　　　　　　　　食管中段升主动脉长轴
ME ascending aortic SAX　　　　　　　　　　　　　　食管中段升主动脉短轴
ME four-chamber　　　　　　　　　　　　　　　　　食管中段四腔心
ME long-axis（LAX）　　　　　　　　　　　　　　　食管中段长轴
ME RV inflow-outflow　　　　　　　　　　　　　　　食管中段右室流入流出道
ME two-chamber　　　　　　　　　　　　　　　　　食管中段两腔心
Mean arterial pressure, MAP　　　　　　　　　　　　平均动脉压

Mean pulmonary arterial pressure,MPAP	平均肺动脉压
Metablic equivalent,MET	代谢当量
Mixed venous blood oxygen saturation,SvO_2	混合静脉血氧饱和度
Model for End-stage Liver Disease,MELD	终末期肝病

N

New York Cardiology Association,NYHA	美国纽约心脏病学会
Nitricoxide,NO	一氧化氮
Nutrition risk screening,NRS2002	营养风险筛查表 2002

O

Off-pump coronary artery bypass grafting,OPCAB	非体外循环冠脉旁路移植术
Oxygen delivery,DO_2	氧输送
Oxygen delivery index,$DO_2 I$	氧输送指数
Oxygen saturation of mixed venose blood,SvO_2	混合静脉血氧饱和度
Oxygen therapy	氧疗

P

Parasternal long axis view of left ventricle	胸骨旁左心室长轴切面
Parasternal short axis view	胸骨旁短轴切面
Passive leg-raising,PLR	被动抬腿试验
Patient controlled analgesia,PCA	病人自控镇痛
Plasma natriuretic peptide,ANP	血浆心钠素
Point-of-care ultrasound,POCUS	床旁即时超声
Positive end expiratory pressure,PEEP	呼气末正压
Postanesthesia care unit,PACU	麻醉后恢复室
Pulmonary artery catheter,PAC	肺动脉导管
Pulmonary artery diastolic pressure,PAPd	肺动脉舒张压
Pulmonary artery pressure,PAP	肺动脉压
Pulmonary artery sysdic pressure,PAPs	肺动脉收缩压
Pulmonary artery wedge pressure,PAWP	肺动脉楔压
Pulmonary vascular permeability index,PVPI	肺血管通透性指数
Pulmonary capillary wedge pressure,PCWP	肺毛细血管楔压
Pulmonary circulation	肺循环
Pulmonary circulation resistence,PVR	肺循环阻力
Pulmonary Hypertension,PH	肺高压
Pulmonary vascular permeability index,PVPI	肺血管通透性指数

Pulmonary vascular resistance, PVR   肺血管阻力
Pulse fluid therapy, PFT   脉冲式液体治疗
Pulsed indicator continuous cardiac output, PiCCO   脉搏指示连续心输出量监测
Pulse pressure variation, PPV   脉搏压变异度

R

Regional wall motion abnormalities, RWMA   节段性室壁运动异常
Revised cardiac risk index, RCRI   改良心脏风险指数
Right atrial pressure, RAP   右心房压力
Right cardiac ejection fraction, REF   右心射血分数
Right ventricular end diastolic volume, RVEDV   右心室舒张末期容量
Right ventricular pressure, RVP   右心室压

S

Spirit   元气
Standard cytoreduction, SC   经典标准肿瘤细胞减灭术
Stroke volume, SV   每搏量
Stroke volume index, SVI   每搏指数
Stroke volume variation, SVV   每搏量变异度
Systolic blood pressure, SBP   收缩压
Subcoastal 4-chamber view   剑突下四腔心切面
Suprasternal view   胸骨上窝切面
Systemic circulation or vascular resistence, SVR   外周血管阻力
Systemic vascular resistance index, SVRI   外周血管阻力指数
Systolic pressure variation, SPV   收缩压变异度

T

TG Midpapillary SAX   经胃乳头肌中部左室短轴
Trane xamic acid, TXA   氨甲环酸
Transesophageal echocardiography, TEE   经食道超声心动图
Transpulmonary Thermodilution, TPTD   肺热稀释法

U

Ultra-radical cytoreduction, URC   超根治肿瘤细胞减灭术

V

Variation in peak flow velocity, ΔVpeak   血流峰值流速变异

Vasopressin，VP 血管升压素，抗利尿激素
Veno-arterial ECMO，V-A ECMO 人工肺
Veno-venous ECMO，V-V ECMO 人工心
Visceral-peritoneal debulking，VPD 根治性肿瘤细胞减灭术
Visual analogue scale，VAS 视觉模拟评分

W

Wall kissing 室壁亲吻征